U0333730

本书是对《辅行诀五脏用药法要》组方理论的进一步探索，故除了强调《辅行诀》虚实体用的基本概念之外，特别强调了作者重新提炼总结的《辅行诀》「三统论」思想。

作者提出的「三统论」，即五脏杂病与外感天行的统一、外感天行伤寒与温病的统一、经方合流大一统思想的统一，是阴阳五行合流大一统思想的产物。

本书的另一个显著特点，是对《辅行诀》中提出的「升降阴阳，交互金木，既济水火」理论，即「三大气交」理论进行了深入剖析和重要推衍，值得反复研读。

辅行诀五脏用药法要

简明三统论

【张大昌先生弟子个人专著】

衣之镖 著

《辅行诀五脏用药法要》是一部总结《汤液经》辩五脏病症组方用药规律的书籍,它秉承《内经》,《神农本草经》和《汤液经》的学术内容,发挥儒、道、释三教合一的哲学思想。

学苑出版社

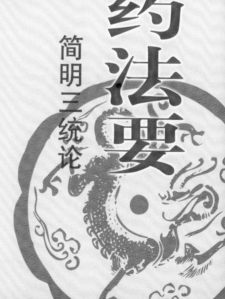

图书在版编目（CIP）数据

《辅行诀五脏用药法要》简明三统论 / 衣之镖著 . — 北京：学苑出版社，2023.6

ISBN 978-7-5077-6673-8

Ⅰ. ①辅…　Ⅱ. ①衣…　Ⅲ. ①脏腑辨证-用药法-研究
Ⅳ. ①R241.6

中国国家版本馆 CIP 数据核字（2023）第 089039 号

责任编辑：付国英
出版发行：学苑出版社
社　　　址：北京市丰台区南方庄 2 号院 1 号楼
邮政编码：100079
网　　　址：www.book001.com
电子邮箱：xueyuanpress@163.com
联系电话：010-67601101（营销部）　010-67603091（总编室）
印　刷　厂：廊坊市都印印刷有限公司
开本尺寸：890 mm × 1240 mm　1/32
印　　　张：16
字　　　数：358 千字
版　　　次：2023 年 6 月第 1 版
印　　　次：2023 年 6 月第 1 次印刷
定　　　价：98.00 元

作者恳请耿莹为本书写序，其以饱满的热情，以"文姬思药诀"为题，从汉末蔡文姬与张仲景说起，相信中国的优秀文化必将在众多有志之士的努力下得到继承和发扬。这是一篇诗画一体、别开生面的序言。

文姬思药诀

人心振奋执画笔 作幅归汉为序言
简论三统即付梓 民族自信达空前
国强民健承祖论 华夏文明新纪元
穿越时空今昔日 心道通行复兴年
南朝弘景辅行诀 承续三才且融玄
文以载道医济世 文化相通世代传
才女医圣共一代 分冠文医兴建安
张模乱世治疫病 炮广汤液又辟瘟
文姬入胡终归汉 默诵父遗四百篇

二〇二三年秋 抬头日于京華 耿莹

（耿莹，1939年12月生，著名画家，犹擅长于仕女画。多次在国内外举办画展，颇受好评。曾考获中医药高等学历，从事中医药临床多年，有深厚的理论造诣和实践经验。其为灵山世界公益论坛发起人，并创办中国华夏文化遗产基金会，为中国优秀文化的保护、继承和发展做出了巨大的贡献。）

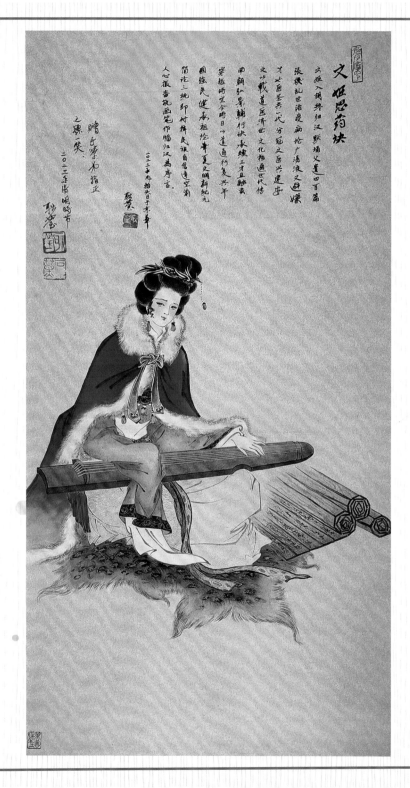

曹　序

　　新冠疫情期间，我收到了衣之镖先生又一力作，其研究《辅行诀五脏用药法要》系列之"简明三统论"的书稿，当时我有很充足的时间，仔细阅读，静静思考。

　　我和衣之镖先生相识十多年，就是因为《辅行诀五脏用药法要》结缘，他的几部有关著作，我大多有所了解，且从中获得很多可贵知识，受益良多，深感敬佩。

　　我们二人都是河北省中医药学会张仲景学术思想研究专委会第二、第三届的正副主任委员，多次一起做学术活动，并且提出"学仲景、说仲景、用仲景、做仲景"，主张学习经方应该"懂源流，知体系，会妙用"。衣先生在这方面无疑是先行者，是大家的榜样。

　　衣先生这次撰写的《〈辅行诀五脏用药法要〉简明三统论》，就是一部重要的学术史，他从对作者陶弘景的生平事迹谈起，探索"天人相应"观念的起源，论述古代天文历法的博大精深；从河图洛书、伏羲画卦、文王推演周易，来叙述阴阳五行学说如何互相统一；从汉代古文、今文经学的学案，论证心属火与属土之争；从《汉书·艺文志》关于《汤液经法》的记述，到古代医

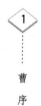

曹
序

学文献的研究整理；从张仲景所处汉代末年的政治风云，谈张仲景命运的坎坷，以及他为何"避道家之称"；详细论证《伤寒杂病论》与《辅行诀五脏用药法要》二书，在继承和发展《汤液经法》方面的异同，并在这些论证的基础上，附载很多自己运用经方治疗疑难杂症的特色验案，来进一步论述《辅行诀五脏用药法要》的重要性。

衣先生让人们走近这个"中医界的《红楼梦》"，这个诞生于南北朝时期的医学经典。

我今年主编的《医经学派》刚由河北科学技术出版社出版，《扁鹊学术思想研究》一书也会随后付梓，故深知探索中医文化根脉的艰辛，也充分认识到阐明中医原创理论渊源的重要。

我们需要回答"中医经典从哪里来？"谁启迪了医宗扁鹊、医圣张仲景的思想？他们对于后人的影响在哪里？我们今天为什么要学习两千年之前的古书？

所以，我读衣之镖先生的大作，深感他在人过古稀之后不懈奋斗精神之可贵，也由衷敬佩他老而弥坚，学术功力日益炉火纯青。

孔子登泰山而小天下，衣先生靠一支笔而在《辅行诀五脏用药法要》研究领域高歌猛进，喜欢他著作的人固然多，然而敬仰他的学子一定更多。

我期待，随着这部著作的出版，很多人会在"懂源流，知体系，会妙用"的经方传承之中，得到顿悟，不再迷茫于"一家一本《伤寒》，一人一个仲景"，能够在中医药走向世界的过程中，充满"理论自信"，促进"疗效自强"。

曹东义

2022 年 11 月 9 日

序于河北省中医药科学院

求石得玉书屋

袁　序

　　2022 年 11 月 7 日，衣之镖先生寄来新书稿一部，书名《〈辅行诀五脏用药法要〉简明三统论》，请我审阅作序。打开书稿，第一页是作者简介及近照一张。相识多年，我对其生平事略甚为熟悉，但照片背景及右上角四句七律诗引起我的注意。此照中作者在蓝天碧水、山巅瀑布翠松下直立挥臂，颇有钟灵毓秀之意境。照片右上角诗句为：高山流水知音在，海天阔处续新声。二五交合凝神髓，三统续薪再传承。细细品味，图与诗句相互映衬，颇有深意，表达了作者对源远流长、博大精深的民族传统文化的倾心备至。

　　习近平总书记指出，中医药学凝聚着深邃的哲学智慧和中华民族几千年的健康养生理念及其实践经验，是中国古代科学的瑰宝，也是打开中华文明宝库的钥匙。衣之镖先生可谓对传统中医药文化不断进行传承创新发展的典范。他擎起传承敦煌珍宝《辅行诀五脏用药法要》（以下简称《辅行诀》）的大旗，几十载孜孜不倦、不计回报地努力与付出，矢志不移，终有所成。

　　我与衣之镖先生相识已近 10 年。2013 年，经曹东义教授介绍，我与先生相识相知，并为其执着于《辅行诀》研究，醉心传统中医文化的精神所折服。之后，我安排《河北中医药文化》杂志编辑专程赴河北省威县中医院采访他，于2014年6月刊登了《衣之镖，矢志不移的〈辅行诀〉传承者》一文，详细记述了衣之镖先生如何走上医学之路，如何与《辅行诀》结缘，并多年执着于研究发扬《辅行诀》的事迹。

2015年，我主持召开了威县《辅行诀》传承发掘工作座谈会，省市相关领导、业界研究专家、威县各级领导深入座谈，为做好《辅行诀》的传承工作把脉开方，并推动建立传承工作室、申请非物质文化遗产等工作。2017年，《辅行诀五脏用药法要》成功入选河北省第六批省级非物质文化遗产名录项目。

2015年，受农工民主党河北省委委托，我策划第三届冀港澳台中华传统医药文化发展大会，推荐衣之镖先生作为《辅行诀》传承人，在会上做《传承研究发扬经典学术　创新发展繁荣中医事业》专题报告，这是衣之镖先生的研究成果首次面向海外公开宣讲。当时衣先生的普通话还没有现在标准，我打趣他：以后公开讲课的机会越来越多，您老要多加练习普通话，把您的学术成果向全世界宣讲！

中华文明，是世界上最古老的文明之一，历史源远流长，从未中断。中医药文化是中国优秀传统文化的重要组成部分，中医药学是具有独立核心思维的完整医学体系，几千年来，为中华民族的繁衍昌盛发挥了不可替代的作用。作为中华传统医药文化星河中的灿烂星辰，《辅行诀》创立了五行体用化和五行五味互含理论体系，其中有许多方剂都来自现已失传的《汤液经法》一书，有重要的学术价值，对方药学的理论研究和临床使用有很大的资料价值和现实意义。

燕赵大地是中医药发祥、经典诞生、学术争鸣发展的一方热土。我一直认为，中医根脉在河北。扁鹊针药并用，精通各科，首创四诊合参，提倡未病先防，被尊为"医祖"。河北是中医学派之源，是金元学术创新、门户分立的主要地域，河间学派衍生了攻下和滋阴等学派，是温病学的先驱；易水学派衍生了补土、温补等学派，脏腑辨证法成为后世主流辨证方法。

梁代陶弘景以道家思想整理、收集传统的中医方剂，以五脏补泻原理编写的《辅行诀脏腑用药法要》，在唐朝之后失传，因为近代敦煌文物的发现而重新出土。据说原是在1907年，法国探险家伯希和在敦煌莫高窟发现许多古书卷，委托莫高窟道士王圆箓装箱，准备运回法国时，王道士受人所托，随意抽出一卷医书暗藏，此卷即《辅行诀五脏用药法要》。该书于1918年为河北威县张渥南所购，传于嫡孙张大昌，张大昌先生将《辅行诀五脏用药法要》手抄本献给中国中医研究院。《辅行诀》的出土、献书、整理、研究，已经引起了国内中医界的关注，成为解中医早期发展的重要参考文献之一。

《辅行诀》的价值，得衣之镖先生"续薪再传承"。衣之镖师承张大昌先生，从事中医临床近 60 年，研习《辅行诀》48 年，已出版相关专著 10 部，其学术理论和经验水平的制高点，全在此"三统"二字之中。本书之"三统"所论，以地球自转之金木交互气交变化，为地统；以地球公转为水火既济之变化，为天统；以阴土脾阳土地胃升降出入为中土运转之枢，为人统。

能达到"续薪再传承"，是衣之镖先生的最终目的。已故世界针灸学会联合会创办人，世界针灸学会联合会名誉会长王雪苔先生，为衣之镖先生处女作《伤寒论阴阳图说》出版题诗"医之标范续薪传"，很明显是一谐音句（衣之标是身份证名，镖字为笔名所用），而且本书及《〈辅行诀五脏用药法要〉疫疠辨治刍议》（学苑出版社出版）的自序中所署名均含"续薪斋"三字。

衣先生虽年逾古稀，仍精神饱满，凭着志在高山、志在流水的毅力，将大半生致力于敦煌医学，精研《辅行诀》并将研习成果毫无保留地公诸于众，振臂倡导仁人志士，共同走上这条接续国医学术之薪的三统之路。衣之镖先生传承国医学术为己任之举，实可嘉可贺！

袁 野

河北省中医药文化交流协会副会长兼秘书长

河北省公共政策评估研究中心研究员

2023 年 2 月 10 日

自　序

　　壬寅年正月十七，上海第一例疫疠出现，随后波及各个省地，有多点散发、多地反复频发，并有隐潜发病、无症状发病率高的特点。

　　值得庆幸的是，我们国家对疫疠的防控措施有力，而且有国医这一坚强的医疗后盾，其在防疫中的作用亦得到有效验证。

　　笔者在这次没有硝烟的战斗中，一直按照防控部署工作和活动，同时有了独立思考和静心研究的机会和时间。在上次武汉疫情期间写成的《〈辅行诀五脏用药法要〉疫疠辨治刍议》的基础上，对书中所推出的两个重要观点进一步研究，又发现了不少新的论点和证据。现初稿已就，取名《〈辅行诀五脏用药法要〉简明三统论》，作为《〈辅行诀五脏用药法要〉疫疠辨治刍议》之续集。

　　为使读者了解这两本书在学术的连续性，谨取《〈辅行诀五脏用药法要〉疫疠辨治刍议》跋一相关段落，节录如下：

现代国医学术衰退和反国医思潮起伏不断的根本原因，在于学术层面存有两个问题：一是国医理论经典奠基时期，阴阳五行合流过程中出现的火土同治、水土合德理念，以及五德始终说的尚德问题，因各种原因而没有完善处理，对其天文气象学根据和历法没彻底强调夯实，甚至有所回避，形成逻辑思维短路，造成五行不言尚土和水德，以"心火为君主之官"独治天下的说教流传至今。

同时，《汤液经法》第一传承人张仲景重视外感天行病的临床实践，而略于药物及其他理论，对先秦儒、道医哲学术理论，没得到很好的继承和传承，致后世医家研究经方的方法，多从其生理、病因或病理为主要方面，忘却了《汤液经法》之宗旨，偏离了研究方向。后虽有《辅行诀五脏用药法要》问世，却因历史原因始终未风行于世，造成张仲景独自支撑经方大厦数千年的情况。因之也加重了经方学术理论的长期断层。

第二个原因是近百年来，新文化运动的影响，使古老的国医理论受到极大的冲击。新文化运动对历史进步的意义不可否认，但其对古文化的全盘否定，对国医理论的影响，也是巨大的。尤其对五行学说的攻击，更为猛烈和持久，至今"存阴阳、废五行""五行是封闭式的机械循环论""废医存药"的观点依然存在，我们对此不能轻视和麻木不仁。

我们应进一步认识《辅行诀五脏用药法要》是穿越时空的医典，是复兴中医学术的根砥。故倡议学界志士团结起来，学好《辅行诀五脏用药法要》，用好《辅行诀五脏用药法要》，弘扬光大《辅行诀五脏用药法要》，把经方用药法则统一到《辅行诀五脏用药法要》中来，使多灾多难的国医，在学术层面达到三个统一……

从以上论述可知，当时国医学术衰落的诸多原因中，最重要的是国医传承史上存有思维短路和文化断层现象，如今国医学术虽已得法律之保护，但仍处艰难困境，关于国医经学"三个统一"的响应之声，几乎是"万马齐喑"，这更使笔者忧心如焚，奋发忘食而撰写本书。

值得庆幸的是，本书虽然是在愤忧困扰的情况下写成，但内容确实对《〈辅行诀五脏用药法要〉疫疬辨治刍议》所论有所充实和提高，为证实经方学术三统论的思想渊源提供了一些证据和更加细致的资料，这也对论证的准确性和精密性起了一定的作用。

例如："对三统论的思想渊源，从原来战国末的阴阳五行合流，上溯到三皇时期以天人合一为基础的伏羲八卦，对历代'水火不相射'一语的释义一直论争不休，我提出了个人认识：'射'字当作'猜测'讲，即水与火双方不互相猜测、不互相嫌疑的态度。它是阴阳相互气交融合的前提，是阴阳五行合化为一，使某些对立的事物能取得完全统一的基础。"

又如："综上所述，心肾气交是解决两汉文化争论的办法，所用诸法都在《辅行诀》中有所运用。如治心病用火土一家、心脾同治的原则，治肾病用水土合德、崇土温阳法，治心肾不交使心气下交于肾的气交法，因此可以说《辅行诀》的学术思想，即是解决两汉学术思想不能统一的重要方法"。

又如："伊尹实践了五味理论，其适应范围之广之大，有几乎可包容一切的势头，在当时是无可非议的。但是毕竟《本味》所述只是以五所计的味数，而不是五行。五行由五形发展而来，《本味》之五味与三材并列，或即是五形之意，即五行的前驱名称。如此而论，则五味不是五行下的味别，而五味反倒是分别五行的根据⋯⋯"

又如："张仲景写作《伤寒杂病论》的时代背景清晰，对其学术特色的形成有决定性的作用。在那种统治者'挟道教以令方技'的环境中，要使用道家学术的方技治病，还要写出专著来，作者需要的是'戴上儒巾摘道冠，搭上红粉盖黄脸，悟空尾巴变旗杆，坐在公堂把病看'⋯⋯"

这些议论是笔者近五十年研习《辅行诀》的学术结果，是多种学术专著思维进展而成的观念，认为《汤液经法》学术渊源可上溯到三皇三王时期天人合一的大一统思想，伊尹"食医道政四法一贯"和"五味五行同义"的精神，是战国末稷下学派阴阳五行合流之源，是《汤液经法》的思想基础。秦始皇的书同文车同轨是大统一而治国的第一次实践。西汉公乘阳庆是传承《汤液》第一人，淳于意得其传。董仲舒为推广阴阳合一和大一统思想者，刘歆则为在校书和推广三统历法的著名天文气象学者，对董氏三统论有所改进，一反董氏三正之逆时向，即周为天、商为地、夏为人之序，改为顺时向之伏羲为天皇、神农为地皇、黄帝为人皇为序。此顺天序之三统，同时暗合伏羲制九针、神农尝本草、黄帝论医理之说。根据刘歆的知识结构和政治境遇，以及现传承本《辅行诀五脏用药法要》的内容分析考证，《汤液经法》之整订和命名，由刘歆和李柱国完成是毋庸置疑的。

《汉书·艺文志》将《汤液经法》载入为"经方十一家"之后，因政治环境的原因，一直隐匿不扬，张仲景为校书命名后的第一传人。但也是因政治环境等多方面因素，张仲景在《汤液经法》实践方面堪称大师，但在理论继承方面却所差太远。种种原因造成其在对《汤液经法》的研究上失去了本来的宗旨，偏离了经方与《神农本草经》的一脉相承，造成经典发展史上重大损失。

　　笔者在此重述张仲景学术之过，并非有意贬低医圣，而是对其不足之处要有一个充分的认识。令人担忧的是，在我们学术界内部，仍盛行着大谈经方经验，孤芳自赏，对"医圣"顶礼膜拜的情况，故在此，笔者不禁再次猛喝一声，再泼一盆冰水：觉醒吧！沉醉的同人！

　　继王叔和撰次《伤寒杂病论》，拆分为《伤寒论》《金匮要略》两部之后，得传《汤液经法》者为陶弘景。陶的研究方法为，从《汤液经法》中选择三分之一的重要方剂，研究它们的组方用药法则，总结出其用药规律，是对经方理论的总结和运用。这是其用笔最多的中心内容。在此简说如下：

　　《辅行诀五脏用药法要》是天人合一基础上的三正、大一统思想发展而成的阴阳五行合流三统论，是五脏体用、阴阳气交化体系。以辨证历史学为鉴，古天文气象学为法，是精准研习该体系的两大法宝。

　　由于该书作者著书时已失道教领袖之殊荣，且在道教内部为人所非议，年已近八十，而身边只有桓闿和擅长书法的孙韬陪他写书，虽孤独凄凉仍不掇笔耕，留书后人的仁人之心，令人可尊可敬。而其过世之后，该书又及屡遭兵火之灾而致残，虽经其五世弟子李含光奉旨修整，但因安史之乱只留下多文本而在赵宋以残品藏于敦煌，破封后十八年才在河北威县安居为第二故乡。后来先师张大昌背诵整理而获得重生。张师将其献于国家后又经四十多年才被政府承认，收入省文化遗产名录。一部国医经典，自问世之后，近1500年以来，一直隐潜藏匿，不得其用。若在当前国医困绝之时，因而复兴，则陶氏此作，似为今时而作，真乃穿越时空者也!

笔者曾用复兴国医的学术根砥誉称《辅行诀五脏用药法要》五书，其实质与本书之三统论密切相关。因为《辅行诀五脏用药法要》是《汤液经法》的缩影，它们是阴阳五行合流大一统思想的产物，在学术上三统是其生命活力的根本，统一思想、统一门派、统一用药法则，是使"正气内存，邪不可干"的保证，是振兴国医、使其蓬勃发展的内在动力!

在本书即将付梓之际，素以追求闻达为耻的一介白衣，志做英雄民族之一员，在此国医困顿非常之期，迸发出高度自信而近乎狂妄之心声："复兴国医，舍我其谁!?""成功不必在我，而功力必不唐捐!"谨以上述为序，与读者诸君共勉。

衣之镖

时在壬寅巧月　书于续薪斋

目　录

导言　《辅行诀五脏用药法要》成书梗概　　　1

上篇　经方古代文化汇要　　　13

一、阴阳和五行 ································ (15)

　（一）阴阳和五行 ························· (15)

　（二）春秋至战国末的诸子百家及稷下学宫 ······· (18)

　（三）诸子百家 ·························· (23)

　（四）阴阳五行的合流及火土一家和水土合德 ······ (25)

二、古天文气象学 ························· (31)

　（一）斗建和二十八宿观象授时系统 ·········· (31)

　　1. 北斗及元气学说 ··················· (31)

　　2. 关于二十八宿星 ·················· (36)

　　3. 黄赤交角 ······················ (37)

　　4. 历法与五星 ···················· (39)

　（二）河图洛书的天文学分析 ·············· (48)

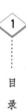

三、经方相关历史和典故集要 ……………………… (51)

　（一）秦朝至东汉中期 …………………………… (51)

　　1. 秦国的变法及大统一 ………………… (51)

　　2. 秦始皇焚书坑儒 ……………………… (52)

　　3. 秦汉时期的科技和医事史 …………… (54)

　　4. 两汉的古今尚书论争及校书 ………… (59)

　　5. 东汉光武帝刘秀 ……………………… (69)

　　6. 药王邳彤生平简介 …………………… (70)

　　7. 刘秀与古今经学之争 ………………… (78)

　　8. 今古文经学的融合 …………………… (80)

　　9. 班固与汉书 …………………………… (82)

　　10.《史记·诊籍》拾零 …………………… (89)

　　11.《吕氏春秋》伊尹论五味调和与火候…… (96)

　　12. 伊尹与医巫同源 ……………………… (98)

　　13. 伊尹的道政一法 ……………………… (100)

　（二）张仲景时代 ………………………………… (106)

　　1. 周易参同契与玄学 …………………… (106)

　　2. 张角的创教活动 ……………………… (113)

　　3. 黄巾起义 ……………………………… (117)

　　4. 刘表与荆州官学 ……………………… (120)

　　5. 张道陵创五斗米教和《老子想尔注》… (127)

　　6. 伟大的经方继承实践大师张仲景 …… (130)

　　7. 统治者对道巫术的态度对仲景的影响… (140)

　　8. 伤寒论阴阳五行合一及几条纲领 …… (146)

　　9. 王叔和其人及其撰次仲景之著 ……… (159)

四、陶弘景去世后至赵宋中期《辅行诀》的
　　传承情况……………………………………（162）
　　（一）唐代之前 ………………………………（162）
　　（二）李含光整订《辅行诀》…………………（164）
　　（三）《辅行诀》整订后至被封存于藏经洞………（166）

五、藏经洞破封之后《辅行诀》的传承…………（170）
　　（一）敦煌文物及张偓南父子所处的
　　　　　双重战乱时期 ………………………（170）
　　（二）张大昌与《辅行诀》的情缘及献书始末 …（172）
　　（三）京晋冀三地联动研究《辅行诀》………（175）
　　（四）近十余年来《辅行诀》的传承情况及现状 …（178）
　　　　　1. 传承情况 ………………………………（178）
　　　　　2. 学术研究成果及其特色 ………………（181）

附：相关论文选………………………………………（185）
　　（一）保护经典、传承中医的河南辅行诀
　　　　　医药研究院（孙银峰）…………………（185）
　　（二）《辅行诀》方治验两则（姜宗瑞）…………（189）
　　（三）守《辅行诀》能不能创新（王海震）……（192）
　　（四）正确认识《辅行诀》的历史地位（陈志欣）……
　　　　　……………………………………………（200）
　　（五）序园老年公寓在医养结合模式下的应用（陈志欣）
　　　　　……………………………………………（209）
　　（六）《辅行诀五脏用药法要》心得（王军）……（212）
　　（七）《辅行诀》医案六则（衣玉品）………（219）
　　（八）中医让生活更美好（王永辉）………（225）

一、三皇三王时期的天人合一三正思想·············（235）

二、春秋战国时期三统思想的发展·············（237）

三、战国末大一统思想的形成及其影响·············（240）

四、《汤液经法》传承史料钩沉 ·············（245）

　（一）两汉社会人文对医典学术的影响 ·········（245）

　　1. 春夏秋冬四季与阴阳五行·········（246）

　　2. 中土天文气象特点及阴阳属性·········（249）

　　3. 阴阳五行合一产生的火土一家和

　　　水土合德 ·············（252）

　（二）对张陶二景传承《汤液经法》的影响的

　　短评 ·············（257）

　　1. 张仲景与王叔和·············（257）

　　2. 陶弘景与李含光·············（262）

　（三）《金匮要略》的发现及温病学派的影响······（268）

　　1.《金匮要略》的发现 ·············（268）

　　2. 对温病学派的简评·············（270）

五、五脏杂病与外感天行病的统一·············（273）

　（一）五脏体用的养生与祛病法 ·········（273）

　（二）本脏体用合化与虚实辨证 ·········（275）

　（三）异脏体用并行五除证 ·········（276）

　（四）虚劳五补汤的克以致化和气交食疗 ········（282）

（五）再论外感天行的三大气交化与

虚劳五补汤的关系 …………………………（286）

1. 脾土体用化之味属 …………………（286）

2. 外感天行三大法则与虚劳五补

法则的统一 ……………………………（287）

3. 气交三法的反思与三大统一 …………（290）

（六）金木交互用药与内伤外感用药的统一 ……（292）

1. 阴阳五行合流思想在《黄帝内经》

中的表述 ………………………………（292）

2. 左右者阴阳之道路 ……………………（293）

3. 木金者生成之终始 ……………………（295）

4. 金木气交化方药辨析 …………………（297）

六、外感天行伤寒与温病的统一……………………（305）

（一）水火不相射、水火相逮 …………………（305）

（二）伤寒和温病学派的统一 …………………（309）

（三）水火既济和五邪相关两统 ………………（314）

1. 外感病名的区分及寒温类别 …………（314）

2. 五邪的关系及两统 ……………………（317）

（四）大小朱鸟玄武方 …………………………（319）

（五）朱鸟玄武汤用药 …………………………（322）

1. 小方 ……………………………………（322）

2. 大方 ……………………………………（323）

（六）再论火土一家与水土一家（合德）………（332）

（七）元气学说与二旦气交升降用药 …………（336）

　　1. 混沌元气汤及二旦汤方根 ·············· (336)

　　2. 二旦小汤 ·························· (339)

　　3. 二旦汤用药法探微 ················· (341)

七、经方制剂用药法则的统一 ················· (354)

　(一) 伊尹《汤液》创作之初即具有用药法则 ··· (354)

　(二) 淳于意时期尚有用药法则之余晖 ······· (355)

　(三) 用药法则的暗昧失传 ··············· (357)

　(四) 经方术有所传而法则隐而不彰 ········· (361)

　(五)《辅行诀》是经方用药法则的总纲 ········ (363)

　(六) 陶弘景经方用药法则条辨 ··········· (368)

　　1. 元气理论是经方用药法则的指导 ······· (368)

　　2. 五味理论是经方用药法则的核心 ······· (370)

　　3. 陶氏用药特色条辨 ················· (374)

附:《辅行诀五脏用药法要》新校正 ············· (435)

赵跋 ···································· (468)

自跋 (诗 10 首) ························· (480)

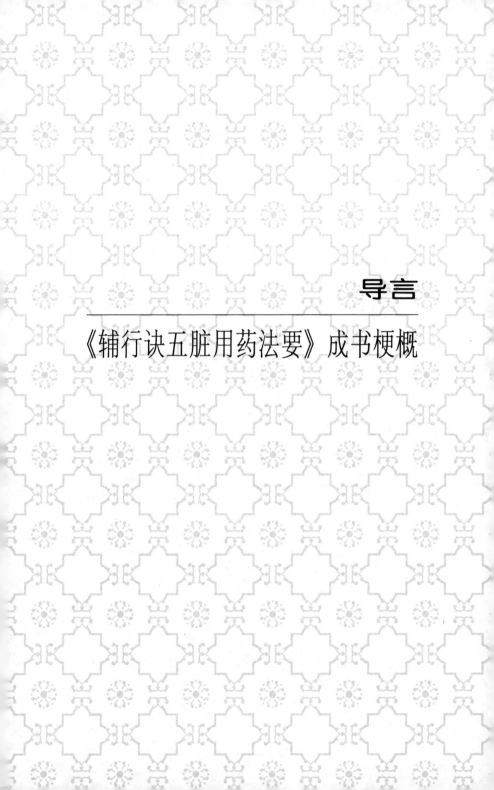

导言

《辅行诀五脏用药法要》成书梗概

《辅行诀五脏用药法要》（下简称《辅行诀》），为继战国之后第二个百花齐放、诸子争鸣的南北朝时期陶弘景（456～536）所著。

　　陶弘景字通明，晚年自号华阳隐居，卒谥"贞白先生"，华阳秣陵（现江苏南京）人，道教上清派第九代宗师，茅山宗创始人，三教合一思想的奠基人之一。精于天文历算、阴阳五行、山川地理、医术本草，长于琴书诗画，在自然科学领域方面也有显著的成就，是一个多才多艺、具有实践精神的古代思想家、科学家和艺术家。

　　早年的陶弘景，也曾参加过反对萧道成（427～482）的活动，失败后，还是这个萧道成，又举荐他任诸王侍读，在朝中为官。但其时的他已对为官淡漠，亲生父母和道学老师孙游岳（399～489）去世后，其心中已了无牵挂，故在492年（陶36岁）挂冠于神武门，出走茅山，修道习医。

　　入山修道之后，不足10年的时间，他的道学成就已经非常显著，在道教中有很高的威望。早年向他学过道的萧衍（468～549，即后来的梁武帝）在499～501年为他建三层楼，为其教授学道者所用。时从陶学道者已逾三千，陶名声大振，萧衍对陶亦是尊崇有加，每逢征讨大事，必前去咨询求教，时人称之为"山中宰相"。不久，他的几部重要医学著作《神农本草经》《补阙肘后百一方》和《效验方》的编订已经完成。

　　502年，萧衍建梁，陶对梁的建国和政权巩固，还有安定国内外局势，都起到了重要的作用。

　　516年，梁武帝为陶建太清玄坛，当年又下诏"敕群臣弃道从佛"，实施崇佛抑道策略，令陶弘景为其炼造长生不死的丹药。从此陶开始了十九年之久的专职炼丹活动。

但是炼丹事业屡战屡败，当第六次开炉失败后，陶极度受挫，不得不化名王整，出走浙江，另寻炼丹之地，连萧衍也有三年不知其去向。

陶弘景在浙炼丹期间，一边炼丹，一边为当地民众治病，取得了不少临证经验和体会，也获得了当地民众的信赖。后来人们把陶生活以及活动的地方更名陶山以资纪念。现在温州一带仍流传着不少他的相关故事。

512年，陶在鄮县阿育王塔自誓五大戒，皈依了佛教，萌生了"百圣同投，本末不二""百教纷凑，不越三教"之论。其临终前遗令云"冠巾法服，通以大袈裟覆衾蒙首足，道人道士并在门中，道人在左，道士在右"（道人为有哲学知识的僧人，寺中主持之辅佐者）等说教。

陶弘景的受戒标志着他三教合一思想的发展和成熟，也说明了萧衍崇佛抑道国策已有成效。身为道教领袖的陶弘景对这一策略的顺从和全力支持，可以认为是萧梁巩固政权的牺牲品，这对道教而言，是一大损失。

当初陶想炼丹成功，以证实道家理论的准确性，以便争取合法性。因此，如铸剑、灌钢等在接受萧衍炼丹任务后，并没立即执行，而是在地址的选择、高质量药物的配取，特别是在诸多炼丹方式的选取上，更是深思熟虑、反复考证，精心准备了两年之后才开始动工的。尽管如此，前六次依然无一成功，其间也对原计划方案做过多次多方面的调整和改进，丹之质量色泽才渐渐好转。最终于524年点火、次年开炉的第七炉丹药，在形态、质量各方面，已与道书中所述相同。然此丹虽可用于养生，却无令人"长生不老""白日升天"之效。

事已至此，陶也只好见好即收，宣布炼丹成功，顺势结束此举。至此，陶已尽心力，承认道家仙书中追求不死药纯是痴心说梦。陶在萧衍眼中也已失当年"山中宰相"之地位。陶去世后，被谥号"贞白先生"，有人认为此系萧衍对陶的戏谑或讽贬，因为陶之父名贞，后加一"白"字为其子之号已为出格，何况为皇封之号。或若弘景在天之灵有知，又当作何想呢？萧衍对晚年陶弘景不尊重的态度可见一斑。

陶从事炼丹之后，貌似不理政事，但他对政治策略和国事形势，以及萧衍的行为仍是心中有数。在他逝世前，所作一首预测萧衍必败的诗，充分说明了这一点。诗云："夷甫（王衍字夷甫）任散诞，平叔（何晏，字平叔）坐谈空，不意昭阳殿，忽作单于宫。"在陶去世后十一年（547），侯景之乱持续了5年之久，被萧衍打败。549年，萧衍被活活饿死。

总之，老年的陶弘景，由于炼丹的成功率不高和皈依释教，在社会上产生了一些不良影响，特别在道教内部，威信下降，成为有争议的人物。其社会活动也减少，人际关系淡漠，几个学有所成的弟子或先他而逝，或至外地开辟事业。

陶的生活非常孤独寂寞，但身体健康，书谓其"年逾八十仍有壮容，文章风调，弥更英逸"，"所居楼，入室弟子不可窥视也"。《南史》谓陶："所撰《学苑》百卷……及撰而未讫，又十卷……《合丹法式》……共秘而不传，唯弟子得之。"

《太平御览》说，陶晚年只有桓闿和孙韬在其身边，桓更是后来为其办后事立碑的弟子，孙韬精于书法，为陶作抄写工作。这种情况说明"性好著述"的陶弘景在结束炼丹之后的晚年，把前半生的教训和经验认真总结而集成为书。如上述《合丹法式》，当是炼丹结束后对炼丹金石经验的总结。南史所称之"又十卷"中《辅行诀》当是其中之一。而有缘得此书者，唯桓闿、孙韬二人莫属。

当时徐之才家族研究药物复方作用的方剂学《药对》已流行，启发他研究所接触到的《汤液经法》版本，进行整理，纠正与它一脉相承的《神农本草经》相关的失误，吸收当时玄学思想做出经方组成法则的《辅行诀》中来。

更重要的是，陶所处时代《周易参同契》已经问世，对陶炼丹方法起到了主要的指导作用。从现抄本《辅行诀》内容来看，至少在三个方面体现了《参同契》的学术思想：

一是四季体用观。《参同契》谓："春夏据内体，从子至辰巳；秋冬当外用，自午讫戌亥。"此条是书中的季节体用观，为全书的重要纲领之一。陶书中也是把"体用"作五脏各分先后、功用和体质、本和末等范畴的名词，是当时玄学重要思辨内容之一，同样有统领全局的意义。而且"玄学体用观"是陶经方学术思想体系的独到之处，标志着新的医学理论体系的建立。特别是陶不但承袭了其"体用"形式，更是将"春夏两季之体味恰是秋冬之用味"这一季节"体用"与五行五味的"体用"相配属，若合一契，这绝不是偶然的巧合，而是其根本上的一致。

二是《参同契》还提出了"一故神""二故化""穷神以知化"和"离合"之说。《辅行诀》五行各脏的体用两味同用即发生化合作用，即"二故化"。所化生出的另一种味称"化味"。"化"由体用两种味交合而成，如阴阳交合，化成的味一种，不可以分成阴阳。《黄帝内经》谓"阴阳不测谓之神"，明白了这些道理，就知道为什么化味可称之"神"

了。可知《参同契》与《辅行诀》在生成论上与《道德经》"道生一，一生二，二生三"的生成论是一致的。至于《参同契》中的"离合"之说，即《辅行诀》中之二种味属的药物同用，有合化与不合化两类，五脏自身"体味"与"用味"为合化者，本脏之"用味"与子脏之"体味"为离，即不合化，也可称之为"并行"。

三是在"化"的理念上，结合《内经·至真要大论》"化有大小，期有远近"的理论，认为脏腑体用之化为"小化"，四季以春秋木金有质为"体"，夏冬火水无定形为"用"。这一年周期的四季轮换、体用交合称之为"大化"。此"大化"之气象即是太极元气，它可分阴阳为两仪，与五行之中土相应，而成阴土和阳土。阴阳五行之合流理念，还反映在《辅行诀》"天行病治"的三大气交法则，即金木交互、水火既济、升降阴阳。这也是《黄帝内经》中阴阳五行合流的模式。因此可以说，《辅行诀》的理论体系是阴阳五行合流、五行体用、六合三大气交化生的规律。

战国末年，稷下学宫学者邹衍所倡"阴阳五行合流说"在两汉有了长足的发展和实践。当时也正是医学经典理论的形成和奠基阶段，"阴阳五行合流说"对经典的形成和内容有较大的影响。由于《尚书》校者对阴阳五行合流的认识不尽相同，故有古今《尚书》不完全统一的现象。五德终始、正朔问题，以及不同论点的天文气象学，又未能全部普及和展示，使在某些问题上证据不全或传播有限，导致意见相左而久久不能统一，但也因之出现了"火土一家""水土合德"两种有实用价值的命题，但可惜没得到充分发展和提高，使"心"的五行属性是火还是土的问题，东汉末《尚书》中仍存论争还无定论，《说文解字》中也是两说并列而存。

两汉之后，医学家们对这一疑问做了进一步研究和补充。比如在唐初就运用了相火论，把"火"分为君相两种，以期缓解，因五德终始说而使国运和正朔变更造成的矛盾，以运气学说"君火以明，相火以位"的理论来分君和相，用君相尊卑之分免除相火与君火之争。但因方法不妥，问题一直延续至今。运气学说和相火学说系唐代王冰据其张师所传而编入《黄帝内经》，非《黄帝内经》和《汤液经法》中原始思想当无可疑，被后世视为理论缺陷，甚至成为主张消灭中医者以五行为"医学大毒瘤"的主要理由之一。

笔者认为，唐初王冰七大论中道次提出相火及水土合德。而若在东汉光武帝在位时，提出"君火以明，相火以位"的理念以解决五德终始的问题，也无法让刘秀接受。因为火之性显明，其用有发光发热两种，"君火以明"是君火可主光明照亮，"相火以位"意味着只有辅佐君，代君发热而无光辉，地位比君王低。刘秀为君，主帝王国运为火，怎能让为国运属土的汉武帝刘彻先辈下降为相呢？况且还有刘邦是辈分更高的君主，国运为水，有被克之嫌，与邹衍五德终始序不合，故刘秀不会采取"国运以君相明位"说。

如若陶弘景的"水火既济"说有机会上呈刘秀，则有被认同的可能。因为陶可以从天文气象学原理上讲火运和土运是一个大家庭，不同时期可有不同国运的君王，如夏日如火之热，其中又有湿与热均重者，因其阴阳不测而谓之"神"，此神又可称之"土"，可谓如刘秀的火君，与刘彻的土君，都是刘家王朝的君主。这样做容易被刘秀接纳而不产生尊卑之惑。

如果刘秀与汉武帝国运的矛盾用"火土一家"四个字解

决了，汉武帝与高祖国运上的矛盾可用"水土合德"四字来解决。因为汉武帝的土运既与火是一家，且水与火是一对阴阳而气机交互，则与火一家的土自然也可与水气交互而为一家。而且在当时，肾水玄武龟的图腾需与阳土之蛇交配才能生殖。笔者在武当山曾看到过龟蛇相交的玄武形象，如《校正稿》中一样，据说此形出于汉早期约文帝时期，汉文帝时龟蛇相交之形已通行，容易被他所接受。

我们知道，《史记》中有刘邦起义斩白蛇的故事，不论它的真实性如何，司马迁所记为后人皆知。赤帝子刘邦斩白帝子之事，说者谓白帝子即是后来篡汉建新的王莽，取国运为土。后来刘秀在柏乡千秋亭登基称帝，国运取火，或与新莽之土运有关，而称为"相生序"。当然也可以"莽贼"称之，以所取国运之火，可克白帝子（王莽）的金运，从五德终始理论而言，又符合邹衍的原始相克序的规定，可惜王莽所取为土运，刘秀只好以新莽不足为一朝代，而取相生序为说。

从上述情况分析，两汉文化界斗争最烈、时间最长的是古今《尚书》中的五德终始正朔等。究其原因，是在阴阳五行合流运作过程中，对五行中"土"的特性认识深度不够，或不够全面，只知夏火之季包括长夏暑季在内。由于汉代重阳轻阴思想，忽略了与之相对的从冬至到立春"藏冬之季"有"水土合德"之说的理论。尽管文帝时已有龟蛇相交的玄武形象出现，但其相应的天文气象知识传播不广，而难以被广泛接受。另一方面，笔者认为，后汉刘秀不是从刘家皇族政权出发，而是强调东汉的权益，以心火为君主之官为主，忽视心肾的气交法则，从而形成的混乱现象。

其实在唐之前，陶弘景已经把这个问题做过处理，即把心火一分为二，推出"心胞为心火脾土"之说，而且用天行病治疗三原则的三大气交，把"水火既济""金木交互""升降阴阳"引入其中。其中"水火既济"，即"心君火下降以交肾水"和"肾水上承以滋心阴"为生理现象，避君火而不谈其他，从根本上消除了君与臣的尊卑关系，除却相火有职无权、代心行令的作用，还解除了刘秀称君，而其先祖汉武帝尚土德与刘邦尚水德而称帝的尴尬。

陶弘景这一做法，只是把君火下交作为下乡考察，每到一处，就以何火名之，如下交肾即称肾火，在阴分可称阴火等，不但便于行施，又无其他禁忌，同时还不会影响如"相火为阴火"的命名，真是一箭双雕之举。

综上所述，心肾气交是解决两汉文化争论的办法，所用诸法都在《辅行诀》中有所运用。如治心病用火土一家、心脾同治的原则，治肾病用水土合德、崇土温阳法，治心肾不交使心气下交于肾的气交法，因此可以说《辅行诀》的学术思想，即是解决两汉学术思想不能统一的重要方法。这是因为《辅行诀》为《汤液经法》之择要，是《汤液经法》理论的总结。而《汤液经法》之书名和内容的初成，即是在两汉之交，正值古经文家刘歆校书得势，重视科技的王莽所推出的当时先进学术的书籍。故《汤液》还充分显示了伊尹食、医、道、政四法一贯的能量和辉煌。

536年，陶弘景去世，社会上即发生了萧衍诸子争夺皇位的血腥大战，图书几经焚烧。陶去世十二年之后，长达四年之久的侯景之乱对茅山造成毁灭性的破坏，致使所藏大量经书文物被损坏，《辅行诀》有可能在此时已经致残。当年，臧矜的弟子王远知到茅山，王后来被称为是陶之大弟子，陶之后的一任宗师，之后的茅山历任宗师皆是承其衣钵者。故可以认为，王此次或在茅山得到了已残的《辅行诀》，而且进行了简单的整订。王远知非陶之弟子，却是其极为认真的私塾弟子，其寿命高达 126 岁，且对陈、隋、唐三朝之建国出谋划策，而被三朝皇室所尊敬。特别是李唐尊老子为其祖而崇道，命王远知回茅山复兴上清教，还多次下诏整订残缺的上清经卷，命上清第 13 代宗师李含光与其弟子韦景昭，广泛深入地开展整理，其中应包括《辅行诀》在内。

李含光师徒所整订之残本《辅行诀》，是经人整理过的版本，李韦二人，因社会上发生了安史之乱而停止整订，当时合并此前由他人整订者共三种，集合而为一多层次文本，保留下来，珍藏于道教内部。此本系李含光韦景昭师徒在天宝四年（745）至大历四年（769）完成于茅山紫阳观。此本即后代之藏经洞本《辅行诀》之原型。

安史之乱的发生，标志着李唐政权日渐衰落。960 年，宋朝建国，仍奉行崇道政策，却一反唐宗老子为祖之规，尊赵玄朗为道家之祖，认为与皇室为同族，从而道家上清陶弘景的威信大大下滑。至北宋仁宗时期，《辅行诀》本欲被作为残品废除。当时上清宗师朱自英，因为真宗治其不育而生子（即仁宗）有恩，才得以网开一面而免焚，封闭于藏经洞达九百多年，无缘与人相见，直至 1900 年才破洞而出，重见天日。

此导言从《辅行诀》成书之前，对内容有影响处谈起，写出了《辅行诀》作者的人文环境及思想动态，便于读者更深层次了解、理解和爱护《辅行诀》，使读者知道此书来之不易和重要性，了解不同时期对书内容的影响不同，其学术渊源深厚而广远。同时还对"体用化"和"三大气交"也做了介绍，可以对其学术思想加深认识。对两汉五德终始和正朔之论争的内容，从更深层次上增强读者对伊尹四法一贯思想的认识，对开发医学思维、提升思辨能力或有所助益。总之，本书写作导言是为了便于读者接收诸多创新点，使经方医学在内伤杂病与外感天行、伤寒与温病、组方用药法三个方面形成统一的理论，并使之日趋成熟和完善，尽快达到国医学术伟大复兴的目的。

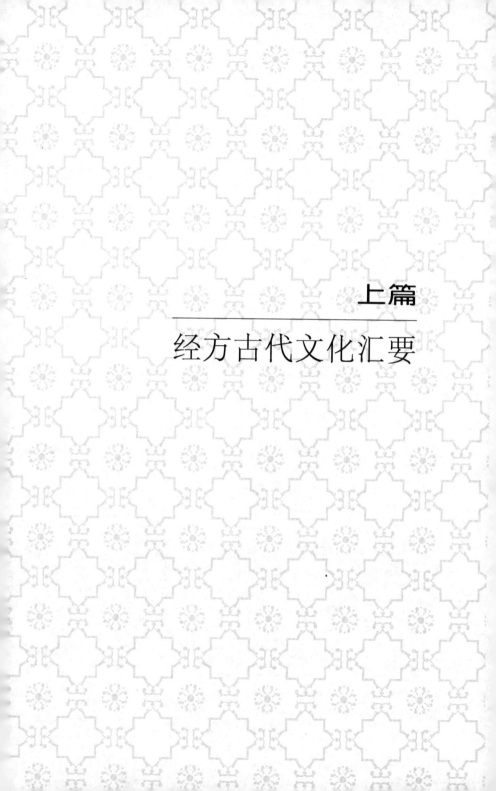

上篇

经方古代文化汇要

一、阴阳和五行

　　"经方"一词，原见于《汉书·艺文志》（成书于东汉时期）。其中所载"经方十一家"流传于世者仅《汤液经法》一书，而传承的经方家现已知者仅汉末张仲景和南北朝陶弘景二人。

　　张、陶二者之书中所载为经方。而经方之形成历史悠久、内容丰富，上至远古及上古之前，下至两汉或两晋，是古代先民与疾病做斗争的经验总结，有其深厚的理论基础和精湛的技艺，是古代传统文化长期积淀和广大先民的实践验证，主要表现为阴阳和五行、元气，儒道佛玄，天文气象以及社会变迁相关的历史事件。现仅几个有关方面，解释如下：

（一）阴阳和五行

　　阴阳和五行的起源均较早，《辅行诀》卷首图有标志全书内容的意义，例"三皇"之图腾，其中伏羲为三皇之首，素有"伏羲一画开天地"之说。《易》云："易有太极，是生两仪，两仪生四象，四象生八卦，为升降天地，定位日月运行，万物生养不息。"这说明伏羲先天八卦为阴阳划分之始，如《道德经》所说"道生一，一而生三，乃生万物"的生成论的观念。

这是由原始的阴阳说，是太极一分为二，阴阳从无到有，有分别天地东西方位、寒热温凉燥湿的程度等性质的作用。

至西周伯阳父指出："阳伏而不能出，阴迫而不能蒸，于是有地震"，用阴阳的理论解说地震现象。

至周文王拘而演易作后天八卦，是把先天八卦中阴阳定位不动的性质，上升到用来表示万物变化状态的理论上来，是阴阳原论已有发展的阶段，故宋邵雍有言"若论先天一事无，后天方要下功夫"，可以说阴阳学说起源于远古。

关于五行学说，是研究五类物质和其中相互关系的学说。因我国是一个农业国，对五行木、水、火、土的认识应当较早，对于金属的认识则应相对较晚。其学说之初，先称之为五形或五材，只是以物之形、质而论，当对五类物质的功能和相互关系有了一定认识之后，才上升到理论的高度来认识而形成五行学，对它们之间的互变互转、互相影响的规律有了一定的认识而上升为理论。

大禹之父鲧因治水失利被舜治以死罪而死于羽山，其主要罪状之一，即是鲧把当时庙宇中的青铜铸造的器皿破坏后用来铸造抗洪工具，同时大禹之子是继尧舜之后部落氏族长世袭制的第一人，大禹之子在建国之时所用兵器普遍用青铜铸造，说明在舜及大禹之前，社会对金属铜性能的认识，已不是停留在形、质问题上，而是对其冶炼制造器物有了一定的理论研究，五行学说形成的基本条件已经具备，可以称为五行理论已开始形成了。

至晚在夏代，《夏书·甘誓》以五行代表天道，东周

《尚书·洪范》用五行作为安邦治国的大法。两书都记载了五行的顺序即先水火，后木金，最后是土。《洪范》原是商代贵族政权总结出来的统治经验。"洪"的意思是"大"，"范"的意思是"法"。"洪范"即统治大法。相传为周灭商后二年，箕子向周武王陈述"天地之大法"的记载录，提出了帝王的治国安邦大法，即：水曰润下、火曰炎上、木曰曲直、金曰从革、土爰稼穑等五行的性能。可见在中古时期，阴阳和五行学说都已经成熟并有了一定的精深度。

　　箕子（公元前1174～公元前1080），山西人，以封地取名，商王帝辛之叔父。纣王将败而入朝鲜，后周武王封其为王。武王向其请教治国大法，箕子授以《洪范》。箕子为商之遗臣，身为商之良臣，必得商开国良相之教深，而精于伊尹治国之法。从现《辅行诀》内容和其四法一贯的特点分析，其中"阴阳二旦"为方名，具有阴阳思想，有"五精不续"之句，可有五行之推理。且《夏书·甘誓》本系夏启开国时出战征讨的誓言，亦实用了五行大法，可知在夏商周三代都有广义的应用。另外，此三代各有各的历法，说明在天文历算方面已经很精确，而阴阳五行是古天文星算法的基础。因此，可以认为夏商周三代，阴阳五行学说已经是一套切实的实用技术了。春秋末，蔡墨在三代的基础上，提出了五行相胜说，是后来五行相克说的先驱。同时，笔者认为，不但此期已经有了理论基础，而且也产生了一些阴阳五行合流的萌芽。因为《洪范》讲五行，已涉水火的"润下作咸"和"炎上作苦"的问题，水火和上下都已有阴阳之义，已是阴阳和五行相融合交互而论，故可谓之阴阳五行合一论的先导或萌芽。

　　在阴阳五行思想发展的早期，商代，有一位对古代思想文化颇有贡献和影响的人，相传对国医理论有奠基作用的《汤液经法》即是由他所作，体现了国医学术的渊源及其食、医、道、政同法的卓越思想和精妙技艺。他就是商代圣相伊尹（公元前 1649～公元前 1550）。

笔者在 2021 年春去其故居河南杞县空桑村瞻仰，时伊尹庙正在重修，有一老者热情接见了我们，老者兴致勃勃、如数家珍一样说伊尹有八大家之称，其名为烹饪家、医学家、政治家、军事家、思想家、教育家、占卜家和间谍家。笔者在导言中已指出他有食、医、道、政四法一贯的思想，如"治大国若烹小鲜"一语源出自伊尹，后来此句又被老子《道德经》引入，成为千古哲学格言。此四法一贯的思想对后世的影响，包括范仲淹的名言"不为良相，必为良医"，一直为贤达先哲所推崇，为社会发展做出巨大的贡献。

（二）春秋至战国末的诸子百家及稷下学宫

春秋末，孔子作《十翼》，是孔子注解《易经》的十篇著作。它们是：《彖》上下、《象》上下、《文言》《系辞》上下、《说卦》《序卦》《杂卦》。孔子援《易》入儒，讲宇宙生成论，先后天八卦的不同，"一阴一阳之谓道"等，但极少引用五行。孔子认为："天道为圆，为阳，为明；地道为方，为阴，为幽。"阳之吐气，阴之含气；阳之精叫神，阴之精叫灵，阴阳交融为合，从而化生天地万物。所以，作为阴阳精气神灵，即是万物之本源。其中神灵是指阳之精气。天地之气的合而为一，分为阴阳，判为四时，列为五行。

司马迁曾说"孔子晚而喜易"，又另有说孔子有言"阳三阴四位之正也"，可见孔子深得卦爻阴阳之数理。另有《孔子家语》一部，为记录孔子及其弟子关于阴阳五行的书，以认为系伪书而鲜取其说，不过其最小的弟子曾参，小孔子46岁之多，为得其学最全者之一，故人多以曾子之论而多令人相信，前所述天圆地方说，即与曾子有关。

总之孔子《十翼》的援易入儒对后世文化界的影响很大，不但发扬光大了阴阳五行学说，对儒教思想也起到了巩固和发展的作用。

孔子所在的时代，正是战事频繁、你争我斗的时代，国政混乱，家无宁日。故无论是家还是国，亟需一个"合"字。家中夫妻合，才能同居而不离；国家君臣合，才能政得行而民意平。

附：孔子与麒麟的故事

《左传·哀公十四年》载："十四年春，西狩于大野，叔孙氏之车子鉏商获麟，以为不祥，以赐虞人。仲尼观末年，麒麟现身巨野泽。"《春秋·哀公十四年》载："十有四之，曰'麟也'，然后取之。"这两段史料说明，鲁哀公十四年（公元前481），也就是孔子去世的前两年，一代学问大师孔子看到了实实在在的、当时一般人已经难以见到的"麒麟"。这在当时本不是什么惊天动地的事情，但由于麒麟在先秦时期就是"四灵"之一，是华夏民族特有的带有神性的动物，加上后世文人的渲染，"西狩获麟"竟成为中国文化史上带有里程碑意义的大事。

麒麟，古代先民构思、创造的一种吉祥动物。麇身、牛尾、马蹄、鱼鳞皮、一角，角端有黄色肉。这种造型是古人把许多实有动物肢解后重新组合的一种幻想中的神兽，这是中国人"集美"思想的充分体现。它与凤、龟、龙共称为"神兽四灵"，麒麟居四灵之首。

在民间传说中，麒麟与儒家学派的创始人孔子有着密切的渊源。据说孔子降生的当天晚上，有麒麟降临孔府阙里，并吐玉书，上有"水精之子孙，衰周而素王，征在贤明"的字样。意思是告诉人们孔子非凡人乃自然造化之子孙，虽未居帝王之位，却有帝王之德，堪称"素王"。孔子家人将一彩绣系在麟角上，以示谢意。周敬王末年时，有人在曲阜掘土犁田时，竟挖出了那条当初系于麟角的彩绣。以后，人们又引申出麒麟吐玉书三卷，孔子精读后成为圣人。至今，在文庙、学官中还以"麟吐玉书"为装饰，以示祥瑞降临、圣贤诞生。孔子生活的时代，礼崩乐坏，社会动荡不安。传说麒麟现于郊野，为人所贱，孔子喟叹麒麟"出非其时"，标志着世界的日暮途穷和哲人的穷困，孔子所著《春秋》于此绝笔，故《春秋》又别称"麟史""麟经"。

时至今日，在济宁、曲阜、嘉祥、巨野等地仍流传着孔子与麒麟有关的传说故事。

传说孔子的父母叔梁纥与颜征婚后经常到尼丘山上烧香祈祷，保佑能添个健康的男孩。一日，忽见天降麒麟，并吐血于石上，孔母因曾坐于石上而受孕，孔母临盆时，一阵悠扬的鼓乐之声从天际传来，随之，一只玉麒麟口衔玉帛从天界缓缓而来，将玉帛吐到孔母面前，上面写道："天遣奎星下凡，将要振兴周朝。"玉麒麟腾云驾雾而去之时，孔子诞生了。

当孔子父母仔细打量新生婴儿时，不由倒吸一口冷气，只见这孩子长得有些反常：头顶如反盂，中间低而四边高；且眼露筋，鼻露孔，耳露轮，嘴露齿，俗说"七露"。叔梁纥十分恼怒，便把孩子扔在了尼丘山下。

此时正是八月，天气格外炎热。孩子躺在野地里，一只老鹰飞来，展开双翅呼扇呼扇地不停地给孩子打扇遮阳。傍晚，一只斑斓母虎从山上下来，把孩子衔进山洞里，用虎乳喂养孩子。那山洞就是现在的尼山夫子洞，又叫坤灵洞。

麒麟送天书

一天，孔子做了个很奇怪的梦，梦见丰沛地里冒出一股赤红色的烟雾，久聚不散。又见一只麒麟徘徊不前。孔子想："麒麟现，圣人出。莫非是将有圣贤明君出现，或是要来指点我的迷茫呢？"于是，驾车向鲁西南方向赶去。蹚过一片沼泽，孔子远远看见一个小孩正用石头打一只麒麟。小孩见有人来了，急忙把麒麟推进树丛，又往麒麟身上盖了些青草，对迎面走来的孔子说："刚才我看见一个怪物向西跑了。"

孔子很生气地白了小孩一眼，走进树丛，拨开杂草，把那只麒麟抱了出来。麒麟见了孔子，双眼扑扑地流泪。孔子见麒麟受了惊吓，一边轻轻地爱抚，一边脱下上衣，盖在麒麟的身上。又拿出绸帛，给麒麟包扎伤口。

过了一会儿，麒麟安静了下来，它用舌头舔了舔孔子的手，忽然从口中吐出三部书来，接着转身跳进沼泽地里，没了踪影。

孔子手捧三部经书恍然大悟，原来这是一只神麒麟，来给我送天书的啊！

天书是用蝌蚪文（篆文）写成的，谁也看不懂，只有孔子一人能够看明白。孔子自得天书后，终日手不释卷，彻夜攻读，终于成了学识渊博、通古晓今的大圣人。

获麟绝笔

孔子晚年被鲁哀公尊为"国老"，享受退休大夫的待遇。此后，孔子开始整理编修历史著作——《春秋》。他要在这部书里寄寓自己的政治理想和主张，以便留给后人效法；也可以用它来传授弟子，培养从政人才，来完成自己未竟的事业。

孔子为了写这部书，三年内有两年多的时间是吃睡在书案上的。《春秋》一书，自平王东迁起，至鲁哀公在位时，共记录了二百多年的大事。

话说这年春天，鲁哀公要带着大臣们去鲁国西边的嘉祥狩猎，也通知了孔子。孔子开始不想去，但想到自己身为大夫，不好驳哀公的面子，再说自己已经三年足不出户了，《春秋》也快写完了，何不趁这大好春光出去散散心呢？于是就带着几个弟子去了。

鲁哀公带着大臣们去追逐猎物，孔子和弟子就在一条小溪旁赏花观景。大约快近中午了，鲁哀公派人来请孔子，说他们猎到了一头似牛非牛、似鹿非鹿的怪物，请孔子看看是什么。孔子过去辨认了一番，说："这是一只麒麟。我听说麒麟出现必是在太平盛世，或是圣人出世……"

大臣们一听，都围着哀公恭喜祝贺，哀公更是喜出望外。孔子却叹道："如今的世道能算是太平盛世吗？麒麟是一种仁兽，它的出现，必在圣君明王在位时。我听说，尧时麒麟游于野，周兴麒麟现于郊。它如今出现，因不是明君当道，所以被仆人猎杀……我那《春秋》也就自此绝笔吧！"

（三）诸子百家

孔子创儒教之后，孟子为其主要继承人，后人有"孔孟二圣人"之誉称。孟子名轲，邹国（今邹城东南人），生于公元前372年，卒于公元前289年。几与孟子同时，赵国荀子（公元前313～公元前238）提出，对孔子儒学有所扬弃和创新，据说曾一度被赶出孔庙，但他的儒学思想和精神仍然是不可磨灭的。另有孟子三岁时去世的列子（生于公元前456），道家代表人物列御卿，即《列子》一书的作者，则是兼有道儒两家学派思想的代表人，所著《冲虚真经》，亦为道儒兼备的经典。据说现世所存《列子》本，为晋人所作，多记神话故事。还有庄子（公元前369～公元前286），宋国蒙人，是思想家、哲学家、文学家，也为道儒两家学派代表人之一。至于老子，名李耳，又名李聃，生卒年月及故里记载不一，有待考证。他所提倡的"道法自然"和"无为而为"的主张，流传至今，仍为世人所尊崇，为道教创始人。在先秦各学派的汇编之作《管子》里，内容庞大而繁杂；墨子（约公元前372～约公元前289），名翟，宋国人，一说鲁阳人，古代思想家、教育家、科学家，墨派学创始人，反对发动非正义战争。墨子围魏救赵的谋略思想传承至现代，仍具有积极意义。

还有一个不可忽视却又易被人遗忘的传奇式人物，他行踪无常，谋略神秘，艺技超人，既是阴阳道家之人，又是纵横家之祖，也是兵法之集大成者。他的灭灾术对宗教、军事、术数、儒、道等均有所影响而得以应用；自春秋至秦，称其为师的学术传承人，不下 20 余人，涉及诸家各个学派，其中就有纵横家张仪、苏秦和兵法家孙膑、庞统。这个人就是鬼谷子。鬼谷子，姓王，名诩，又名禅，因在云梦山鬼谷修道而称鬼谷子。他是春秋时卫国（现在的河南省鹤壁淇县）人，著有《鬼谷子》《本经阴符七术》。前者是战国唯一传承至今的著作。近有人考证其生平，约生于元前 400 年，约卒于公元前 320 年。

春秋至战国时期，我国文化发展活跃，各种思想都有所发展，新的学派不断出现，但仍是以道、儒为主。由于诸子百家的互相渗透和交流需要，一个官办民营的学术平台应运而生。

公元前 450 年前后，齐在国都临淄开办了一所学宫，因学宫设在临淄，其附近有一处称稷门，为学宫具体所在，故称稷下学宫。它是中国第一所官办民营的高级学府，如当今之清华大学。由于此学宫条件优越，言论自由，可自由讲学，或写书，可收徒，来学者不分学派，不分地位高低，任教者自由来去，可搞学术交流或论争，但不相互打压攻击。由于条件好、学风正，学宫越办越好，孟子曾两度前去讲学，来学者有儒家、道家、兵家、农家、纵横家、名家、阴阳家、五行家、轻重（是研究国家和民间物资流通调剂的政治经济学）各家。兴盛时期，天下贤士多达千余人。著名的学者除邹衍外，还有孟轲、申不害、尹文子、淳于髡、季子、荀子等。这些学者互相争辩、答难，真正体现了"百家争鸣"的学风，形成了所谓"诸子百家，百花齐放"的良好的局面。

公元前 284 年，燕国将军乐毅领五国联军攻打齐国，占领齐都临淄，稷下学宫被迫停办，中止五六年之后，齐襄王重办，使稷下学宫再度兴盛。稷下学宫前后共兴办了 145 年之久，而恢复培育出了不计其数的各类优秀学者，为社会做出了不可估量的贡献。

（四）阴阳五行的合流及火土一家和水土合德

邹衍，战国末齐国人（今之山东济南章丘区相公街郝庄村人）。齐宣王时邹衍就学于稷下学宫，《史记·孟子·荀卿列传》记载了战国时阴阳、道、法、名、墨各家代表人物总共 12 个，邹衍为其中之一。《永乐大典》把他列入道家部，是道家代表，阴阳家的创始人。《绛云楼书目·子部》道家类有《邹子》，不著卷数。《汉书·刘向传》载"淮南有《枕中鸿宝苑秘书》。书言神仙使鬼物为金之术，及邹衍《重道延命方》，世人莫见，而更生父德，武帝时治淮南狱，得其书。更生幼而读诵，以为奇，献之，言黄金可成。上令典尚方铸作事，费甚多，方不验。上乃下更生吏，吏劾更生铸伪黄金，系当死。更生兄阳城侯安民上书，入国户半，赎更生罪。上亦奇其材，得逾冬减死论"。刘向（公元前 77～公元前 6），原名刘更生，字子政，沛郡丰邑（今江苏省徐州市）人。汉朝宗室大臣、文学家，楚元王刘交（汉高祖刘邦异母弟）之玄孙，阳城侯刘德之子，经学家刘歆之父，中国目录学鼻祖。

邹衍总结了春秋战国之前的五行说和阴阳说，继承了伯阳父、蔡默、蔡墨、苌弘等人及《管子》的五行、四时、幼宫等篇的五行相生相胜（克）思想，并使之融合一体，进而得以系统化，建立了新的阴阳五行合一学，在稷下学宫形成了相当大的势力，成为稷下学的道统。邹衍在《史记》中被列为稷下诸子之首。

伯阳父是西周宣王、幽王时的太史，他在说万物构成时说："故先王以土与金、木、水、火杂以成百物"，认为"土"作为五行中最主要的一种物质元素。实际上是把五行中"土"的地位提在了其他四行之上，应当是土能统其他四行思想的萌芽，是阴阳五行合一论的主要启蒙者。

苌弘，字叔通（公元前 565～公元前 492），东周时期人，博学多才，知天文地理，精星象音律。孔子曾在周敬王二年（公元前 518）前往周国造访求教。而"仰观天文，俯察地理"正是古人演《周易》的必备条件，因此可以说天文地理学是"弥纶天地之道"的基础。苌弘的知识肯定会对邹衍学说的形成有重大的助益。

邹衍的哲学思想包括了天地人的广博内容，这是其接受老子、孟子、荀子等道儒思想的影响，把阴阳五行合为一体且具体化的学术。他对宇宙的认识方法是天地人三才说，"邹衍的学说迂远广大而且宏辩"（《史记·孟荀列传》语），立论高远，每从大自然的天地日月星辰谈起，故《史记》有"谈天衍"之美誉。他的主要成就是五德终始和大九州说。

战国末期，诸王均有统治全国的欲望，他用原来的五行相生理论，解释自然季节的转移，说明社会的变动和王朝的兴替，创立五德终始学说，迎合了各国君王实现统一大业的心理，提供了统一的理论支持，得到了诸君王的礼遇和尊重，影响亦日益扩大。

五德终始用于帝王替代所取之德，是取五行相胜说，即新帝王所尚之德，是能"克制"或称为"胜过"被代帝王之德的一种学说。

邹衍认为，作为君王的天子，住处应符合天人合一的规律，为齐宣王、齐湣王将为天子，制定四时教令，使四时明堂制度更加完善。他设计的帝王所住之处，东、南、西、北四面各有一个正厅和两个厢房，这些屋子总称明堂。天子根据五季与五行相配属的方向、颜色、穿着、音律、食品及相应的居处和用具等，选择入住和行事，这叫"五行相次转用事，随方为服"。每月换一个住处，十二个月轮一周。院子中间又有一厅，供天子在季夏月居住。还有一说，是每季抽出 18 天，天子住在此厅。这个制度即是所谓的"明堂制度"。

可见邹衍所制之"明堂制"，天子所居之地及入住用事的变更，是依五行的相生顺序而行的，但五德终始却是依相胜而论，岂不矛盾？如《后汉书·杨雄传》说："邹衍以颉亢而取世资"，意为是以此取得当时国君以为师的资格。

笔者认为杨雄此解仅从人事讲，义浮且未尽其义。因为邹子是在天人合一思想的指导下，把阴阳和五行融合为一的学说，阴阳是天之气的变化，五行是地之质的运行，合而为一的内容即是天气下降、地气上升的运动，是三才中"人"的范畴。这种天地阴阳的生克关系，不宜从不合之处着眼，要从互交后出人事才能明其旨意。

国医学中凡称为"气"者，均是运动变化的结果，不运动不可称气。如地上的五类物质，只能称为金木水火土，只有上升至天才可称为五行之气，如金气、水气、火气等。天之阴阳之气，也是其热下降至地才可称热气，寒下降至地才可称寒气。在天地交互过程中，双方都发生了变化，地上的五类物质相互生成的规律即是相生序，天上日月水火的阴阳寒热消息变化，即是相胜序。这就是所谓天地之气生克异序、阴阳反作的道理。由于寒热为太阳所主宰，燥湿由水为主宰，水的三态变化皆由温度不同而形成，故天气为主，地气为从，也因之而形成了尊阳卑阴的传统思想。

在邹衍阴阳五行合流学说中，五行中的金和木被称为"生成之终始"，为一对阴阳：水和火被称为"阴阳之征兆"为一对阴阳。相对而言，金木为质，属地，由木到金主由生到死，由金到木主收藏。水火无形，为气，属天，由水到火主阳之升发显明，由火到水，主阴之潜降幽暗。

明堂制是为天子在世上活动之事制定的规矩，自然要服从五行的相生规律，故取法五行相生说。木和金的中点在中间，即是金木的分别点，称为土。

朝代更替换帝，在邹衍看来，是天的意志而然，帝王是受天意的指示或安排，故称作天子，即天帝的儿子之意，其意志服从于天帝。五行中水火既为天气所属的阴阳（火为主，水为从）之征兆，则火到水是由阳到阴的征兆，象征由盛到衰；由水到火是由阴到阳的征兆，象征由衰到盛。上一朝代衰败是下一朝代兴盛的前提，所以胜过前朝才有建立新朝的可能。由于时间的一维性，只可前进不可后退，故用相胜（克）序。水火之间的关系是水克火，由水到火象征新朝的建立，由火到水象征前朝的灭亡。在世间发现一些克制前朝的灵异现象特征，即可作为五德终始的"符瑞"了。但这只是"征兆"，非直接的上天之意，上天之意，要符合后来的君主能够胜过原来君主的德行才行，所以五德终始以五行的相胜序而论。

水和火兴亡的中间状态，是二者区分上下的分界点，即是五行中的土。这种关系，可以作为土既可与火同为一家，又可与水同德的根据之一。土在《黄帝内经》中既主时如脾主长夏，又不主时如脾在四季中各主十八天。

其实所谓的"土主长夏45天"之说，亦非主时之说，因为这也是以360天为一年，每季应为90天，长夏为寄居夏者，若亦作一独季计为90天，则当计入寄于冬的藏冬之季亦为45天，而超越了一年的日数。如此看来，《黄帝内经》中土在五行之中是有名无位，可认为是寄居于夏冬者。但因种种原因，土为藏冬之说又隐晦不明，这个问题将在后面详解，暂略。在阴阳五行合流学说中，五行分为三对阴阳，金木为一对，水火为一对，中土分阴土和阳土两类，以应长夏和藏冬为阴土和阳土，可谓土在阴阳说中有位（中土）无名（本不分阴阳，却借上阳下阴分称阴阳二土）。

其实邹衍在五德终始问题上，并非死板的规定，也可据情而变。邹衍认为，黄帝"以土德王"，木胜土，故代之而兴的是"以木德王"的夏；金胜木，故代之而兴的是"以金德王"的殷；火胜金，故代之而兴的是"以火德王"的周。邹衍说："代火者必将水"，代周而兴的必然是"以水德王"的朝代。但他据当时的情况分析时却认为燕在北方，当属水德，立为"北帝"，将代周而统一天下。邹衍又说："水气至而不知数者，将徙于土。"意思是燕昭王若是犹豫不决，就会失去难得的机会，代周而兴的将是属于土德的君王。此"徙于土"即是另有变化。

如此理解邹衍的五德终始学说，对两汉在尚德和立明堂问题上的复杂、反复的情况就可以理解了。

从五行学说发展看，先有《洪范》中"水火木金土"没有相生相胜的排列，后有《管子》中《四时》《五行》篇的五行相生排列。而五行相胜，虽在《周书·周祝》"陈彼五行，必有胜"，《左传》"火胜金""水胜火"，《孙子兵法·虚实》《墨子·经下》"五行毋常胜"等中有所萌芽，而系统论述五行相胜说，可谓是邹衍的发明。而邹子的阴阳五行合流说，将五行相生说与相胜说达到矛盾的统一，是邹衍在五行说发展史上的贡献，使其同时代以至秦汉时代的阴阳家与儒家，甚至道家都受到深刻的影响

阴阳五行合流过程中，"火土一家"和"水土合德"命题的形成而使五行的中土走下"阴阳不测谓之神"的神坛，穿上"阴阳上下两土"的皇袍，在经法领域中，被金木和水火两对阴阳推到至高之位，冠以阴阳二土之名，赋予升降清浊气机、调和寒热燥湿运动（即风之气）势态，管控青龙、白虎、朱鸟、玄武四神之权，并尊此阴阳交互之中土气为帝，具有掌控全局、斡旋元气的功用。

笔者在《〈辅行诀五脏用药法要〉疫疠辨治刍议》（学苑出版社 2021 年版）第 54、55 页中，将此阴阳二土大阳旦和大阴旦汤方药，纳入相当于帝车的北斗图和具有后天八卦运行意义的图像中，对其详情有兴趣者可参考。但因校稿失误，后天八卦图中"战乎乾"格中之"饴糖"应改为"黄芩"，"相见乎离"格中之"体味"应改为"用味"，在此谨表歉意。

战国末期，阴阳和五行学说已基本完备，元气学说亦初露端倪，已具备融合为一的基本条件，邹衍所倡之阴阳五行合流说应运而生。可以说此说是春秋战国时期百花齐放、百家争鸣的成果。阴阳和五行学说的进一步完善和发展，使两个学说的具体使用进入了新的时期，有划时代的意义，是华夏文化史上的重要里程碑。

可以说阴阳五行合流学说是古代文化的核心，是阴阳和五行有机结合的精华和成果，为华夏文明的发展奠定了坚实的基础。

二、古天文气象学

阴阳五行合流是传统文化的核心和精华，《易经》是道儒两家共同的经典，其内容来源于"仰观天文""俯察地理"，而天文地理是由在天之日月星辰运动变化，以及在地之山川河海的运行状态规律总结而出，即所谓之"道法自然"。国医传统文化，是运用《周易》理论较为成功的学说，故天文气象学说也是医学的基本原理，有效地指导着藏象、发病机理、诊断治则、防治方药等各个医事环节。而且，天文气象学是国医经典比较突出的特色之一，《辅行诀》是医学经典，因此在研习时遇到问题和困难，运用古天文气象学可以得到精准的解决。下面将对相关内容略述如下。

（一）斗建和二十八宿观象授时系统

1. 北斗及元气学说

毛遂（公元前285～公元前228，赵国，今鸡泽县毛官营村人），著《鹖冠子》，其书中首次出现了"元气"一词，又有系隐士鹖冠子所作之说。说者谓其系战国时期楚国人，亦说寶人［楚悼王元年（公元前401），楚伐巴；十四年

（公元前388），派芈姓宗裔在今达州市渠县土溪镇建賨子国，包括达州在内的巴地尽属楚，实为生活在古巴国地的巴族賨人]，著名思想家、道学家、兵学家，西南道学鼻祖，与诸子百家齐名。据东汉学者应劭《风俗通义·姓氏》载："鹖冠氏，賨人。以鹖冠为姓，鹖冠子著《鹖冠子》一书而闻名于世。"其中记有赵武灵王、赵悼襄王、庞焕（似为庞煖之兄）、庞煖等的问答，可推知其为战国晚期人，书的写定当在战国末甚至更晚的时候。

他曾游历西南各地，壮年病，双耳失聪，"居深山，以鹖为冠"，故名。终生不仕，唯著书立说，以大隐著称。史称其"鹖冠绵绵，亟发深言，奇言奥旨，每每有也"。《鹖冠子》原著不分篇，后世因内容而分篇，最终定为十九篇。"无为"理论亦是《鹖冠子》阐述的一大主题。在道家"无为"理论指导下提出了"帝制神化（影响了张湛神惠论）"的政治观点。《汉书·艺文志》称作者是"楚人""居深山，以鹖为冠"。《鹖冠子》一书大多阐述道家思想，也有天学、宇宙论等方面的内容。

唐代柳宗元作《辩鹖冠子》一文，认为此书"尽鄙浅言也，吾意好事者伪为其书"，即遂论断它是伪书。自此，《鹖冠子》是伪书几成定论。由于柳宗元的影响力，敢于发声为其翻案的几乎没有。近代学者吕思勉指出："此书词古意茂，绝非后世所能伪为，全书多道、法二家论，与《管子》最相似。"1973年，马王堆汉墓出土大量帛书，有学者研究发现，《老子》乙本卷前的古佚书有里不见于别书而与《鹖冠子》相合的内容，证实了《鹖冠子》是战国时著作，证明此书并非伪书，确属黄老一派道家著作。此书蒙受二千年多年的伪书之冤才得以昭雪。

鹖冠子认为国家要靠大家来治理，"举贤任能""废私立功"是他的主要思想。他提出废除封建，设立郡县，建立法制等主张，还提出"德千人者谓之豪""贱生于无所用"的识人方法和原则，这些新颖的提法在当时是很进步的。

《鹖冠子》记载："阴阳消散，三百六十日，各反其故，天地踊踊，奚足以疑。"《洛书》数列之数 360，为周天度数，正好为一年之天数。古以 360 天为一年。虽后以 365 天为一年，但周天度数 360 仍是客观之数。这也说明《洛书》是表示日月运行的客观数据，非人为臆造。

《鹖冠子》说："有一而有气，有气而有意，有意而有图，有图而有名，有名而有形，有形而有事，有事而有约。约决而时生，时立而物生""莫不发于气，通于道，约于事，正于时，离于名，成于法者也"（《环流》）。《鹖冠子》对古代哲学的贡献，主要是它继承发展了老子哲学的"道"论，在中国哲学史上第一次明确提出了"元气"理论。其观点是：

（1）《鹖冠子·环流》描绘了作者理论体系中的宇宙生成论。这个宇宙生成论，比《老子》的宇宙生成论要更复杂、更具体了，对"气"的认识也更明确了。

（2）《环流》还把空虚无形的东西就叫"一"，包含一切的东西就称为"道"，形成有形的万物的东西就是"气"，"气"与"道"相通就构成了万物的不同种类。这里的"气"，是对一切具体物质存在的哲学概括。

（3）《环流》又把"气"分为阴、阳两类，阴气与阳气的性质不同，但它们既对立，又统一，只有二气相和，才能产生万物。

（4）阴、阳二气，是最高一类的"气"；天、地二体，是最广大的形体。天地也是由阴阳之气运动变化构成的。

（5）"元气"论的提出。《泰录》说："故天地成于元气，万物乘于天地。"元气为天地未分以前的混沌统一体。这个"元气"，是最精细的物质，是"天地之始""万物之母"，也即构成整个物质世界的本原。

《鹖冠子》的"元气"论，具有唯物主义的倾向。《鹖冠子》发展了战国中期以来气的学说，其自然观具有某些唯物主义因素。《环流》篇中阐明了"形名"之学的哲学基础，肯定了物质的第一性。《鹖冠子》还强调，自然规律是可以为人们认识的，《备知》篇开宗明义地说："天高而可知，地大而可宰"，是道家企图解释宇宙的蓬勃朝气的反映。《鹖冠子·环流》的宇宙生成模式，即"一→气→意→图→名→形→事→约→时→物"。

关于《鹖冠子》的天文思想，《鹖冠子·天权第十七》云："连万物领天地，合搏同根，命曰宇宙。阖天之谓宇，辟宇之谓宙，二者相须而立，故曰合搏同根。"

《鹖冠子》曰："物极则反，命曰环流。"言盛极则必衰，否极则泰来，大地事物永远循环不息。总要知道物极必反，器满则倾的道理。

《彝族天文学史·巴宾天文学家鹖冠子》说，《鹖冠子》中阐明天文学的内容几乎篇篇皆有，所以《通志》说他是"知天文者"。在先秦的文献中，不仅尚未发现专门论述天文的著作，即使片言只语的论述也很稀少。《鹖冠子》包含有丰富的天文学内容，是很珍贵的。只是除掉关于斗柄指向的论述以外，尚未有人做过系统的整理和研究。

用斗柄指向来判断四个季节。《夏小正》用斗柄的指向来判断两个特定的月份，而《鹖冠子》用斗柄指向来判断四个季节，并且总结得简明扼要，几乎成了人人都能记诵的谚语。就这点来说，它在我国古代文化上的影响是很大的。在先秦文献中，只有《夏小正》和《鹖冠子》二书载有以斗柄指向以定季节的方法。鹖冠子是宾民，属古氏羌族系统；《夏小正》为夏民族的传统文化，夏民族的传统文化又与古西羌族有着密切的关系。由此看米，我国古代以斗柄指向定季节的方法，是起源于古氏羌族的。周天文学中从未见到过有以斗柄定季节的记载，甚至在《礼记·月令》中，也没有丝毫的痕迹可寻，大约在战国秦汉时代，才在中原地区传播开来。因此，以斗柄指向定季节，是夏羌民族的特点。在凉山彝族地区，至今仍然保留着这一古老文化传统。《鹖冠子》"斗柄东指，天下皆春；斗柄南指，天下皆夏；斗柄西指，天下皆秋；斗柄北指，天下皆冬"，可见中国古代懂得用北斗七星斗柄的指向作为定季节的标准。

关于天体结构和运动的知识，《鹖冠子》中有关于天体的结构和运动的知识，它说："旧不瑜辰，月宿其列，当名服事，星守弗去，弦望晦朔终始相巡。瑜年累岁，用不鳗鳗，此天之所柄以临斗者也。"这段文字比较难懂，大致的意思是说，太阳总是按照一定的规律，各月都在预定的辰次中运动，月亮每天住宿在一个星宿之中，只有恒星之间的相对位置是永远不会改变的。日月每运行到一个辰次或星宿，便办理它们所需要办理的事情，因此便有弦望晦朔终始相巡和积年累岁的变化。这就是老天让北斗临制四方运乎四时的道理。

在此基础上，后来《汉书》中提出了著名的"太极元气，涵三育一"理论，"极，中也""易，二仪之中也"的说教，以及"斗为帝车，运于中央，临制四方，分阴分阳，建四时，均五行，移节度，定诸纪，皆系于斗"的观点。此以

"斗为帝车"喻元气运行一段，正是《周易·说卦》"帝出乎震，齐乎巽，相见乎离，致役乎坤，说言乎兑，战乎乾，劳乎坎，成乎艮"，阳气循后天八卦之序，从震位开始游至艮为一周的注脚。

2. 关于二十八宿星

在《鹖冠子》中，有多处谈到宿星问题。《天权篇》说："春用苍龙，夏用赤鸟，秋用白虎，冬用玄武。"这是中国古代对于二十八宿按四个方位将它们分成四组的名称，简称四陆或四神。这四神的名称与战国末期传统的称呼相一致。《天则篇》说："中参成位，四气为政，前张后极，左角右钱。"注曰："张南方之星也，极北方之星也。角东方之星也，钱西方之星也。"这就是说，在给这四组星区分方位时，是以参宿中天时，角亢等七宿位于左方，即东方，所以称为东方苍龙；而奎娄等七宿位于右方，即西方白虎；张即张宿，为南方井鬼等七宿代表；极则指北方斗牛等七宿。所以《鹖冠子》说是"前张后极"。斗牛等北方七宿位于赤道之南，而井鬼等南方七宿位于赤道以北，这种说法似乎是矛盾的。但这一称呼的颠倒，早已为人们所注意。

由于上古定季节时是依斗柄指向来的，夏季斗柄指南，冬季斗柄指北；南方炎热尚朱色，北方寒冷尚黑色；太阳位于井鬼等宿时为夏季，位于斗牛等七宿时为冬季。所以，便将井鬼等称为南方朱雀，斗牛等七宿称为北方玄武了。由于观看时面北，靠近极星，所以称后极。《度万篇》说："凤凰者，鹑火之禽，阳之精也；麒麟者，玄格之兽，阴之精也。"由于鹑火是南方的星次，所以属阳；玄格是北方星次，所以属阴。

在《鹖冠子》诸篇中，经常记载有关于历法的零星知识，例如《王铁篇》说："第以甲乙，天始于元，地始于朔，四时始于历。"这就明确地记载了战国以前历法中早就包含有气、朔、干支这三个基本要素，并且证实了至少在战国末期的历法中，在推算历法时就已设有历元。也就是说，四分历中章茹纪元的结构早已形成了。

关于八风的学说。《泰鸿篇》有"散以八风"的记载。八风之说是历法中八节的原始形态。关于记载二十四节气名称的文献，以往人们只见到《吕氏春秋》有记载，便认为二十四节气可能首先发明于秦国。现在《鹖冠子》中也有发现，则以往的论断也就需要修正。

3. 黄赤交角

地球自转产生的赤道面与地球公转产生的黄道面之间的夹角为黄赤交角。这个名称在我国战国中期魏国人石申（生卒年不详，约生活于公元前4世纪）首先提出来的。后来齐国人甘德（生卒年不详）与石氏的天文书稿各有八卷，合成一书，名称为《甘石星经》。后世唐代佛学家张遂（又名一行，683～727，今之邢台市钜鹿县人）及元代郭守敬（1231～1316，今之邢台市人）都曾测量出过此角度数。

由于地球公转时斜着身子，地轴与黄道面的夹角（66°34′）基本不变，地轴的空间指向（指向北极星附近）基本不变，故黄赤交角（目前23°26′）也基本不变。

地球的自转轴（地轴）与其公转的轨道面成66°34′的倾斜。地球的自转同它公转之间的这种关系，天文学和地理学上通常用它的余角（23°26′），即赤道面与轨道面的交角来表示；而在地心天球上，黄道与天赤道的两个交点，在北半球分别称为春分点和秋分点，合称二分点。黄道上距天赤道最远的两点，即北半球的夏至点和冬至点，合称二至点。二至点距天赤道23.43°，称黄赤大距，是黄角交角在地心天球上的表现。

黄赤交角的存在，具有重要的天文和地理意义。前已述及，黄赤交角是地轴进动的成因之一，它还是视太阳日长度周年变化的主要原因。黄赤交角是地球上四季变化和五带区分的根本原因。

（1）地球自转产生的赤道面与地球公转产生的黄道面之间的夹角为黄赤交角。由于地球公转时斜着身子，地轴与黄道面的夹角（66°34′）基本不变，地轴的空间指向（指向北极星附近）基本不变，故黄赤交角（目前23°26′）也基本不变。

黄赤交角的存在，使太阳直射点到达的最北界线是23°26′N，即北回归线；最南界线到23°26′S，即南回归线。也就是太阳直射点在23°26′S～23°26′N作周年往返移动，因此地表获得热量随时间和空间发生变化，这样的变化用昼夜长短和正午太阳高度的时间和空间变化来表示。假设黄赤交角变大，那么太阳的直射点的位置也会相应变动，直射点会超过现在的最北及最南界线（23°26′），导致热带变大。极线（66°34′）就会扩大，因此地表获得热量随时间和空间发生变化。从而使寒带范围增大。既然极地范围的增大，那么极昼的范围也会相应增大。

这还深刻影响着与其紧密联系的其他自然地理现象。如：黄赤交角变化→太阳直射点移动范围变化→五带范围变化和气压带、风带移动范围变化→气候带分布范围变化→自然带分布范围变化等。

（2）在地球上某个特定地点，根据太阳的具体位置所确定的时刻，称为"地方时"。不同经度的地方时是不一样的。

而区时是以每15°经度间隔划分为一个时区，以每个时区中央经线的地方平太阳时为本时区的区时，比如北京与天津在地理位置上相距很近，但地方时是不一样的，北京的时间要比天津的晚，但为了方便，两地都统一采用东八时区的区时，即我们所说的北京时间。

（3）地球上每15°经度范围作为一个时区（即太阳1个小时内走过的经度）。这样，整个地球的表面就被划分为24个时区。各时区的"中央经线"规定为0°（即"本初子午线"）、东西经15°、东西经30°、东西经45°……直到180°经线，在每条中央经线东西两侧各7.5°范围内的所有地点，一律使用该中央经线的地方时作为标准时刻。"区时系统"在很大程度上解决了各地时刻的混乱现象，使得世界上只有24种不同时刻存在，而且由于相邻时区间的时差恰好为1个小时，这样使不同时区间的时刻换算变得极为简单。因为时区的划分使每个时区之间只相差一小时，所以时区差就等于时差了。

（4）算出中央经线的作用很多，就拿时间来说，算出中央经线就可以推算出所在时区。

4. 历法与五星

（1）历法的类别

历，是指"经过"；"法"原指"效仿"，后引申为"标准、规律"。因此，历法的含义就是"通过天文星相及万物的现象和经过，总结出来的相关规律"。所谓"人法地，地法天、天法自然"，这就是说人生存在天地之间，只有依据天时而动，凭借地利而起，才可能使自己的生活与天地万物的存在规律相吻合。天时地利如何对应，这就是我们要说，在古代人们没有文字、数字及明确时间观念的时候，常采用"结绳记事"的方式去记录事件和时间点，而这里所谓的时间点，就是"昼夜变化"。通过长期的生产生活，从昼夜变化中发现了月亮的运行圆缺规律，这样就有了记时方式的升华，即以"月亮围绕地球自转一周"为依据，后来形成了"太阴历"，简称"阴历"。通过这一运转规律记时，就确定了日和月。

另一种历法的计算方式称为"太阳历"，也称"阳历"，就是"地球绕太阳公转一周"，这在历法中称为"一个回归年"，因此定"年"是以此为标准的。既然是以"地球绕太阳自转"为基础，由于太阳在不同角度照射地球的方位不同，那就有了"寒来暑往"，即四季冷暖变化。古代"天干地支"其实是指太阳和地球的关系，这样就把一个"回归年"分成十二份配以"十二天干"，形成了"干支历"，因此"干支历"是"阳历"。据记载，这一历法在商朝就已经使用了，一直延续到春秋战国时期。

以上这些都不是我们现在使用的"农历"（也称"夏历"）。我国的"历法"有100多种，但是无论哪种历法，都是以太阳、月亮、地球三者间的关系为基础的。统计来说，众多的历法都可归于三类，即太阴历、太阳历、阴阳合历。而农历，其实就是"阴阳合历"，即通过月亮绕地球自转的朔望之期确定"月的长度"，参考"太阳绕地球公转"的"回归年长度"而制定。

古六历是黄帝、颛顼、夏、殷、周、鲁六种古历的合称,是我国最早的历法。在汉武帝颁布实行《太初历》前曾使用过,其原本早已遗失,现今只能根据历史文献推算出大概情况。根据现今的研究,认为六种历法都是以 365 又 1/4 日一回归年,所以又称古六历为"四分历"。《古六历》以 29 又 499/940 日为一朔望月,在 19 年中设置 7 个闰月。古六历中各历的差异主要是历元、实行地区和所有岁首不同。

各历采用的岁首是:黄帝、周、鲁三种历以子为岁首,即以包含冬至的那个月份,相当今天实用的夏历十一月为岁首;殷历以丑为岁首;夏历以寅为岁首,即以冬至所在月之后的两个月,相当于夏历正月为岁首;颛顼历以亥为岁首,即冬至所在月之前的一个月,相当于夏历十月为岁首。

春秋末至战国时代,已经定出回归年长为 365 日,并发现了 19 年设置 7 个闰月的方法,在这些成果的基础上,诞生了具有历史意义的科学历法——四分历。四分历问世以后,随着科学技术的发展,历代编历家屡有改革,遂使中国古代历法不断完善,内容亦日趋丰富起来。

对四分历的第一次改革,当属西汉武帝时期由邓平、落下闳等人提出的八十一分律历。由于汉武帝下令造新历是在元封七年(公元前 104),故把元封七年改为太初元年,并规定以十二月底为太初元年终,以后每年都从孟春正月开始,到季冬十二月年终。这部历法叫作《太初历》,朔望长为 29 日,故称八十一分法,或八十一分律历。

西汉末年,刘歆基本上采用了太初历的数据,据太初历改为三统历。它被收在《汉书·律历志》里,一直流传至今。实际太初历以改元而得名,而三统历是以法数而得名。刘歆把邓平的八十一分法做了系统叙述,又补充了很多原来简略的天文知识和上古以来天文文献的考证，写成了《三统历谱》。《三统历谱》以统和纪为基本，统是推算日月的躔（chán，音缠，日月运行时经过某一区域）离，纪是推算五星的见伏。统和纪又各有母和术的区别，母是讲立法的原则，术是讲推算的方法，所以有统母、纪母、统术、纪术的名称，还有岁术，是以推算岁星（木星）的位置来纪年；其他有五步，是实测五星来验证立法的正确性如何；此外，还有世经，是考研古代的年，来证明它的方法是否有所依据。这些就是《三统历谱》的七节。这部历法是流传下来的我国古代一部完整的天文著作。它的内容有造历的理论，有节气、朔望、月食及五星等的常数和运算推步方法，还有恒星的大致距离，可以说含有现代天文年历的基本内容，因而《三统历谱》被认为是世界上最早的天文年历的雏形。

依据三统历所讲的根数和原则推算气朔的条件都已齐全。就推算气朔一方面来讲，其出发点在于规定一月的日数为 294381 日；其余日数，则反而是从这朔推出或迁就而得的。这个一朔望月的日数，一回归年的月数和日数都嫌太大些。

王莽篡汉时候，以夏正十二月为正月，以它为岁首。而历法的常数，仍用三统历的数值。东汉初期也用三统历，太初历从太初元年（公元前 104）行用到东汉章帝元和元年（84），共行了 188 年。1 章＝19 年＝235 月，在这个周期，朔旦冬至复在同一天。

1 统＝81 章＝1539 年＝562120 日＝19035 月，在这个周期，朔旦冬至复在同一天的夜半。

1 元＝3 统＝4617 年，在这个周期，朔旦冬至又复在甲子那天的夜半。因为一统的日数是 562120 用 60 来除，还剩 40。所以若以甲子日为元，则一统后得甲辰，二统后得甲申，三统后才复得甲子。这就是"三统"名称的由来。这个元法 4617 除以 60 除不尽，所以元首的年名，不能一样。

四分历亦称"后汉四分历"，是东汉章帝元和二年（85）实施的历法由编欣、李梵等创制，规定一年（回归年）为 365 又 1/4 日，一月（朔望月）为 29 又 499/940 日，19 个太阴年插入 7 个闰月，因岁余为四分之一日。因为当时所用的太初历（八十一分法）比四分历斗分更大，可见疏阔，经使用一百八十几年与天象已明显不符，又由编欣、李梵等编订新历，恢复古法。即取汉文帝后元三年庚申岁为历元，上距鲁哀公十四年孔子获麟 320 年。这就是"后汉四分历"。其数据均比太初历准确。《后汉书·律历志中》："四分历本起图谶，最得其正。"

（2）关于五星学说

"金木水火土"五星的命名，其实是和古代的"五行方位"有密切关系的。因为它们并不能代表各自星球的属性，如木星是"气态行星"，主要由氢、氦两种元素组成。这样的话，其中占据约 75% 的氢气是可燃的，按属性似乎叫"火星"更贴切。

我们知道，在古代星象学中，把星空进行了划分，就是"三垣二十八星宿"。正中是永恒不动的北极星，环绕其周围的是北斗七星、南斗六星等，组成了"紫微垣"。紫微垣东北方向是太微垣，东南方是天市垣。在三垣四周分布的就是二十八星宿，按四方划分，每一方七宿组成一种动物的图案，就是四象（东方青龙、西方白虎、南方朱雀、北方玄武）。之所以称为宿，因为二十八星宿环绕在星空四周，很像星空中行星在运行过程中的栖宿的场所，因此才有"宿"之称。

有了方位，再加上古代的五行学说，这就有了水星、金星、火星、木星、土星之名（地球在金星和火星之间）。如对"土星"的命名，按照古人的观测，其中有一颗行星，在能看到的行星中移动运转速度最慢，按照二十八星宿划分，每一年会坐镇一个星宿，正好28年一个循环回到原位置，因此称其为"镇星"。其运行特性，极其符合五行方位对应中的"中央土"，因此才有"土星"的称谓。

再如"火星"，这颗星运行到南方朱雀之位时，颜色呈赤色，我国正是盛夏之时，南方在五行中对应火，因此这颗星便为"火星"。其他如"木星"，通过观测其十二年运行一圈，对应了天干地支纪年，古人便称其为"岁星"，也就是民间说的"岁在甲子"一类的来历。这颗星运行到东方青龙之位，其光影呈现青，正合五行之木，由此得名。金星、水星的命名暂不赘述了。

五大行星的运动与赤道五运行根本不同。它的运行规律特点是有顺逆、徐疾、留去的不同，这是赤道五行所没有的。五星向前运动的称"顺"，向后运动的称为"逆"，迟缓或不动的称"徐"或"迟行"，意外快速地运动称为"疾"，停在一处视之不动称之为"留"，停留超过20天的称为"守"，逆行转为顺行并在轨道上画出一圈的称"环"，还有上升的称"出"，进入某个星座（恒星）的称"犯"等。这些名称，都是地球上的视运动由五大行星实际运动与之参合的结果，所有的进有的退。（徐子评《中医天文医学概论》，湖北科学技术出版社，1990年）

五星中，木星和土星均为气体星，运动的恒星周期分别是12年和28年（土星运动恒星周期29.46年，古人计为28年）。《吕氏春秋·圆道》提出了"月躔二十八宿，轸与角属，圆道也"的问题。因此，虽然土星运行恒星周期年数亦为二十八，可以作为地球在天上的代表，但仍不如"用月躔二十八宿舍数"作为二十八宿划分的依据更为便捷明快，符合事理。

　　五星与岁候的变化和疾病发生流行的关系密切。

　　《素问·气交变大论》谓"夫子之言岁候，其太过不及而上应五星"，岁、荧惑、镇、太白、辰星即木、火、土、金、水五星。它们的升降失常，会导致气候失常，五星的名称有在天在地之异，木星在天曰天冲，在地曰地仓；火星在天曰天英，在地曰地彤；土星在天曰芮，在地曰阜；金星在天曰柱，在地曰晶；水星在天曰天蓬，在地曰地玄。

　　《素问·刺法论》谓："升降不前，气交有变，即成暴郁……"又云："升之不前，即有凶也。木欲升而天柱窒郁之……金欲升而天英窒郁之……水欲升而天芮窒抑之……"又云："既明其升，必达其降，升降之道皆可先治也。木欲降而地晶窒抑之……火欲降而地玄窒抑之……土欲降而地仓窒抑之……金欲降而地彤窒抑之……土地欲降而地仓窒抑之……"这些都说明五行规律受五大行星的影响。

　　此"升降不前，气交有变"，实际上无论升或降发生障碍，都是五行中"克制我者"的星所导致，不过"升不前"者称为"克我者"在天之星导致，"降不前"以"克我者"在地之星导致。总之，本行之星不得升降，是由克我之星克制压抑过度而致本星之气不得畅通、窒塞抑郁为毒的现象。若抑郁过度或日久不解，毒气暴张而剧发，则有传染性甚至暴烈性疾病的传播。

此即运气学说中所谓"疫疬之毒成于天地气交升降运动，受到五星的窒寒抑郁，气机闭塞恶臭，形质腐秽"。但毒气所致之病，不一定具有传染性，邪毒之气若再经郁滞、潜伏，抑聚凝积，日久变剧毒，暴发而出者，则是具有传染性的疫疬之气，即所谓"三年化疫"说。

然而应当说明，唐代王冰重广补注《黄帝内经·素问》时，卷七十二《刺法论篇》与卷七十三《本病论篇》虽列在目录中，届时为遗篇，宋代时将其补入但未加注解。本来运气七篇即唐代王冰据其师之说补入，与运气七篇类同之遗论更为后补无疑。介于我国使用历法史有数次变更，故笔者认为后世之运气学说所用之计年法，当晚于《汤液经法》时代，而不宜用运气学说计年法分析《脏气法时论》系统的《辅行诀》计时体系。

长沙马王堆三号汉墓出土的帛书《五星占》，是迄今为止在我国能见到的最早的天文学专著。《五星占》整书约有8000字，前半部为五星占的占文，后半部为五星行度表。古人根据观测到的景象，以列表的形式记录了从始皇元年（公元前246）到汉文帝三年（公元前177）70年间，木星、土星、金星的位置，以及这3颗行星在一个会合周期的动态变化。

据现代研究考证，《五星占》所记载的金星、土星、木星的会合周期与当今采用科技手段所测值之间的误差仅有万分之几，其精确度令人惊讶。说明那时的天文学家就已经把行星动态的研究和位置推算有机地联系起来了。

据有关考证，《五星占》的内容其实是战国时期《甘石星经》的内容，《甘石星经》成书的年代为公元前370年至公元前 270 年，也是世界上现存最早的天文著作之一。

值得注意的是，此时期正是淳于意得传《汤液经法》，实践其学术，并传学于冯信的时期。《五星占》的学术会对天行病的诊疗产生一定的影响，但是，笔者认为，暂不会受到运气学说的影响。以免用运气学说过多地谬解《汤液经法》和《辅行诀》，再次详说如下：

干支纪年传说出自黄帝时代，实际是萌芽于西汉初，始行于王莽，通行于东汉以后。汉武帝以前就有用干支纪年者。可是，所用即太岁纪年，干支表示十二辰（把黄道一周天分为十二等分）。木星 11.862 年绕天一周，所以太岁约 86 年多走过一辰，这叫作"超辰"。此时，干支纪年也有使用，在颛顼历上，知西汉武帝太初元年（公元前 104）是太岁在丙子，太初历用超辰法改变为丁丑。汉成帝末年，由刘歆重新编订的三统历又把太初元年改变为丙子，把太始二年（公元前 95）从乙酉改变为丙戌。由此知，西汉时期的干支纪年存在与太岁纪年转换的一些混乱。到东汉时，历学没用超辰法，所以太岁纪年和干支纪年在太始二年是一样的。汉章帝元和二年（85），朝廷下令在全国推行干支纪年，从此干支纪年固定下来，并一直延续至今未再混乱。《素问》第七卷亡佚已久，唐王冰据其先师张公秘本补入《天元纪大论》等所谓"七篇大论"，实际上是另一部医书《阴阳大论》。以其用甲子纪年，便可断定必在东汉汉章帝元和二年（85）颁布四分历之后。

因此可以确定，《汤液经法》和《辅行诀》的学术内容与五运六气的七篇大论无关，《素问·脏气法时论》是它的气象学的学术基础。

（二）河图洛书的天文学分析

河图乃依据斗柄指向所定之时令、历法而形成。古人认为北极星（北辰）为体，不动，北斗星为用，旋转。古时用初昏时斗柄所指方向来确定季节，以北斗相配而定十月历制。一年十月，每月三十六日，全年三百六十日；每月三个节气，全年三十节气。从"正"日始，初昏时，北斗七星的斗柄指向东方为春，八个节气，九十六天；初昏时斗柄指向南方为夏，七个节气，八十四天；初昏时斗柄指向西方为秋，九个节气，一百零八天；初昏时斗柄指向北方为冬，六个节气，七十二天。北斗星在天际绕一周，即完成一年三百六十日。《管子·幼官》（"幼官"乃"玄宫"之误）即源于上古十月历制，从其所述可得方位与数目合一图。其数目乃节气数，中配五源于初民对人体五数的感知。从数字看一、二、三、四，到五截止，即河图生数，六、七、八、九、十均是在五的基础上加一、二、三、四、五而来，即河图成数。可见河图乃初民在摸索四时流传规律并制定初步历法的过程中产生的。

河图乃据五星出没的天象时节而绘制。五星古称五纬，是天上五颗行星，木曰岁星，火曰荧惑，土曰镇星，金曰太白星，水曰辰星。五星运行，以二十八宿舍为区划。由于它的轨道距日道不远，古人用以纪日。五星出没各有节候，一般按木、火、土、金、水的次序，相继出现在北极天空，每星各行 72 天，五星合周天 360 度。木、火、土三星轨道大而在外，恰合乾策 216 之数；金、水二星轨道小而在内，恰合坤策 144 之数；五星若按时中天，名曰胜，可测其相对不见之星以印证，这颗相对不见之星，名曰负。如水星当位，可测其相对位的火星，则水星为胜，火星为负，余仿此。五星出没的规律构成河图图式：水星于每天一时（子时）和六时（巳时）见于北方；每月一、六（初一、初六、十一、十六、二十一、二十六）日月会水星于北方；每年十一月、六月夕见于北方。故曰一六合水，或天一生水，地六成之。火星每天二时（丑时）和七时（午时）见于南方；每月逢二、七，日月会火星于南方；每年二月、七月夕见于南方；故曰二七合火，或地二生火，天七成之。木星每天三时（寅时）和八时（未时）见于东方；每月逢三、八，日月会木星东方；每年三月、八月夕见于东方。故曰三八合木，或天三生木，地八成之。金星每天四时（卯时）和九时（申时）见于西方，每月逢四、九，日月会金星于西方；每年四、九月夕见于西方。故曰四九合金，或地四生金，天九成之。土星每天五时（辰时）和十时（酉时）见于中央；每月逢五、十，日月会土星于天中；每年五、十月夕见于天中。故曰天五生土，地十成之。（邹学熹《中国医易学》）

河图乃天河（即银河系）之图。河图当为圆形，为九数图，或称"天球九宫图"。九数河图四隅位的四组黑色点线，正是天文图中二十八宿中最重要的四宿。从辽代宣化星图上可见，右上角二连珠，即是角宿；左上角四连珠，即是井宿（或鬼宿）；左下角八联珠，即是奎宿（或娄宿）；右下角六联珠，即是斗宿（或牛宿），其四正位奇数，从宋代石刻二十八宿星图中可见，上方巽宿可视星最多，故记为"九"；下方为勾陈一星，或最亮的女星，故记为"一"；右方是尾宿七星，故记为"七"；左方是参宿三星，故记为"三"。据汉代记载的一、二等星共四十六颗，与九数河图四十数几乎相等。故可假定九数图汉代已绘成。（常光明《河图洛书解》）。

洛书本太一下九宫而来，以四十五数演星斗之象。古人观测天象，以北极星（古称太乙）为中心定八方位。今人制有"洛书九星图"。据北斗斗柄所指，从天体中找出九个方位上最明亮的星为标志，配合斗柄以辨方定位，发现九星的方位及数目，即洛书方位和数目。中宫五星，称五帝座，为帝星（北极星）之座；正下方为北极一星，恒居北方，以此定位。正北为天纪九星，正东方为河北三星，正西方为七公七星，天纪之左是四辅四星，华盖之右是天厨六星。（邹学熹《中国医易学》）

洛书乃据天体气候阴（暗）阳（光）寒热比数演化而来。夏至、冬至阴阳比数分别为（-41：59）与（-59：41），寒热比数为（-1：9）与（-9：1）；春分、秋阴阳比数分别为（-49：51）与（-51：49），寒热比数为（-7：3）与（-3：7）；立夏、立冬寒热比数分别为（2：-8）与（-2：8）。洛书四正位之1、9、3、7说明阴阳之变，为经；四隅位之2、8、4、6说明寒热之变，为纬。认为洛书之数主要是寒热之变，而不是阴（暗）阳（光）之变；但因天地之合相差三节，又是三节前阴阳在三节后寒热平均的反映。（徐子评《中医天文医学概论》）

三、经方相关历史和典故集要

（一）秦朝至东汉中期

1. 秦国的变法及大统一

秦朝（公元前 221～公元前 207）是由战国时期的秦国发展起来的，是中国历史上第一个统一的封建王朝。秦穆公时，任贤使能，虚心纳谏，灭国十二，开地千里，国力日盛。公元前 361 年，秦孝公继位，重用政客商鞅（公元前 395～公元前 338 年，又名卫鞅，卫国即今之濮阳人），先后在公元前 356 和公元前 350 年开始了两次变法。商鞅是政治家、思想家、法家、改革家，与其后的秦孝公合作了 20 年之久，开展了以"废井田、开阡陌，实行县制，奖励耕织和战斗，实行连坐之法"为主要内容的两次变法。

商鞅变法十分成功，秦国的经济得到发展，军队战斗力不断加强，发展成为战国后期最富强的集权国家，为秦始皇实现大统一起到了重大作用。

但是由于变法损害了上层阶层的利益，且执法太严，遭贵族集团的不满，商鞅被人诬害，最终兔死狗烹而遭车裂之祸。

秦王嬴政先后灭韩、赵、魏、楚、燕、齐，完成统一大业。公元前221年，嬴政称帝，在中央设三公九卿，管理国家大事；地方上废除分封制，代以郡县制；实行书同文、车同轨、统一度量衡，称"百代都行秦政法"，结束了自春秋战国以来五百年诸侯分裂割据的局面，对中国历史产生了深远影响。

秦统一全国后，即是根据邹衍水德代周火德的论断，以秦文公猎获黑龙作水德兴起的符瑞，进行一系列符合水德要求的改革，成为第一个邹衍五德终始学说的实践者。

秦得水德，水德尚黑，所以秦的礼服旌旗等都用黑色；与水德相应的数是六，所以符传长度、法冠高度各为六寸，车轨宽六尺；水德主刑杀，所以政治统治力求严酷，不讲究"仁恩"和"义"；与水德相应，历法以亥月即十月为岁首，等等。

秦朝的大统一，也对医学影响较大，在容量、重量、度量方面的使用延续多个朝代，直至现代。但中药汉代计量与当代重量换算法上仍存有争议，成为研究秦汉古代医书的障碍之一。

2. 秦始皇焚书坑儒

秦始皇对分裂割据的思想也进行了打击。当时的一些儒生、游士，希望复辟贵族割据局面，他们"入则心非，出则巷议"，引证《诗》《书》、百家语，以古非今。

秦始皇三十四年（公元前213），太子师博士齐人淳于越（生卒时间不详）在一次朝廷会议上提出恢复周朝的分封制，"无辅拂，何以相救哉"？丞相李斯［? ～公元前208，战国末楚国上蔡（今河南省上蔡县芦岗乡李斯楼村）人。秦朝著名政治家、文学家和书法家〕反对，并提出措施："史官非《秦记》皆烧之。非博士官所职，天下敢有藏《诗》《书》、百家语者，悉诣守、尉杂烧之，消灭私学。有敢偶语《诗》《书》者弃市。以古非今者族。吏见知不举者与同罪。令下三十日不烧，黥为城旦。所不去者，医药、卜筮、种树之书。若欲有学法令，以吏为师。"秦始皇采纳之，下令各郡、县立即查禁所有《诗》《书》和诸子百家的书籍，30天内全部焚烧。此即"焚书"。秦始皇采取了李斯的意见，并杀害了淳于越。

次年，方士卢生等人求仙再次不得，惧怕处罚而出逃。秦始皇派御史侦察咸阳的方士，为秦始皇求仙药的方士有诽谤之言，又有方士、儒生非议朝政。秦始皇大怒，下令搜捕咸阳城内的方士儒生，后来的审问过程中，方士儒生互相告发，共有460余人受到株连，秦始皇下令将此460余人全部坑杀。此即"坑儒"。由于《尚书》是上古圣王的治世思想，为儒者批评时政的根据，故以焚烧《尚书》为最要紧。故《尚书》受灾尤为深重，也为之后两汉古今两派《尚书》论争的出现埋下了伏笔。

"焚书坑儒"是秦朝为了国家政权安定统一而执行的政策，同时用该手段来打击贵族政治的思想是可以理解的。但是，"焚书坑儒"摧残文化，是极其野蛮残暴的事，对于古文献的保存和学术的传授，造成了极大的损失，是对中国文化的一次摧残。"焚书"政策针对当时的书册文物，只保留对民生有益以及执政所需的，大量对秦政权无益的珍贵文献从此失传，春秋战国的百家言论在这段时期受到严重的摧残；"坑儒"政策也是第一个被中国历史所记录的国家政权对知识分子大规模的逮捕行为。这一事件是汉代文化受挫，后来出现古今尚书学派长期论争的根本原因。"阴阳五行合一"，五行说"中心属火属土"问题成为论争焦点，造成了对邹衍"阴阳五行合一"完整学术体系的误解和实践的偏差，对国医基础理论的奠定和发展起到了不良作用。

前210年，秦始皇巡游途中病死于沙丘（今河北省广宗县）。其子胡亥即位，为秦二世。秦王朝虽在历史上拥有巨大影响，但统一仅十五年。公元前209年，陈胜、吴广斩木为兵，揭竿而起，天下响应，刘邦、项羽起兵江淮共抗秦。公元前207年，秦朝灭亡。

3. 秦汉时期的科技和医事史

(1) 领先的科技

战国末，稷下学宫诸子百家争鸣的形势，促进了科技的进步和发展。秦汉时期，天文学上面的成就、造纸术的发明、《九章算术》的问世、医学理论体系的构建等，均居世界之首。

又如：西汉关于太阳黑子的记录，世界公认最早；东汉张衡发明制作可遥测千里外地震方位的地动仪，早欧洲1700多年；《九章算术》成书于东汉，介绍许多算术命题及其解法，是当时世界上最先进的应用数学；张仲景被称为"医圣"，所著《伤寒杂病论》是后世中医的重要经典；华佗被誉为"神医"，擅外科手术，发明麻醉药麻沸散，早西方1600多年；造纸术的发明：我国早在西汉前期已有絮纸和麻纸。甘肃天水放马滩出土了已知世界最早的纸；造纸术的改进：105年蔡伦用树皮等造出方便书写、原材料易得、造价低的"蔡侯纸"；造纸术的外传：6世纪起，传至朝鲜、越南和日本，8世纪传中亚，并经阿拉伯传至非洲和欧洲。

（2）秦汉代的医官及医事制度

在秦朝的国家机构中，少府为九卿之一，在少府下设六丞，《通典·职官七》："秦有太医令丞，亦主医药，属少府。秦始皇上朝，常有'侍医'捧药囊随行，奉侍于帝侧，以备急需（参与西汉校书的李柱国即此职）。"太医不但负责中央官员的疾病诊治，而且掌管地方郡县的医疗事宜。当时各地都设有医长，对太常、太医丞负责。药府中的药长主持药物之事，设有药藏府以储存药物。

汉代的医官中职位最高者为太医令丞，隶属关系上分为两个系统：

一是太常系统。"景帝中元六年（公元前144）更名太常。属官有太乐、太祝、太宰、太史、太卜、太医令丞"（《汉书·百官公卿表》第七上）。当时的太医令丞，相当于后世太医院使，其内部有分工，负责与管理方药者各司其职，管理方药者又有"典领方药"和"本草待诏"之分。"典领方药"侧重于方剂的研制，以供宫廷方药之需。而"本草待诏"则主要为皇家采集各种药材，这些人不像典领方药官职稳定，用着时被征诏上来，又随时可能被裁减。

笔者认为，从这一制度可见，景帝时期已经有太医令丞之职，此职又有司政者、典领方药和本草待诏之分，"典领方药"为研制方剂供宫廷使用，"本草待诏"是采集药材者。这种体制，已完全适应《汤液经法》技术内容的研究和临床使用。景帝之上一任帝王即刘邦之三子文帝，淳于意获罪，五女缇萦救之，文帝问案记录所成之文被保存于皇宫，至景帝子武帝时司马迁收入《史记》中，即仓公《诊籍》，实是仓公医案二十五例，并有其学医过程、传授的弟子等，其中有其五个弟子之一的冯信所学内容为《汤液经法》四个字的缩写（后将详述），可以设想，景帝时期的制度，已经有整理仓公医案，研究推广使用其方剂的可能。

二是少府系统。"少府，秦官，掌山海池泽之税，以给供养，有六丞……"少府太医主要为宫廷医疗服务。在少府太医令丞下，属官和医药人员有太医监、侍医、女医、乳医等。太医监多由有权势的医生充任。汉昭帝时权臣上官桀，其"妻父所幸充国为太医监"（《汉书·孝昭上官皇后》）。汉代的侍医，沿袭秦制，主要为帝王皇室和诸侯王诊治疾病，相当于后世的侍御医。《汉书·王嘉传》中的侍医伍宏，在"董贤传"中称"医待诏"，为同一职称。女侍医、女医、乳医，在宫中主要为皇后、公主等服务，诊治妇产科疾病。

诸侯王府的医政仿照中央，如西汉同姓诸侯王府，济北王有太医高期、王禹；齐王有侍医。另外，王府也有其他的喜好医方者。王府一方面培养自己的医生，派人去名医那里请教、或拜名医为师求学深造。地方官吏家中，也多有医药的设施。例如西汉高永侯的管家杜信，曾向淳于意学习《脉经》《五色诊》等达两年。1973 年在长沙马王堆出土的14 种医药简帛书，为西汉时之一例。地方的郡、县、乡、亭四级机构中，有关医事制度的可鉴史料较少。在县级政权中可能沿用了以前法医检验组织。亭一级设专门掌营"开闭扫除"（《史记·高祖本纪》集解，见马非百《秦集史》第494 页，中华书局1982 年版）事务的亭父，由此可知在郡、县、乡级的行政机构中，也会有掌管或兼管医药卫生之官吏。下层人民"戍者死于边，输者偾于道"（《汉书·主父偃传》），"百姓靡敝，孤寡老弱不能相养，道死者相望"（《汉书·晁错传》），缺医少药是显然可见的。

新莽时期设有太医尚方。史载"翟义党王孙庆捕得，莽使太医尚方与巧屠共刳剥之，量度五藏，以竹筵导其脉知所终始，云可以治病"（《汉书·王莽传》）。（笔者按：可见当时国医已经有了人体解剖的相关研究）

东汉时期撤销了太常系统，只在少府中设立太医令丞一人，禄六百石，掌诸医。下属医生293人，员吏19人负责诊疗及有关事项。此外，还有药丞、方丞各一人，分别掌握药物和医方。

宫廷中从事医务的人员还有：太医、侍医，主要从事医疗工作；尚药监、中宫药长和尝药太官，主要从事药物的修和调试。"宫中药长一人，四百石"（《后汉书·百官志》）。从东汉章帝、和帝以后，宫中官制设置扩大，增设尝药太官之职，主要负责尝药。东汉时期侍疾尝药由专人负责，所尝药量要超过该剂药量的十分之二以上，且尝药不仅限于尝药监一职。《后汉书》载"（帝）不豫，太医令丞将医入，就所宜药，尝药监、近臣、中常侍、小黄门、皆先尝药，过量十二，公卿朝臣问起居无间"（《后汉书·礼仪下》）。

宫廷中所需药物，一般从全国各地入贡。汉代各郡国每年要向宫廷贡献地方的名贵药材。对某些欠缺药材，太医令丞要及时派员采购。顺帝时皇太子因病缺药，朝廷即派人"下郡国县出珍药"（《后汉书·延笃列传》）。东汉朝臣也配有医官（相当于保健医生）。除大鸿胪五人官医外，廷尉、卫尉、太仆、宗正、大司农、少府也各有一名官医（《后汉书·百官志》）。

两汉代药监，尝药官员的设置，可知当时对药物性能研究和使用的重视。技术的掌握程度、药材质量及产地都要求严格，是研究方剂用药组方经典形成的有利环境和基本条件。这些方面都是今世尚存的中药问题，应当借鉴古人的智慧和经验。

东汉的医官制度较西汉完善，增设了一些医药官职，地方医事不再由中央直接管理，而由地方负责。在诸侯王国中设"医工长"，以"主医药"（《后汉书·百官志》）。

汉代的医生，可分为官医与民间医生。官医的服务对象重点是官僚统治阶层，从中央到地方形成了一个有组织的医疗系统。民间以师带徒传授医学的教育形式有一定发展，但官办的医学教育尚未形成，官医主要从民间医药人士中选用（《汉书·龚胜传》），有的可能为临时延聘。这种现象与当今学术上有学院派和民间（或称在野）派颇有类似之处。不过古之官医如今之学院派有职称、有学历、有理论；民间派多数无学历，更无职称，多凭经验或自学及师承治病。汉代已有此类问题的管理办法，现代也不妨模仿或汲取可行之处，或有利于问题的解决。

汉平帝元始五年（5），"征天下通知逸经、古记、天文、历算、钟律、小学、史篇、方术、本草、及以五经、《论语》《孝经》《尔雅》教授者，一遣诣京师，至者数千人"（《汉书·平帝纪》）。但有时则裁减官医，如西汉时令"侯绅方士、使者、副使、本草待诏七十余人皆归家"（《汉书·郊祀志》）。官医除了主要为统治者服务外，有些还被指派去为军中士卒、一般平民，甚至为刑徒、囚犯诊病。东汉时会稽发生大疫，督邮钟离意派官医"经给医药，所部多全济"（《后汉书·钟离意列传》）（笔者按：急性传染病已有官方给药且效果显著的先例）。

汉代时，医疗机构已逐渐形成。西汉时的"乳舍"，相

《辅行诀五脏用药法要》简明三统论

当于产院。汝南、颍川均为汉代州郡，而更大一些的州郡及都市也可能设有乳舍，并且住院的产妇中有屠夫之妻，说明产院并不专为统治阶层而设。《后汉书·百官志》记载，掖庭令属下有暴室丞，"主中妇人疾病者，就此室治"，此相当于妇科诊疗室。（笔者按：汉已有妇产科的设置）

为了控制流民，在疫病大流行期间，曾设立过临时医院。"元始二年（2）郡国大旱蝗……诏民疾疫者，舍空邸第，为置医药"（《汉书·平帝纪》）。元嘉元年（151）京师疫病流行，朝廷派光禄大夫与太医巡视疫情。但在社会动荡、政权不稳的情况下，这些临时防治疫病的组织也难以设置。

4. 两汉的古今尚书论争及校书

由于秦朝迅速瓦解，汉初统治者急切希望知道"秦所以失天下，吾所以得之"的原因。基于进行长治久安统治的需要，刘邦有了从看不起"文治"，到要求儒生出谋划策的转变，有了搜集整理历代文献典籍的愿望和要求。后来吕后所生之子惠帝在位时（惠帝四年）"除挟书律"，即废除挟书有罪的秦律。

（1）文景之治，古今经文学派的出现

汉文帝刘恒（公元前202～公元前157），汉高祖刘邦第四子，母薄姬。汉文帝与其子汉景帝统治时期被合称为"文景之治"。在道德方面，汉文帝亦曾经亲自为母亲薄氏尝药，深具孝心，后谥曰"孝文皇帝"，也是《二十四孝》中亲尝汤药的主角。文帝"广开献书之路""求能治《尚书》者"，

其公正审理淳于意案，将审问记录保存在皇宫，为后代《史记》提供医史和医案历史资料。同时在文帝时期已有玄武龟蛇相交的图腾形象，对文化发展改革的进步和稳定起到了积极的作用。出现在当时的"橘井泉香"故事，其内容主要是讲用井水煮橘皮治疗疫病有效，说明当时已有急性传染病流行，用芳香开郁之药可治的民众化经验，为笔者主张用芳香开窍解毒为主防治现世流行的疫疬，提供了学术支持。

刘馀（？～公元前128），汉景帝子，母程姬。汉景帝前三年（公元前154）立为淮阳王。吴楚七国之乱平定后，改封为鲁王。初治宫室，坏孔子旧宅以广其宫，于旧宅壁中得古文经传《尚书》，较今文《尚书》多16篇，为蝌蚪古文体者，后唐代孔颖达将古文改写为当时通行的隶书，并为之作"传"，成为"尚书古文学"的开创者。

上所谓之古文尚书，乃对今文尚书而言。今文尚书，是指汉文帝时，求能治《尚书》者，时人推举伏生，但当时伏生已经90余岁，老不能行，文帝便遣太常史掌故晁错前往求教，由伏生口授，晁错以隶书笔录，传得二十八篇，被立于学官。到了汉武帝时，民间得《太誓》一篇（一说是汉宣帝时河内女子坏老屋所得），合伏生所传的二十八篇为二十九篇，故《史记》《汉书》的《儒林传》中说《尚书》为二十九篇。不过后来这篇《太誓》被马融等人发现为伪作，遂废，仍为二十八篇。

由于古今文尚书字体不一，当时古文者较晚于今文被发现，且未被官方承认而长期流传于民间，从而形成了古今文经学两大派系，造成两汉数百年的学术之争。

景帝之子武帝时，欲用儒家学说统一思想，听取董仲舒的建议，"罢黜百家，独尊儒术"，大兴儒学教育。儒家思想在古代中国的统治地位从此确立。它独霸中国二千余年。

汉武帝两次派张骞出使西域，开通了丝绸之路，从中国传出了冶铁术、凿井术、丝绸制造、漆器制造等技术，西方（域）传入胡（黄）瓜、胡萝卜、葡萄、汗血马、核桃、天马等，建立了西汉王朝与西域各国的友好关系，历史意义重大，特别是对我国医药品的发展起到了不可估量的作用。如优良品种驴的引入，阿胶的产生，使牛皮胶逐渐少用，其他冠以"胡"或"西"字的药品也基本是从西域引进。

汉武帝时期，我国第一部纪传体的史书《史记》出现，对后世产生了巨大影响。

司马迁对历史文献学的贡献表现在：一是深入调查研究，广泛搜集资料；二是"协六经异传，整齐百家杂语"；三是对一些历史文古文献做了通俗化的注释工作；四是"疑者阙焉"，即将不能确定的问题留待后人，这一原则一直为后人遵从效仿。

可以说，《史记》本身就是综合历代文献的结晶。司马迁真正开了私人收集、整理历史文献的先河，同时又是集历史文献之大成而撰就为史著者。在处理历史文献以及历史文献学和历史学的关系上，他为后代提供了范例。

(2) 一代大儒董仲舒的独尊儒术和三统论

汉武帝元光元年（公元前134），汉武帝下诏征求治国方略。儒生董仲舒在《举贤良对策》中系统地提出了"天人感应""大一统"学说，表彰六经的主张。董仲舒认为，"道之大原出于天"，自然、人事都受制于天命，因此反映天命的政治秩序和政治思想都应该是统一的。董仲舒的儒家思想维护了汉武帝的集权统治，为当时社会政治和经济的稳定做出了一定的贡献。

汉初实行黄老之学，无为而治。经济发展很快，出现了文景盛世。但在景帝时代出现了吴楚七国之乱。统一的国家将面临分裂的危险。董仲舒认为，重要的问题是要巩固集中统一的政权，防止分裂割据的局面出现。董仲舒从儒学经传中寻找统一的理由，他从《公羊春秋》中找到了"大一统"。董仲舒就根据《公羊春秋》的记载，提出了"大一统"论。汉武帝采纳了董仲舒思想，实行了"罢黜百家，独尊儒术"政策，将儒学作为正统思想，从此产生了汉代的思想学权威。

汉文帝的时候，就有人提出修改历法，但没有实现。直到汉武帝即位后，这种情况才发生改变。因颛顼历有一定的误差，所以时任太史令的司马迁向汉武帝提议，修改历法。汉武帝于是命邓平、唐都、落下闳、司马迁等人进行历法的修改。根据史书记载，"汉改历，以正月为岁首，而色尚黄，官名更印章以五字，因为太初元年"。颁布《太初历》的皇帝，以正月为岁首，是夏历的基本原则，之后在汉武帝时，太初历采用这一原则，所以夏历也叫汉历，今天我们所说的农历、阴历、古历、旧历，都指的是夏历，一直用到现在。

三统历是西汉绥和二年（公元前 7）开始实施的历法。西汉末刘歆把董仲舒唯心主义的"三统说"（即历史循环论，认为天之道周而复始，黑、白、赤三绕循环往复）塞进太初历，稍事初充，改名"三统历"。由于它穿凿附会于乐律、易数、五行等，并神秘地解释历法中一些数据的来源，似难以被人理解，但其所撰《三统历谱》，不仅系统阐述了邓平的八十一分法，且补充了很多原来简略的天文知识和上古以来天文文献的考证，为《汉书·律历志》历法部分的蓝本。

其具体内容有造历的理论，节气、朔望、月食及五星等的常数和运算推步方法，以及基本恒星的距离等，包含了现代天文年历的基本内容，因而被认为，是世界上最早的天文年历的雏形。

《汉书·律历志上》："刘向总六历，列是非，作《五纪论》。其子歆究其微渺，作三统历及谱以说《春秋》，推法密要，故述焉。"《后汉书·律历志中》："自太初元年，始用三统历。"王先谦集解引清钱大昕："三统与太初异名而同实。刘子骏用太初法推衍之以说《尚书》《春秋》，又追日月五星同起牵牛之始，以为太极、上元，初非别立一术，则三统之名不自歆始。""三统"之名始自董仲舒。

董仲舒的三统论认为历史的发展规律是黑白赤三统的交替循环，夏商周即其代表。每一统当值就会有相应的改制之举，比如服色、历法等。汉代的制度是承秦而来，而三统论中秦并不具有合法的地位，那么现实当中的汉制也就处于非改不可的地位，应该对当前的制度进行改弦更张式的改革。三统论一方面强调了现实制度的非改不可，一方面又为改制提供了依据。《春秋繁露》所谈论的改制仿佛都是一些国家礼制方面的东西，只是表象。三代改制并非改质，所谓的质就是儒家的道，道是永久不变的。

在汉初的建德过程中，从高祖开始，一直到武帝，各朝的议论从来就没有停止过，董仲舒不可能没有注意到。如果根据《三代改制质文》篇之"三统""四法"说，其思想未必发挥过积极的、建设性的作用，但根据其五行之学，特别是"五行莫贵于土""土者，五行最贵者也，其义不可以加矣"之类的言论，董仲舒又对汉朝土德之建构贡献过不小的智慧。与《吕氏春秋·应同》所主张的"五德转移"说有所不同，董仲舒提出了自己的"三统说"——黑、白、赤三统。

按照董仲舒的理解，一年十二个月，有三个月可以被确定为岁之首，即所谓"正月"，并以此月的颜色为本朝崇尚的主色彩。这三个月分别是寅月（农历正月）、丑月（农历十二月）、子月（农历十一月）。"统"字则蕴含着开始、根本、纲领、纪要之义。根据寅、丑、子这三个月所建立起来的朔始律法、度制服色，就是董仲舒意义上的"三统"。

黑、白、赤三统之所建的根据与要求，在董仲舒那里都有具体表述。

(3) 刘歆校书始末

宣帝刘询（公元前91～公元前49），西汉第十位皇帝，公元前74～公元前49年在位。原名刘病已，汉武帝刘彻曾孙，戾太子刘据之孙，史皇孙刘进之子。刘询是中国历史上有名的贤君，在位期间，全国政治清明、社会和谐、经济繁荣、四夷宾服，史称"孝宣之治"，又称"孝宣中兴"，史家称西汉国力在其治下最为强盛。甘露三年（公元前51），汉宣帝在未央宫石渠阁"诏诸儒讲五经异同"，召开御前学术会议，史称"石渠阁会议"。有《易》学博士施雠等22人参加了这次会议。会议决定增立梁丘《易》、大小夏侯《尚书》《谷梁春秋》博士。这是重要学术会议，为建立统一的经学铺平了道路。

黄龙元年（公元前49）十二月，刘询因病崩于未央宫，葬于杜陵。

至成帝（刘骜，公元前51～公元前7。公元前33～公元前7年在位，终年44岁，在位25年）时，以书颇散亡，使谒者陈农求遗书于天下，真伪古书迭出，皇家书库的藏书也日益增加。成帝诏光禄大夫刘向（约公元前 77～公元前 6）校经传诸子诗赋，步兵校尉任宏校兵书，太史令尹咸校数术，侍医李柱国校方技。每一书已，向辄条其篇目，撮其指意，录而奏之。向卒，哀帝复使向子侍中奉车都尉歆卒父业。

刘歆（约公元前 50～公元 23，字子骏）则是这次整理（笔者按：包括《汤液经法》在内）的总其成者和最后完成者。刘向、刘歆父子领导的校理群书的工作，创造出一整套科学的方法。为了对书籍的篇章文字等进行校雠和勘定，他们首先兼备众本，广搜异本，然后选定篇目，去除重复，再后纠理错简，校雠文字，最后勘定书名，誊清新本。总共整理出图书 33090 卷。

笔者认为，其校书程序中，"最后勘定书名，誊清新本"一句，说明了两个问题。一是其所校理的原材料中，没有确切的书名者是常见现象，这是先秦不少文献的特征之一，如《史记·诊籍》中有淳于意所授之徒冯信学习的内容是"案以逆顺，论药法，定五味及和剂汤法"十五个字。而这十五个字，完全可以用"汤液经法"四字概括。因此可以断定，冯信向淳于意学的就是《汤液经法》，当时尚未正式命名而已。二是正式命名应当是在刘歆和李柱国校订《诊籍》十五个字的原始详细内容后所"勘定"，而称为《汤液经法》的。

刘氏父子典籍整理的一个重要工作是编制目录，首先是在每一本书校勘誊清后，由刘向父子集其篇目，叙其旨意，写成叙录，也就是后代的提要。然后，又将各书的叙录集合一起，按部类抄成一书，称为《别录》，这主要是刘向完成的。最后是刘歆在《别录》的基础上进一步加工，编成一部综合性的图书分类目录。

李柱国，史籍履贯未详。于汉成帝时任侍医（笔者按：皇宫中专职从事疗的人），与刘向同时参与校书，校方技四种，即医经、经方、房中、神仙，史家认为系我国校勘医书之第一人，同时还是方技四家的集结编撰甚至某些部分的第一作者，医经与经方定义和内外治法分科的始祖，是史上最先提出"经方"一词的医家，确立了医学发展的基本方向，奠定了汉代以后集大成医学理法的坚实基础，是中国医学史上最具分量的医学家之一，兼通医经、经方、房中、神仙，可谓医界泰斗之中的泰斗。此人当是《汤液经法》书名的命名者，刘歆虽是领导者，李柱国当是"经方十一家"的具体整理者。此事后有详说，暂略。

汉哀帝（刘欣，公元前7～公元前1年在位）元年（公元前6），刘向去世，由其子刘歆继其事。先后共20余年，校出了最早的书籍分类和目录学，即《七略》和《本草别录》。

此次校书的原始资料，除当时"采访""求遗"所得之外，还包括入汉百多年来积存之遗书。如《史记》所收入之《诊籍》。

还应说明的是，刘向去世当年，刘歆继其父之业，正是第一次古今文论争开始的阶段。刘歆成为古文家的主要代表，哀帝让他与今文家们交流意见。但今文学家们"不肯置对"，激起刘歆愤怒，上"移让太常博士书"，指责他们"抱残守缺，挟恐见破之私意，而无从善服义之公心"。在西汉当时朝廷中，不仅担任教职的太常博士都是今文家，就连那些达官显宦也都是通过学今文经而得官的，刘歆的要求遭到诸儒反对，受到权臣的打击和排挤而未能成功，被迫离京在基层任职六年之久。

校书过程中，遇到有关古今文冲突的核心和焦点问题之一，是《尚书》中心的五行属性是火还是土。而且这个问题已表现在医学原始经典《汤液经法》中，在具体校订时，原文已经有心属火又属土两种内容并存的形式。这是难以用简单方法处理的问题，双方意见相持不下，只有仍以并存的方式记录下来。

哀帝去世后，王政君迅速移驾未央宫，部署王氏子弟控制中枢，并令王莽（公元前45～公元23）复任大司马，掌控朝廷实权。

刘歆本与王莽为同事好友，刘歆有意与王莽以古文说篡夺政权，谓之能互相帮助。汉平帝刘衎（公元前1～公元6年在位，14岁卒）即位，王莽操持国政，6年王莽毒死平帝，立2岁刘姓孺子婴为太子，莽篡位称假皇帝。8年，王莽建立新朝，"转正"真皇帝。在王莽辅政到称帝的9年中，刘歆不但回京校书，职位亦步步上升，被封为国师、嘉新公，成为文化领域最权威之人。这对校书工作中遇到的一些难题，能够得到恰当的处理十分有利，从根本上扭转了古今尚书论争中古书文的劣势，是古文经学和校书有所发展的阶段。同时，刘歆做实际校书工作的机会有所减少，而其老同事李柱国的具体校书任务有所增加。

汉平帝四年七月，王莽在全国网罗天下散佚经典，包括医术、本草在内，各类异能之士上千数人"皆诣公车"来京师朝廷上记录他们的学说，更正错误，统一编撰成书。

居摄三年九月，王莽之母功显君死，王莽让太后下诏议论莽之丧服。刘歆率博士诸儒78人上书，追述了伊尹和周公居摄使殷、周兴盛的历史。言王莽因"皇天降瑞，出丹石之符"而居摄践祚，盛赞三年来王莽"茂成天功，与唐虞三代比隆"，乃"圣哲之至"……王莽对母丧宜"如天子吊诸侯服，以应圣制"……王莽无论从天意、从功劳、从礼制上，都应该是真皇帝了。

当年王莽称帝，刘歆称为国师，二人合作已达到鼎盛时期，之后二人的关系渐见裂隙，刘歆之二子一女皆死于王莽之手，刘歆确实有理由怨恨王莽。不过，这不会是分裂的充分条件，因为王莽不是枉杀（详情暂略）。十年之后却发生了刘歆密谋政变，被王莽发现的事件。而在此十年间，刘歆与王莽的亲密关系并未见衰减。同时，王莽对刘歆父子的信任一直未改，直到政变暴露，刘歆的长子刘叠，还是王莽的贴身侍卫官，这种信任绝对罕见！

此后，刘歆自杀于家中，同年（23）王莽战死沙场，彻底结束了二人40多年的友谊，宣布了新朝的灭亡。

按《汉书》记载，刘歆发动政变，是因为天象显示"汉室复兴"，所以他准备劫持王莽，向"南阳刘秀"献礼。

但真正的原因，仍当以待考为宜。

刘向自成帝时开始校书以后，哀帝即位第二年（公元前6）去世，由其子刘歆继其职领导校书，至汉平帝元年（公元前1）王莽复任大司马的时期，刘歆所主的古文尚书学派在论争中处劣势，故《汤液经法》的校订和命名不会发生在这个阶段。之后随着王莽权势的扩展，刘歆的古文经学渐处上风，得到应有的重视，可以说刘歆古经学派的兴起和壮大，一直与王莽权势息息相关。其宣扬校订和命名《汤液经法》的时间，应在3年那次校书开始到刘歆"率博士诸儒78人上书，追述了伊尹和周公居摄使殷、周兴盛的历史"的八年中。当年王莽称帝，因为此时正是王莽和刘歆事业最为显赫的时期，二人的关系亦为至密时期。此后二人关系渐趋分裂最终互相残害，不可能有合作校书之事。故刘歆与李柱国校订和命名《汤液经法》的时间应确定在3～8年前后较为合理。一部先秦传承经典与仓公的经典，竟在王莽执政当权的时期得到校订和发扬保护，真乃医学发展史上之一大幸事。虽历经磨难而传承在，仍有宝贵的实用价值和研究价值。

5. 东汉光武帝刘秀

西汉建平元年（公元前6），刘秀出生于济阳县，他出生的时候，有赤光照耀整个房间，当年稻禾（嘉禾）一茎九穗，因此得名秀。

25年6月，刘秀已经是"跨州据土，带甲百万"的首领了，他在众将拥戴下，于河北鄗城（今河北省邢台市柏乡县固城店镇）的千秋亭即皇帝位。为表重兴汉室之意，刘秀建国仍然使用"汉"的国号，史称后汉（唐末五代之后也根据西汉都城长安之东才是洛阳，对比而称刘秀所建之汉朝为东汉），刘秀是为东汉世祖光武皇帝。

刘秀在位期间，实行轻徭薄税、兴修水利、罢免贪官污吏、加强中央集权、精兵简政的政策，在文化上，重用文人贤士，史称"光武中兴"。刘秀极为重视图书文化建设和皇家图书的收藏。王莽末，典籍被焚，鉴于西汉官府藏书散佚，而民间藏书颇多，他每至一地，未及下车，而先访儒雅，采求阙文，补缀遗漏。他下旨天下，广为收集，改变了此前四方学士多怀挟图籍、遁逃林薮的风气。鸿生矩儒，莫不抱负典策图籍，芸汇京师。数十年间，朝廷各藏书阁旧典新籍汗牛充栋。如"石室""兰台""仁寿阁""东观"等多处，藏书的规模和数量超过了西汉。迁还洛阳时，其经牒秘书，载乘2000余辆。奠定了东汉国家藏书的基础，为文化史料的保护和传承起了重大的作用。

光武帝继承了西汉时期独尊儒术的传统，特别是对儒家今文学派制造的谶纬学更是崇拜备至。鉴于西汉末年一些官僚、名士醉心利禄、依附王莽，特对王莽代汉时期隐居不仕的官僚、名士加以表彰、礼聘，表扬他们忠于汉室、不仕二姓的"高风亮节"。

据此情况，可反推刘秀建汉早期是反对和压抑王莽所崇尚的古文学派的，古文派以心属土，今文家以心属火，而东汉改王莽新朝以土德为国运而为今文家的以心火而为德，造成选取《黄帝内经》"心者君主之官，神明出焉"说法，一直沿用至今，也造成虽西汉武帝以土为德而不言土为君的情况，从而使火土一家心脾同治和西汉文帝时已有的龟蛇相交为玄武图腾的水土合德之说，以及与阳土主湿热为长夏和阴土主燥寒为"藏冬"（笔者暂命名）不能有矛盾，致使理论基础的困惑和实用上的迷茫延续至今。

6. 药王邳彤生平简介

邳彤，字伟君，汉族，信都（今河北安国）人。25年，刘秀称帝，东汉纪元开始。邳彤为刘秀的部下，开国功臣，满腹文韬武略，《后汉书》称邳彤为"一言可以兴邦"之俊杰，在平定王莽后，任曲阳郡太守。刘秀之子汉明帝刘庄，让画匠为邳彤画像，把他与邓禹、吴汉等二十八位开国功臣的画像一起挂在南宫云台，百姓都说云台二十八将是天上的二十八星宿下凡，刘秀能平定天下全靠这帮神仙帮忙了。南方朱雀七宿中的翼火蛇邳彤是一位医者出身的将军。

其死后葬在祁州（今安国）南关，修造"邳王庙"作为祭所。北宋太平兴国年间（976～984）祁州建立"药王庙"，清朝时体仁阁大学士刘墉又特为"药王庙"书匾。

据《资治通鉴》《后汉书》所载，东汉光武帝刘秀从在更始皇帝部下为臣，至率兵将征战河北，并立足于信都、和成（今之河北邢台市宁晋县东北），南征北战，由弱到强，一直到鄗（今之河北邢台市柏乡县）称帝时，邳彤一直在刘秀的身边，为刘秀的核心人物。他高瞻远瞩，雄才大略，屡屡立下战功，为汉光武帝刘秀推翻王莽，平灭王郎，光武中兴，恢复汉朝帝业，立下了汗马功劳。封灵寿侯，位至太常。

王莽末年，天下群雄并起，邳彤初为和成（今之河北邢台市宁晋县东北）郡卒正。刘秀在黄河北起事，复兴汉业，至下曲阳（今之河北保定附近），彤率城投降，仍封为和成太守。刘秀留止数日继续北伐，到蓟（今北京西北），恰王郎在河北起兵，所过郡县无不降迎，惟和成与信都二郡监守不下。刘秀在北方闻报慌忙回兵，然未至信都兵将尽失。邳彤即派二千精骑迎刘秀至信都（今之河北省衡水市冀州区，一说安国）共商退兵之策，然议者多言以信都之兵护刘秀返还长安，惟邳彤当庭直谏："天下之民思汉久矣。明公本汉室宗亲，今振臂一呼，天下影从。王郎不过一介匹夫，集一帮乌合之众尚能威震燕赵，况明公奋二郡之兵，扬响应之威以攻，何城不克，何军不服！如今倘失此机会而避走长安，岂只失掉河北，三秦必惊，威名损堕，实不足取。且明公如无征伐河北之意，信都之兵恐难随君西退长安。"

刘秀遂止，拜邳彤为大将军，命邳率军直征王朗，相继收复堂阳（今之河北新河县），破白奢于中山。后信都守将投降王郎，王郎即捕邳彤全家老小，送信威胁邳彤曰："降可封爵，否则灭族。"邳彤涕泣言于信使："事者不得顾家，刘公待我不薄，吾岂可复念私乎?"不日，信都为刘秀别部攻下，邳彤全家才得以幸免于难。

及攻下邯郸，邳彤被封武义侯，25年（建武元年），受封灵寿侯，行大司空事。后为左曹侍中，常伴刘秀征战杀伐，屡立战功，至30年（建武六年）殉国。刘秀在河北尚未遇邳彤，恐难有后汉，故史称其为"一言可以兴邦"之俊杰。

邳彤生前精通药理，乃一代名医，常走村串户，采药治病，人颂"药王邳彤"。为纪其事，宋徽宗于1101年始为邳彤立"药王庙"，供世人纪念，经历代重修，至今安国"药王庙"内仍香火不断。

附1：安国药王庙的故事

邳彤生前精通药理，乃一代名医，常走村串户，采药治病，人颂"药王邳彤"。为纪其事，宋徽宗于1101年始为邳彤立"药王庙"，供世人纪念，经历代重修，至今安国"药王庙"内仍香火不断。

传说邳彤医术精湛，经常扮作游医给百姓治病，疗效颇佳，被称为"神医"。至今，在安国还流传着这样一个故事：有一年邳彤游历京城，恰巧遇到皇帝爱女患病，宫里御医束手无策。爱女心切的皇帝令人将皇榜贴满大街小巷，寻民间名医为公主诊疗，并许诺"谁能治好公主的病，愿索金银者，必然重赏；愿招为驸马者，即可娶公主为妻"。邳彤伸手揭下皇榜。经过一番望、闻、问、切，邳彤弄明白了公主的病情，断定公主是消化不良，导致胃口闭锁。他回到住处后，将身上的污泥搓成一个药丸，给公主奉上。公主服下后，一阵剧烈的恶心，呕吐之后，慢慢地能进食水，不几日，食欲正常，神色好转。邳彤怕皇上知道"药丸"的内情怪罪下来，连夜逃出京城奔回故里。皇上念其为公主治病有功，便传圣旨"封邳彤为药王"，并在其家乡祁州立庙。就这样，邳彤被世人尊崇为"药王"。

药王邳彤听说南方瘟疫流行，便离开家乡祁州前往南方为百姓治病。

邳彤离家后，母亲得了重病，百医无效，故捎信给邳彤，邳彤在南方的病人很多，又离不开。母亲病中又十分思念邳彤，哥哥邳祝只好带母亲去南方。邳彤见到母亲后，赶紧为母亲诊治，依然不见好转，只好让哥哥带母亲回家。临别时，邳彤流着泪说："不是儿子不孝，确是儿子不才。我治好过那么多人的病，今天却治不好母亲，因为治这种病的药世间难以寻找，但若天地有情，念我为世人治病之医德，或许有缘能碰到。母亲保重，就看命运如何了。"

这天，哥哥邳祝搀着母亲走在半路上，母亲口渴难忍，可前不归村，后不归店，哪里去讨口水喝？邳祝将母亲安置在路边，四处寻找哪里有水的影子。后来走到一片槐树林里，看见一个死人头骨，里面存有雨水，有两条细细的小蛇在水中嬉戏。邳祝轰走小蛇，把水端给母亲："您就闭上眼睛把这点雨水喝下去吧。"母亲实在渴极了，也顾不上干净不干净，闭上眼一饮而尽，觉得心里好受多了。

来了一个村寨，母亲又觉饥饿难耐，小村里又没有饭铺，邳祝只好上门讨饭。可巧有一家生了一对双胞胎，这家的婆婆是个盲人，公公是个拐子，这样的人家一胎添了两个胖小子，自然十分高兴，一听有人讨饭，赶紧把产妇吃剩下的一碗薏米饭和一个鸡蛋给了邵祝，没想到那鸡蛋还是一个双黄蛋。母亲吃了薏米饭和双黄蛋，身上觉得有力气多了，终于回到了家乡。又过了一段时间，竟然完全好了。不久，邵彤托人捎来一封家信，信上写道："如母亲能喝到二龙戏珠天然水，吃到一胎双子双黄蛋，牛马小姑碾薏米，拐公瞎婆做成的饭，自然病除。这四种药非人力可为，若母亲命大，自然巧成药到，不知母亲一路如何，十分悬念。"邵祝看了信，回想母亲在路上的遭遇，才知道喝的吃的正是弟弟开的方子，赶紧写信告诉了弟弟。邵彤接到哥哥的信，感叹道："真是神灵天佑，我邵彤理应顺天行事，普济众生，以报天恩才是。"

在安国，还流传着这样的歌谣："穿山甲，王不留，小媳妇喝了顺怀流。"形象地说出了穿山甲和王不留行（也叫王不留）两味中药的通乳作用。王不留是一种草的种子，具有很好的舒筋活血、通乳止痛的效果，据说它的发现者是邵彤，可邵彤为什么会给它们起这样古怪的名字呢？这还得从当年王莽追杀刘秀讲起。

当年，追杀刘秀的官兵，在邵彤的家乡四处宣扬刘秀是冒牌的汉室宗亲，王莽才是真正的汉室皇帝，让老百姓给他们腾出好房子，送来好吃好喝的犒赏官兵。可村民们对王莽这支祸害百姓的军队深恶痛绝，早就坚壁清野，躲进青纱帐了。王莽火冒三丈，扬言要实行"三光"政策，斩尽杀绝。这时，谋士进言说："穷山恶水出刁民，跟他们斗气不值得，万岁还是追杀刘秀要紧。"王莽听了，才悻悻地离开了这里。想到家乡这段不留假大汉皇帝王莽食宿的往事，邵彤就给那味草药起了个名字叫"王不留行"，提醒人们牢记"得人心者得天下"的道理。

当邳彤死后葬在祁州（今河北安国）南关，修造"邳王庙"作为祭所。北宋太平兴国年间（976～984）祁州建立"药王庙"，清朝时体仁阁大学士刘墉又特为"药王庙"书匾。

自建立"药王庙"后，逐渐形成了每逢农历四月二十八、十月十五日的庙会。传说这两天分别为药王邳彤生日和祭日，庙会盛况空前，且历经千百年而不衰。古祁州沾了药王邳彤的光，成为中国著名的药材集散地之一，素有"天下第一药市"之称，"草到安国方成药，药经祁州始生香"。

邳彤身为医者，值朝代交替时代，又投身军旅，乃医有声名、官有战功的文武兼备之人。其实这正合伊尹说汤，以医理说建国治国之策略。在伊尹食医道政四法一贯的影响下，不为良相，必为良医，医政兼职者不乏其人，邳彤堪称其中之一。其在政为二十八宿将之一，被奉为神将，在医被称之药王后，而供祀于庙，流芳百世，福泽万代。

附2：井陉县邳彤的故事

除安国外，在河北井陉也有一则关于邳彤被告尊为药王的故事，一并录下。

据碑文记载，井陉县台头村始于秦朝，村里一座古朴的龙头寺，寺内保存着一块宋元丰元年的残碑，碑体四面雕有突出的兽头并分别刻有题记。台头村四面环山、腹中平阔、土地肥沃、人兴田丰而将村庄命名为"庄平"。后来，又因为汉光武帝刘秀，村子改名为"抬头"，后逐渐演变为"台头"。

相传20年，天下大乱，西汉江山摇摇欲坠，刘秀见势不妙，趁在河北巡访之机出逃，王莽立率精兵追杀。在逃到一片平原之地时，刘秀已精疲力竭，加之身染重症，他觉得身心崩溃，已到了走投无路的绝境。刘秀召集身边的大臣留下遗嘱："业未成，气已尽，负祖民，卒难暝，今无望，待来生。"在这生死关头，众臣无计可献，唯有邳彤说："我主乃真龙天子，民心所向，天不灭秀。"刘秀叹问："何地何处可藏身避难，逃过这一劫？"邳彤答道："置六塞、得秀山，必东山再起。"刘秀忙说："快快细细道来。"邳彤曰："我早年行医采药时曾到天下九塞之第六塞，那里层峦叠嶂，地势险要，林木参天，洞水悠然，东有土门，西至固关，为巍巍太行山之龙脉之首，乃藏龙卧虎之宝地，定是我主复兴之胜地。"刘秀闻听此言精神振奋，当即命令众将士一切听从邳将军指挥，连夜赶赴井邑（井陉）。进入井陉县境后，邳彤采取声东击西、迂回辗转的战略，兵分三路牵制王莽军队，与王莽追兵展开了决战，两军都损失惨重。在仙台山，刘秀险些被擒，在绝壁洞藏身时，幸亏鸽子飞出、蜘蛛网口，诱惑追兵远去，使得刘秀躲过了一劫。

邳彤保驾刘秀翻山越岭，绕道山西龙皇沟、娘子关，在井陉地都村（曾称"帝渡"，因刘秀在村边渡河而得名的村庄）渡过绵河，至北峪口转向西北上行，来到庄平村。在村口的龙头坪，刘秀眼前一亮，只见村子四周青山环抱，中村三座峰峦异常神奇灵秀——左侧一座形似嫦娥捧月，中间一座雄伟壮丽、气势磅礴，右侧一座深邃幽静、嵯峨黛绿。刘秀大赞："此山奇哉，妙哉！"邳彤答道："这就是我们寻求的月牙、黄龙、神潭三秀山，我主现在立身之处乃山脉之龙头，龙体居龙头，人山名同秀，天地兼容，人杰地灵，天意吉兆啊！此地，必是我主抬头之佳地。"刘秀大悦，即决定在此安营扎寨、养精蓄锐。刘秀在这里运筹帷幄，谋划兴邦定国方略，后来果真平定了叛乱。

邳彤的"抬头"二字，使得刘秀绝处逢生，重整旗鼓，东山再起。井陉县南峪镇文化站站长仇程远说，虽然这些传说使得历史故事被神化，但后来这里的百姓确实富足抬头、安居乐业，从此，庄平村就改成了"抬头村"，后来为了书写简便，逐步演变成现在的"台头村"。

帮助刘秀"抬头"的东汉名将、开国功臣邳彤，是一位传奇式人物。为了纪念他，自30年始，在台头村形成了具有1900多年历史、形成规模有400余年的"邳彤祭典"，成为太行山区最具影响力、规模最大、最典型的敬奉药王邳彤的跨省区大型传统民俗活动，2011年被列入河北省非物质文化遗产名录。

邳彤（？～30），字君伟，河北信都人。"相传，邳彤是二十八宿中的翼火蛇，他文韬武略，精通医理"。仇程远介绍，邳彤生前先是在陉山台头村采药行医，后又帮助刘秀在此安营扎寨，光复汉室江山。邳彤在此期间，发挥行医特长，捻草为药，搓土成丹，发明了百余种中草药、数十个偏方验方，为百姓诊治疾病，被尊称为"神医丹药"，深得一方百姓的尊崇信仰。他还被宋徽宗追封为"药王菩萨"。

当年刘秀在此下榻的窑洞被人们称为黄龙洞，邳彤居住的地方叫邳将洞，驻扎兵营的地方称营房，养马的地方为马家园……这些地名一直沿用至今。

当邳彤死后葬在祁州（今安国）南关，修造"邳王庙"作为祭所。北宋太平兴国年间（976～984）祁州建立"药王庙"。应当说明的是，上记邳彤的几则医事，虽非史实，但也有其原始的人物形象，或是人们理想愿望中的塑身，是对邳彤形象的褒奖和期望。

7. 刘秀与古今经学之争

随着王莽政权的迅速瓦解，刘歆所维护的古文经学也被迅速拿下。西汉与东汉之交的动乱在光武帝刘秀的铁骑下重归统一，为了尽力摆脱王莽政权的影响，刘秀当然要刻意将王莽所推崇的事情来个彻底的翻转。因此，刘歆努力争取到的古文经学立于学官的局面，也就在短暂的兴盛之后，遭遇了新政权的冷落。

西汉时只能在民间流传的古文《尚书》，到王莽时，虽被立为学官，但有很快被废除。刘歆在哀帝至新朝灭为第一次古今经文论争的时期，则第二次斗争始于东汉光武帝刘秀初年。

光武帝刘秀建立东汉后，废除王莽的一切制度，《左氏传》等古文经之学官及博士亦均被废除。与此同时，刘秀重新大兴今文经学："立五经博士……凡十四博士"（《后汉书·儒林传》）。刘秀所立的十四博士，均为今文经学博士，古文经学的地位又一落千丈。建武二年（26），尚书令韩歆上疏，欲为《左氏传》和《费氏易》两种古文经立学官，设博士。昭下其议，建武四年（28）正月，刘秀在云台召见公卿大夫及今文经博士，就韩歆的建议展开辩论，遭到今文博士的反对，尤其是范升提出了四条反对的理由，结果刘秀为了收揽安抚古文经学家，决定为《左氏传》立学官，设博士，引起朝廷之大哗。这样一来，虽然古文经学并没有取得真正的胜利，但是有权威的帝王逐渐倾向于古文经学，这种榜样的力量必将引起更多的人相信古文经学。

从刘秀这一时期对古今经文派别的态度来看，对双方均有支持之意，且倾向于古文方，这大概是当时巩固新建政权的需要。东汉政权的建立是在消灭古文学派王莽政权的结果，尽管在治理国家方面，刘秀不一定全面否认古圣王治世理念的尚书，但决不会放宽对"莽贼"余威的制裁。如前述《汤液经法》校书并命名的时间，应在王莽复任大司马，王歆回京校书的前一年至王莽称帝当年，这9年之中，"莽贼"当政，古经派全盛时期颇具政治色彩（有食、医、道、政四法一贯精神）的典籍，亦当在被管控之例而不得宣扬。这种情结不会在短期内消除，故虽85年班固《汉书》收载了《汤液经法》的书名，却不见其他书目或资料中述及。其中具有的火土一家思想，包含了西汉武帝以土为君的思想得不到应有的释放。直至东汉末张仲景《伤寒杂病论》，虽对此已是常用之法，而不敢论说其理，治心病之胸痹则火土同治，有方无论，使"心者君主之官，神明出正焉"传承至今，而无"土者君主之官"之说。这种情况对医学传承和发展确实是一障碍。现在能把此问题发挥出来，应该感谢汉末精通今古二家尚书的学者们如马融，还有《说文解字》的作者许慎，为我们留下了心属火或属土两派学说并存的宝贵历史资料。

东汉章帝支持贾逵，对今文经学展开一次全面挑战。章帝特别喜欢《古文尚书》和《左氏传》，建初元年（76），诏当时著名的古文经学家贾逵入宫，受命他发出"《左氏传》大义长于二传者"。贾逵为迎合汉章帝心态，论述了《左氏》"崇父子，卑臣子，强干弱枝，劝善戒恶，至明至切，至直至顺"的宗旨，深得章帝喜欢。随后又在其他经学领域发起挑战，建元八年，诏诸儒选高才生授《左氏》《谷梁》《古文尚书》《毛诗》。

还有次斗争即何休与郑玄之争。桓帝、灵帝时期，何休曾作《春秋公羊解诂》《公羊墨守》《左氏膏肓》《谷梁废疾》以图力转先前争论中今文经江河日下的局面，郑玄则作《发墨守》《针膏肓》《起废疾》进行有力回击。

经过这主要的四次今古文斗争后，今文经学自身更加谶纬迷信烦琐化，而古文经学在意识形态领域和东汉统治者心目中的地位日益提高，并且涌现出一大批在学术上有造诣的著名学者如许慎、马融等人，这样一来，古文经学最终由弱变强。

8. 今古文经学的融合

尽管古今文经学经过了上述四次激烈的斗争，但是一般认为，今古文经学并不是水火不相容的。它们能够走向统一，是因为它们的根本目标都是一样的：巩固封建统治，维护封建秩序。

今古文经学的融合主要是由古文经学大师来完成的。第一，古文经学大师都能博通群经，并对今古文经了如指掌，因此他们自身的学术素养具备了促使今古文经学融合的条件。第二，古文经学在东汉虽获得巨大发展，但古文经学却始终未得立学官，始终处于私学而非官学的地位。古文经学为了战胜今文经学，着意于学术上的完善，重视并能够汲取今文经学的优点来完善自我。相反，今文经学家故步自封，因此这个任务只能由古文经学大师来完成。第三，许慎在今古文经学融合中做出了突出的贡献。他的古文经著作《说文解字》就吸收了今文经学家对字义的解释，引用了《孟氏易》《公羊传》《京氏易》《欧阳尚书》、大小侯《尚书》、大小戴及庆氏《礼》等今文经学。许慎的另一部体现今古文经学融合的著作是《五经异义》，该书就经书中的问题，依次列举今古文诸家的学说，用一种客观公正不偏不倚的眼光表明自己的看法，这种择善从优的融合精神值得人们学习。除许慎之外，还有一人对今古文经学的融合也起着无人可替代的作用，这就是在东汉末年最终完成今古文经学融合的经学大师——郑玄。郑玄注经的特点是打破了今古文经学的界限，融会贯通，简明扼要，甚至注少于经，往往达到"举一纲而万目张"的效果。

以上就是从三个方面即今古文经学及其区别、今古文经学的斗争、今古文经学的融合论述了两汉经学的论争与融合情况，尽管今古经学在经师源流上不同、治学方法不同、对经文的解释也不相同，并且有着四次激烈的斗争，但是他们的政治目标从根本上是相同的，决定了他们终会趋向统一。

笔者经过对《汤液经法》中五脏中"心"五行属火和属土问题的研究，认为两大学派论争的焦点主要是在古文尚书能否为官学的方面，此中有很大的政治倾向因素，为统治集团和相争者的利益得失所驱使而使然，至于实质性的问题，来源于天文气象学和历法学。如心脏的五行归属问题，其因是五行之土，在四季中有位或无位，主时或不主时的问题。土主长夏则在季为暑，则暑季隐在夏之后半季，夏属火而暑属土，而有火土一家之象。同理可推出属水的冬季，伏藏着后半季为藏冬之土季，而为水土合德之象。如此而论则二派学术之争没有学术上的实质差距，换言之，二者之间的争论都是不必要的争论，只是统治者的利益权力之争。如果能把这些问题理解好，则二者学说并列而存的形式也大不可必，可以达成真正的融合为一。这应当是古今经文能达真正统一的根据。

9. 班固与汉书

(1)《方技略》中的经方和医经

班固的《汉书·艺文志》虽是根据刘歆《七略》编成，但是班固还是做了大量的考辨工作。如他对《七略》所录"文字九篇"就做了这样的注解："老子弟子，与孔子同时，而称周平王问，似依托者也。"同时有其对篇章结构的调整，将辑录附于每一类书的篇后，并抒发己见，对原文有所增补和删改的情况。

班固的《艺文志》无论篇章结构、序文，以及书目的结合、分类的合理性等方面，都较《七略》有明显的进步。而且《艺文志》开创了根据官修目录编制正史"艺文志"的先例，使后来的正史中大都留下了这个朝代的藏书或这个朝代一朝人著作的记录。而且，《汉书·艺文志》还是保存下来的我国最古的图书分类目录，它在历史文献学上具有极高的价值和地位。

《汉书·艺文志》中分别对医经和经方定义做了说明："谓经方者，本草石之寒温，量疾病之浅深，假药味之滋，因气感之宜，辩五苦六辛，致水火之齐，以通闭解结，反之于平。及失其宜者，以热益热，以寒增寒，精气内伤，不见于外，是所独失也。故谚曰：'有病不治，常得中医'。"

即以本草内治法为要，可以释为经方书的内容，是根据药物的特性，估量疾病的深浅，凭借药物的作用，依照人对气候感应的适宜用药的情况，来辨别各种味道的药物，配伍成寒凉与温热的药剂，用以疏通闭塞、解除郁结，使病人恢复健康。至于违背了药剂恰当用法的医生，常常是用热性药加重热性病，用寒性药加重寒性病，使精气在体内受到损伤，又不表现到体外。其失误的唯一原因，就是由于上边所说的这些道理啊！所以谚语说："有了病不用治疗，常常还能符合医理，自然痊愈。"

又谓："医经者，原人血脉经（络）骨髓阴阳表里，以起百病之本，死生之分，而用度箴石汤火所施，调百药齐和之所宜。"

可释为：医经，是推究人的血脉、经络、骨髓、阴阳、表里的本源并用来阐述百病的根由和生死的界限，进而用来研究针刺、砭石、汤药、艾灸施用的范围与探讨各种药物的恰当配伍及其适宜的病症。最好的药剂治病的功效，犹如磁石吸铁，是用药物的不同性能相互配合来发挥作用的。拙劣的医生常常违背医理，把轻病治成重病，把活人治成死人。

汉书所载医经和经方的书目为：《五脏六腑痹十二病方》三十卷，《五脏六腑疝十六病方》四十卷，《五脏六腑瘅十二病方》四十卷，《风寒热十六病方》二十六卷，《泰始黄帝扁鹊俞跗方》二十三卷，《五脏伤中十一病方》三十一卷，《客疾五藏狂颠病方》十七卷，《金疮疭瘛方》三十卷，《妇人婴儿方》十九卷，《汤液经法》三十二卷，《神农黄帝食禁》七卷。

以上经方共十一家，总计二百七十四卷。

《黄帝内经》《黄帝外经》《扁鹊内经》《扁鹊外经》，以及《白氏内经》《外经》和《旁篇》等七种有关解剖、生理、病理和治疗原则的基础医学著作。

上医经共载有医书七部，共计二百一十六卷。

（2）《汤液经法》为何略于脉法

脉书是中医诊断学的重要组成部分，在《黄帝内经》中有很多论脉的内容。据考古资料，长沙马王堆汉墓中出土的古医籍中有《足臂十一脉灸经》《阴阳十一脉灸经》《脉法》等书，其抄写年代在战国至西汉初。张家山汉墓出土的《脉书》等书，其抄写年代在西汉初期。《史记·扁鹊仓公列传》记载淳于意得其师公乘阳庆所传《黄帝扁鹊脉书》《五色诊》《奇咳术》《药论》等书，并转授弟子宋邑等人。因此可见西汉初期有脉书流行于世。但其6个徒弟中，学习《汤液经法》者，只有冯信一人。虽有其他人也学过《黄帝扁鹊脉书》，但冯信所学并无脉书，故《汤液经法》中基本不涉脉法，仅有脉"快"之词，或心如"车马惊"之形容句。至于张景书中有脉学，甚至《伤寒论》中篇名皆冠以"脉"字，当是仲景据淳于意徒弟脉书中之脉理所补，或是有其他脉书可参考而为之。

（3）《方技略》经方定义是研究《汤液经法》的标的

秦始皇焚毁民间藏书，"所不去者，医药卜筮之书"（《史记》）。汉高祖入咸阳，萧何尽收秦图书，此后西汉屡次下诏搜访天下遗书，上述药书、脉书当在其中，而太医李柱国校医书，不可能舍之不取，那么药书和脉书归入何类？从扁鹊为脉学之祖之说分析，《汉书》中的医经七家中有《扁鹊内经》《扁鹊外经》，当是归入了医经类。医经七家中包括黄帝和扁鹊两类内、外经。而且淳于意得传公乘阳庆的书中虽有黄帝和扁鹊两家脉书上下经，但是其六个徒弟所学各异，只有冯信学了《汤液经法》而未学脉书，学脉书者另有他人。下面两段《史记·诊籍》原文，可以说明此问题。

汉文帝在问及淳于意学医过程时，淳于意答曰：

自意少时，喜医药，医药方试之多不验者。至高后八年，得见师临菑元里公乘阳庆。庆年七十余，余得见事之。谓意曰："尽去而方书，非是也。庆有古先遗传黄帝、扁鹊之脉书，五色诊病知人生死，决嫌疑，定可治，及药论书甚精。欲尽以我禁方书悉教公。"意即曰："幸甚，非意所敢望也。"意即避席再拜谒，受其脉书上下经、五色诊、奇咳术、揆度阴阳外变、药论、石神、接阴阳禁书、受读解验之，可一年所，明岁即验之有验，然尚未精也。要事之三年所，即尝已为人治，诊病决死生，有验、精良。今庆已死十年所，臣意年尽三年，年三十九岁也。

当文帝问及淳于意授徒情况时，淳于意曰：

"临菑人宋邑。邑学，臣意教以五诊，岁余。济北王遣太医高期、王禹学，臣意教以经脉高下及奇络结，当论俞所居，及气当下下出入邪正逆顺，以宜针石，定贬灸处，岁余。菑川王时遣太仓马长冯信正方，臣意教以案法逆顺，论药法，定五味及和齐汤法。高永侯家丞杜信，喜脉，来学，臣教以上下经脉五诊，二岁余。临菑召里唐安来学，臣意教以五诊上下经脉，奇咳，四时应阴阳重，未成，除为齐王侍医。"

从淳于意授徒情况来看，脉，可包括在五诊和经脉上下，如杜信所学是喜脉，所教的内容即是此两项，如包括经脉高下也计为脉学，则六个徒弟中，有宋邑、高期、王禹、杜信、唐安共五人学过脉法。换言之，除冯信没学脉法外，其他人都学了有关脉的学术。可以认为当时的脉学是医生的普遍需求，也可说明脉学是淳于意的主要超长之处。

关于药书的归类，从广义的药物学上讲，包括方、药，药是基础，方是应用。《方技略》经方提要："经方者，本草石之寒温，量疾病之深浅，假药味之滋，因气感之宜，辨五苦六辛，致水火之齐，以通闭解结，反之于平。"从中可以看出有论述药物性能、配伍和用途的内容，《方技略》经方类中有《神农黄帝食禁》一书，根据贾逵《周礼医师·疏》考证，药误为禁，食禁即食药，亦即该书为本草，归于经方类，而在《汉书·方技略》中，此书是已在"经方十一家"之数，正合贾逵之说。所谓食禁，《黄帝内经》提出"肝病禁辛、心病禁咸、脾病禁酸、肾病禁甘、肺病禁苦"，成为中医食疗中"食禁"的重要内容。

陶弘景谓"依《神农本经》及《桐君采药录》，上中下三品之药，凡三百六十五味，以应周天之度，四时八节之气。商有圣相伊尹，撰《汤液经法》三卷，为方亦三百六十五首。上品上药，为服食补益方，百二十首；中品中药，为疗疾祛邪之方，亦百二十首；下品毒药，为杀虫辟邪痈疽等方，亦百二十五首。凡共三百六十五首也。实万代医家之规范，苍生护命之大宝也"。可见《汤液经法》与《神农本草经》及《桐君采药录》一脉相承，以药物和药物性能而论其使用的，这正是经方名义之旨，故被列入经方著作之中。而经方的研究必是在研究药物的基础之上；换言之，方剂学的经典《汤液经法》是在药物学《神农本草经》或其他古药学如《桐君采药录》《药对》等基础上的进一步发展而来，是药学派系的深入和成熟，任何脱离这一原始本意原则的方法都可谓失误。

故章学诚《校雠通义·汉志方技》中谓："方技之书，大要有四：经、脉、方、药而已。经阐其道，脉运其术，方致其功，药辨其性。四者备，而方技之事备矣。今李柱国所校四种，则有医经、经方二种而已。脉书、药书，竟缺其目。其房中、神仙，则事兼道术，非复方技之正宗也。宜乎叙方技者，至今犹昧昧于四部相承之义焉。按司马迁《扁鹊仓公传》，公乘阳庆传黄帝扁鹊《脉书》，是西京未尝无脉书也。又按班固《郊祀志》，成帝初有本草待诏，《楼护传》'少诵医经、本草、方术'，是西京未尝无药书也。李柱国专管典校，而书有遗缺，类例不尽，著录家法，岂易言哉?"

(4)《方技略》评述

医经和经方。"医经类"主要是论述医学理论的书籍，现今保存下来的仅有《黄帝内经》的不同传本。"经方类"为研究各种方药性能、用途及配伍之法，包括方书、内、外、妇、儿各科以及食禁在内的医书。医经和经方二类所著录者均称为家。古人言家，不仅指一类之书，更重要的是指学有师承，术有专精。因此可知，西汉时医学有不同的学术流派存在。医经、经方二类合计十八家，四百八十五卷，可见当时医学著述之丰富。由医经、经方的提要中还可以看出，西汉时理、法、方、药已渐趋完备，反映了中医学理论体系已基本形成。《汤液经法》为淳于意师承公乘阳庆先秦之秘书，又再传于冯信，可谓之一个学派，故被列入。

房中和神仙。"房中"主要收录房中节欲、养生保气之书。"神仙"则是探讨长生之道的著作，主要收录养生等方面的书。从类目设置看，房中、神仙与医经、经方并列，可见其在当时医学中的地位。从数量上看，房中、神仙二类合计十八家，三百九十一卷，是《方技略》总数的一半，足见此二类书籍数量之多。汉代是道教从阴阳、道家、神仙家步步发展而成为道教的时期，伊尹食、医、道、政四法一贯的思想中，"道"还应含有哲理、规律的意思，而且伊尹还是当时的第一大巫，长于筮卜，食、巫皆有为医之起源之说，故汉代将他所作《汤液经法》列入经方派是顺理成章的事，不必疑虑有应列入神或道家学说。

章学诚言："方技之书，大要有四，经、脉、方、药而已。经阐其道，脉运其术，方致其功，药辨其性。李柱国所校之书，唯经、方二种，药书、脉书竟缺其目。"（《文史通义》）

关于药书、脉书在《方技略》中未见列类和著录，且现代《辅行诀》传抄本也略于脉学。

我国用药物治疗疾病的历史可以远溯到上古时代。传说中神农尝百草，说明早在原始社会，人们就试探用草药治病。《尚书·说命》记载"若药弗瞑眩，厥疾弗瘳"，反映当时已经用药物治病。而周代时药物疗法更为盛行，《周礼·天官》记载"医师掌医之政令，聚毒药以供医事""以五味、五谷、五药养其病"。成书于战国时期的《山海经》中记录了近百种药物，可治疗 50 多种疾病。根据考古资料，现存最古的本草专著为《万物》残简，其中记录药物 70 余种，主治病证 30 余种，它抄写的时间为西汉初，而成书时间可能更早。"本草"之名始见于西汉。《汉书·郊祀志》记载，汉成帝时有"本草待诏"设置。《汉书·平帝纪》记载，在元始五年（5），"征天下通知逸经、古纪、天文、历算、钟律、小学、史篇、方术、本草及五经、论语、孝经教授者，遣诣京师，至者数千人"。《汉书·楼护传》记载："护诵医经、本草、方术数十万言。"上述记载反映了当时研习本草者不乏其人，而本草著述也十分可观。由此可以认为，汉代《本草》学风浓厚，即研究经方学术的风气盛而不失规矩。而《汤液经法》的校订命名的具体时间，可暂定为公元1年。

10.《史记·诊籍》拾零

《诊籍》是淳于意因被诬告获罪后，汉文帝审询案情有关情况时与淳于意的笔录。被告藏入皇室，后来被司马迁载入《史记·扁鹊仓公列传》中。从上节所引有关《汤液经法》书名根据和《汤液经法》略于脉法原因的文字，可见其对研究《辅行诀》问题的重要性。故将《诊籍》中未引用过的有关文字列出，并阐述其意义。从上节所引淳于意学医过程来看，除了可以说明淳于意得传公乘阳庆的书籍包括黄帝、扁鹊的脉学，而且他六个徒弟除冯信外都学到了脉学。除此之外，还可说明以下几个问题。

一是说明淳于意开始学医时在高后八年（公元前180），大约25岁；共学了3年，已可熟练地给人看病了。

二是淳于意获罪（文帝审询）时（汉文帝十三年，公元前167），其老师（阳庆）已去世十多年了，（淳于意）服孝期满三年，年当39岁。

三是高后八年，公乘阳庆70余岁，其生年当约在公元前250年，约是战国末邹衍去世的当年。虽然阳庆不可能受到邹衍的亲传，但是其幼年和青年时期是邹衍学说盛行的时期，二人又是同乡，学习阴阳五行合流思想有近水楼台先得月之便，有机会得到具有该学术特点的《汤液经法》原始雏形文献。

以上三个问题所据资料有两点需要说明。一是关于淳于意的出生年代有不同的记载，分别为公元前 205 年和公元前 215 年两说，而笔者所取为前者。因为《诊籍》原文结尾前一段文字说：

"意少时好诸方事，臣试其（指公乘阳庆）方，皆多验，精良。臣意闻唐公孙光善为古传方，臣意即往谒之，得见事之，受方化阴阳及传情语法，臣意悉受书之。臣意欲尽受他精方，公孙光曰：'吾方尽矣……同产处临菑，善为方，吾不若，其方甚奇，非世之所闻也……即为书，以意属阳庆，以故知庆。臣意事庆谨，以故爱意也'。"

从上文可知，淳于意在少年时就留意医学，从师光庆二人，并无间断，可知正式从师时间，应当不在壮年而在青年的可能性大。如果在壮年，则高后八年始学医的淳于意，出生在公元前 205 年则为 25 岁，正是青青年时期，若出生在公元前 215 年则年当 35 岁，不合情理。

第二个问题是，淳于意获罪的年份也有两说，一是在汉文帝四年，出自《史记·扁鹊仓公列传》，后人根据提萦救父淳于意得到免除肉刑的判决是在文帝十三年（公元前 167），以淳于意生于公元前 205 年计则为 38 岁，以古人有以虚岁计岁数量习惯，则应为 39 岁，正合《史记》所载的年岁数。若依文帝四年计，则淳于意的年岁数还要增加 9 岁，与《史记》所载相差太多。而事发在文帝四年之说，并不可能。因为文帝正式实行免除肉刑在文帝十三年，文帝四年时此刑还在实施。此项刑法的消除是因提萦救父成功。

《诊籍》二十五案中，都提及了脉象问题，有的还提及了脉法和脉理。所涉脉象，已有大、浮、沈、弦、紧、数、滑、燥、坚、代、结、绝、清、浊、不平、不鼓等十几种。可见脉学在淳于意知识结构中的重要地位，是诊断病情顺逆轻重，病在脏在腑、在经在络、在上在下等的依据。

此外，二十五例医案中，多次提到火齐、火齐米汁、刚齐、柔齐、液汤火齐、阴阳水火之齐等剂形。其中以火齐出现最多。笔者认为，火齐米汁当为火齐方中用米汁者，如治火之剂中之白虎汤，用了粳米，可称为火齐米汁。液汤火齐，当是用草药煎的治火之齐，"液汤"二字是对比"石药"而言，因文中提出的"阴阳水火之齐"，是扁鹊用来治服五石散所至的阴病和阳病的。文中扁鹊曰："阴石以治阴病，阳石以治阳病。夫药石者，有阴阳水火之齐，故中热即为阴石柔齐治之，中寒即为阳石刚齐治之。"可见"阴阳水火之齐"及"刚柔之齐"，都不是单指一类，而是阴齐包括水、柔二齐，阳齐包括火、刚二齐。但是在此二十五案例中只有用火剂之案，无一例使用阴水柔之剂的医案。其中原因何在，当再考。

二十五则病案中提到了痹、涌疝、肺伤等十多种病名，使用了望、闻、问、切四大诊法，记下了汤剂、散剂、丸剂、酒剂等处方的名称。这些记录既显示淳于意高超精湛的医术，是我国现存最早的病史记录，更难能可贵的是，淳于意不仅记下了自己成功的病例，也记下了自己在诊治方面的失误案例。据《史记·扁鹊仓公列传》载：汉文帝问他："诊病决死生，能全无失乎？"淳于意回答说："臣意不能全。"这种实事求是的科学态度，正是淳于意优秀医德的具体反映。

附1：缇萦救父的故事

缇萦出生在汉文帝时期，父亲是齐王府管理仓库的主管，复姓淳于，名意。史称"太仓令""太仓公"或"淳于公"。他是齐国都城管理粮仓的长官，临淄人，由于工作清闲，为他钻研医术提供了方便。年轻时即从同郡公孙光学医。汉高后八年（公元前180），再次向光的异母兄长公乘阳庆拜师习医。这时阳庆已70多岁，没有能继承医术的后代，就让淳于意把从前学的医方全部抛开，然后把自己掌握的秘方（禁方）全给了他，并传授给他黄帝、扁鹊的脉书，以及观察面部不同颜色来诊病的方法，使他预先知道病人的生死，决断疑难病症，判断能否治疗。学了三年之后，其医术突飞猛进，为人治病，预断死生，多能应验。然而，他却到处交游诸侯，不拿家当家，有时只治顺证不治逆证，不是为全体病人服务，因此有的病家怨恨他。但淳于意这个人有些偏强劲儿，毕竟是医术超群，请他看病的人仍然不少，救治的人多了，也就逐渐有了些小名气。

　　一般病人自然拿他没办法，而那些有头脸的人则会怀恨在心，伺机报复。淳于意一次无意间得罪了自己的顶头上司——齐王府的丞相，没多久祸从天降，淳于意被安上贪污渎职的罪名被逮捕，解往长安接受审判。

　　依照汉朝的法令，贪污渎职的罪非同小可，不是被黥面（在脸上刺字）就是被砍断手脚，甚至死刑。

　　一听到自己被定罪，淳于意自然是惊悸不已，全家大小也吓得面无人色，哭成一团。淳于意万分伤感地对夫人说："你为我生了五个女儿，紧要关头却没有男丁可以派上用场，这可怎么办？"

　　也许是为父亲的遭遇愤恨，也许是被父亲的忧愁感动，这时候，年方十五岁的小女儿缇萦提出，愿意随父起解西入长安，一路上照顾老父的行程。同时，伺机向皇帝上书，愿入朝为奴，代父赎罪。缇萦愿意随父同行，自然也是全家人的希望，尽管这希望无限渺茫。父女俩简单收拾了些衣物，踏上了前途未卜的路。

在路上，淳于意利用投宿驿站的休息机会，为好多慕名求医的人诊治了不少疑难杂症。静下来后，淳于意想，尽管大家都说汉文帝是个非常贤明的天子，然而他住在皇宫中，自己这个年仅15岁、还没见过世面的女儿怎么能够见到呢？即使见了皇帝，他会相信一个小女孩的话吗？淳于意一路上仔细观察缇萦，小女孩一直在思索，为了写好上书皇帝的状纸，时不时也和父亲商量措辞、话语。但再怎么努力，贵为天子的皇帝，真的会那么容易见到吗？还是算了吧！淳于意带着绝望的心情走进大牢。

一个秋意萧瑟的清晨，汉文帝的车骑终于浩浩荡荡地出发了，车队掀起的尘土到处飞扬。在空寂无人的大路上，满怀期待、衣衫单薄的缇萦跪在路的中心，双手高举早已写好的状纸，静等皇帝的车骑到来。

提前搜索的警卫士兵，把跪在路上的缇萦一把拎起来，直接送到了汉文帝跟前。瘦小的缇萦没有被吓倒，而是满含热泪，向皇帝申冤。

汉文帝看到拦车驾的竟然是一个瘦小脆弱的小女孩，内心顿时升起了怜惜的情感，吩咐属下赶快接过她的书状，并当场宣读："妾父为吏齐中，皆称其廉平。今坐法当刑，妾伤夫死者不可复生，刑者不可复属，虽后欲改过自新，其道无由也。妾愿没入为官家奴婢，愿赎父刑罪，使得自新。"

汉文帝突然想起了自己的身世，当初汉高祖的八个儿子被吕后砍砍杀杀，幸好自己的母亲薄姬带着当时年仅8岁的自己，北上酷寒荒凉的代郡就国，十多年来在边地饱尝艰苦，才躲过了被追杀的命运。

如今，眼前这个凄苦无助的小女孩，不就是当年自己仓皇离京时的化身吗？而且这个孩子，为了营救父亲，竟然冒死上书，这种胆识与孝心着实令人感动。于是，汉文帝当即下令，赦免缇萦和她父亲的罪行。缇萦不相信自己真的救父成功，跪在皇帝面前磕头谢恩不已，直到车骑走远，还一时缓不过神来。

更令缇萦父女没想到的是，第二天，仁慈的皇帝还下了一道诏书："诗曰：'恺悌君子，民之父母。'今人有过，教未施而刑已加焉。夫刑至断肢体，刻肌肤，终身不息，何其刑之痛而不德也，岂为民父母之意哉？其除肉刑，有以易之。"

也就是说，从此后，汉文帝不仅废除了断肢体、在肌肤上刻字的"肉刑"，而且还取消了连坐亲属的法律，使得汉政权的法治精神跃升到一个崭新的境界。正是在文帝恭俭仁厚、以德化民的作风感染下，大汉政权海内安宁，家给人足，终于开创了中国历史上第一个辉煌灿烂的大治景象——"文景之治"。

附2：橘井泉香和杏林遗址的故事

刘邦开国的时间不长，在他的儿子惠帝与文帝年间，南方桂阳郡郡治郴县（今湖南郴州）出了个孤儿苏耽。他自幼放牛捕鱼以孝养母亲，在城东凿井栽橘种药度日，山中遇道士学得医术，骑白马往返为民治病。传说好事做多了终至跨鹤升仙，但这个少年泣别母亲前却嘱告：儿身不由己应召而去，翌年将有瘟疫，汲房前井水一升熬橘叶一枚可救一人……来年果然，苏母在儿子暗助下，日夜熬药救民无数。而苏耽成仙后常降临马岭山巅凝望山下的母宅，久之山顶松树也受感动，枝柯齐向南伸，形成郴阳古八景头一景"望母云松"。苏母百岁无疾而终，苏耽云上哀哭三年，百姓感念其爱母更救民的大孝，称苏耽为"苏仙""孝子神仙"，称马岭为"苏仙岭"。到明代，苏家之井和它主人进入启蒙读物《龙文鞭影》，为典故"苏耽橘井"，而医林名典"橘井泉香"与"杏林春暖"交相辉映在中华民族医药史册上。

1991年，一支考察组在庐山山南考察，于一墓穴中发现明代和尚、归宗寺主持果清禅师的《重兴归宗田地界址碑记》和有关图刻。碑记和图刻详细记载了董奉杏林、杏坛庵和庵产的情况，指出杏坛庵在陶渊明醉石以东的般若峰下，庵产方圆百里。

又据《神仙传·卷十》记载："又君异居山间，为人治病，不取钱物。使重病愈者，使栽杏五株，轻者一株……君异每年货杏得谷，旋以赈救贫乏，供给行旅不逮者，岁消二万余斛，尚余甚多。"

受救治、接济的纯朴民众把董奉尊崇为消灾救命的"活神仙"。医学教育网收集整理他在庐山隐居数年，每年经其治愈的患者，以其施医的居所为中心向周边延展种植杏树回报救治之恩。因此，庐山脚下皆是杏林，面积大概在3000亩以上。

董奉在庐山遗迹颇多，根据资料和史实可以确定：有他居住的杏林草堂，称为董奉馆，后在此处又曾建杏坛庵；有后人祭祀的太乙宫、真君庙、太乙观、太乙祥符观等；有伏虎庵，是董奉"虎口取鲠"和"虎守杏林"遗址等。

这些都是人道、医道和天道的结合与体现，"其言循虚，其艺控实"是董奉较为客观的写照，他的事迹感人肺腑，他的恩德泽被后人。

11. 《吕氏春秋》伊尹论五味调和与火候

　　《吕氏春秋》是中国历史上第一部有组织按计划编写的文集，上应天时，中察人情，下观地利，以道家思想为基调，坚持无为而治的行为准则，用儒家伦理定位价值尺度，吸收墨家的公正观念、名家的思辨逻辑、法家的治国技巧，加上兵家的权谋变化和农家的地利追求，形成一套完整的国家治理学说。它总括先秦诸子，开启秦汉先声，具有重要地位。

　　伊尹自幼聪明颖慧，勤学上进，虽耕于有莘国之野，但却乐尧舜之道；既掌握了烹调技术，又深懂治国之道；既作奴隶主贵族的厨师，又作贵族子弟的"师仆"。由于他研究三皇五帝和大禹王等英明君王的施政之道而远近闻名，以至于使求贤若渴的商汤王三番五次以玉、帛、马、皮为礼前往有莘国去聘请他。由于有莘王并不答应商汤聘任伊尹，商汤只好娶有莘王的女儿为妃。于是，伊尹便以陪嫁奴隶的身份来到汤王身边，才有了《吕氏春秋》的第14卷所载的《本味篇》伊尹以"至味"说汤的故事，来说明任用贤才、推行仁义之道可得天下的道理。书中也记述了当时推崇的食品和味料，奠定了我国也是世界上最古老的烹饪理论，是研究我国古代烹饪史一份不可多得的重要资料。由于古有医食同源之说，医学方剂经典又相传为伊尹创作，因此此篇既是烹食之经典理论，也是医学之方剂学的经典理论。

　　伊尹对汤曰："夫三群之虫，水居者腥，肉玃（音觉）者臊，草食者膻。恶臭犹美，皆有所以。凡味之本，水最为始。五味三材，九沸九变，火为之纪。时疾时徐，灭腥去臊除膻，必以其胜，无失其理。调合之事，必以甘、酸、苦、辛、咸。先后多少，其齐甚微，皆有自起。鼎中之变，精妙微纤，口弗能言，志不能喻。若射御之微，阴阳之化，四时之数。故久而不弊，熟而不烂，甘而不哝，酸而不酷，咸而不减，辛而不烈，淡而不薄，肥而不腻。"

相传伊尹很有学问，天文地理无所不通，最拿手的是用草药为人治病，药到病除，人称"活神仙"，中药汤剂创始人就是他。

《史记·殷本纪》中就有"伊尹以滋味说汤"的记载。《资治通鉴》称他"悯生民之疾苦，作汤液本草，明寒热温凉之性，酸苦辛甘咸淡之味，轻清重浊，阴阳升降，走十二经络表里之宜"。《甲乙经·序》亦谓"伊尹以亚圣之才，撰用神农本草，以为汤液"。

元代王好古撰有《汤液本草》一书，他更是坚信汤液就是伊尹所创立的："神农尝百草，立九候，以正阴阳之变化，以救性命之昏札，以为万世法，既简且要。殷之伊尹宗之，倍于神农，得立法之要，则不害为汤液。"

从现代所存《汤液经法》的方剂摘录传抄本《辅行诀》内容来看，其方剂煎煮用水量与药量的比例、煎熬时间的长短、药液重煎与否、用火的缓急轻重等方面，都有严格的规范，与《本味篇》"凡味之本，水最为始。五味三材，九沸九变，火为之纪"之说若符合节。同时，按照药物四气五味的宣散收重、软滋凝坚、升降出入通过水火的作用，所形成的药液更是变化多端，不可思议。该组方方法好像日月四季的交替运行，有一定的轨道和规律，不可偏离，不可违背，才是正确的。这是提高医药疗效，使方剂学成为最主要特色之一的途径，可以显示伊尹对汤剂的研究程度之深。

此外，《本味》篇还记有各类食品的美味特产之地，因古代地名和食品名称与现代多不相同，不易考证其所指，但仍可从中看出一部分，可以证实已经有如《辅行诀》虚劳五大补汤以五谷为养、五菜为充、五果为助、五畜为益用药大法的各类食品，尽管它们不如《辅行诀》所用，却是五脏的谷菜畜果各类的代表药，如做饭用之谷类有"不周之粟、阳山之祭（稷）"，菜类之"昆仑之蓣、云梦之芹"，果类之"江浦之桔、云梦之柚"，畜肉（兽，非家养者）类之"獾獾之炙、猩猩之唇、象之约（鼻）"。还用了后世已入药用的"阳朴之姜、招摇之桂"这种记载，已经完全具备了虚劳五大补汤组方配伍所需食品种类，为食品药用打下了基础，从而促进了医食同源理念的实践和发展。同时也是具有"道地食品和药材"传统导向的早期资料记载。

12. 伊尹与医巫同源

在人类学中，巫是一种能降神、事神的神职人员。在商代，王室官吏大多具有巫的本事，而他们并不是巫。巫是指专门从事请神、降神的神职人员，"可能商代专职的巫才称巫，而王室官吏虽有巫的本事却不称巫"。所以，商代有名的大巫，大多同时也是商王朝的高官。那些专职的巫，地位要低于王室的官吏，他们是商代巫的主体。商代专职的巫已分化为：巫、祝、卜、史，文献中巫、祝、卜、史4种名称是全的。祝、卜、史都脱胎于巫，他们是巫群体的重要组成部分。

大巫在商代地位很高，"殷商时代不但有巫，而且巫师在当时的社会里占有很崇高的地位"。《尚书》中就提到了商代几位著名的大巫：成汤既受命时则有若伊尹，格于皇天。在太甲时则有若保衡。在太戊时则有若伊阶、臣扈，格于上帝；巫咸又王家。在祖乙时则有若巫贤……巫、咸和贤与著名的伊尹列在一起，他在王室中的重要性是显而易见的。这些大巫，他们上能"格于皇天""格于上帝"，下能"又王家""保又有殷"，是位极人臣的人物，所以后世称他们为相。古文献中所载的几位辅佐大臣，伊尹的事迹在卜辞中得到证明，甲骨文中有不少祭祀他的卜辞。《说文解字》巫部："古者巫咸初作巫。"但这些大巫，往往一代只有数人，据文献中所谓九巫的说法，商代的大巫是寥寥可数的，他们在商代处于半人半神的领袖地位，在卜辞中他们和殷先王一同受祭祀，而且对他们的祭祀礼仪是常用礼仪中等级最高的禘礼。这样的尊崇只有巫咸、巫贤等才能享受。

伊尹是商代第一大巫师。上古巫、史、医合一，巫师本身多兼有医的功能，如蜚声远近的巫彭、巫咸等皆以擅长医术闻名。《说文》释"尹"作"治也"。古文字学家康殷就指出，尹"象手执针之状，示以针刺疗人疾病"；官名"尹"同样是医疗治调之意的引申、转化。"伊尹"同时具有来自伊水的医和相的意思，最终还是说明他是来自伊水的巫师。

商代给后代留下的最大一笔遗产就是殷墟甲骨文。甲骨文的产生就是由巫师主持祭祀鬼神，占卜吉凶，其中还有关于后代祭祀伊尹的内容（在甲骨文中有"伊尹""伊""伊奭""黄尹"诸称皆指伊尹）。甲骨文记载的疾病有20多种，如疾首、疾目、疾耳、疾口、疾身、疾足、疾止、疾育、疾子、疾言、蛊、龋等，还有疾年、雨疾、降疾等，虽然不能说与伊尹有直接关系，但伊尹很可能参与过医事的占卜活动。这也是当时巫医合一的社会状态。

99

上篇 经方古代文化汇要

中国医学的起源是很早的，以伏羲制九针、尝百草、黄帝创医药为始。之后，随着远古人类医疗活动与经验的积累，到了殷商时期，"巫医"的治病方法和手段主要是通过各种厌胜、祈禳、禁咒等法术来遣神役鬼、镇魔压邪、驱除病蛊。

夏商西周时期巫与医药的关系的内容，我们知道巫对于医学的进步还是有一定的作用的，尤其伊尹身为商代前期大巫，位高职尊，可与汤王比肩，在祭祀程序中，他是仅次于商王的领导者；在现实政治结构中，他们是一人之下万人之上的统治者。尤其是他是食医同源的首创者，在那巫史官医一体的时代，伊尹对医学的建立和发展的作用是不言而喻的。

13. 伊尹的道政一法

伊尹身为大巫，在其生活年代，已有医巫合一的身份已如前述。而巫为后世神仙家、阴阳家、道家、道教和政治家的源头之一，因此巫对后世思想界、哲学界、政法界的启发和影响是巨大而又广泛的。也就是伊尹思想和道理的规律即本文标题所谓之"道"；"政"是指创建、治理国家。伊尹，夏末商初政治家、思想家，商朝开国元勋、道家学派创始人之一、中华厨祖，被后人奉祀为"商元圣"。伊尹辅助商汤灭夏朝，为商朝的建立立下汗马功劳，显示了他卓越的政治、军事、战争谋略诸多方面的才能。

其实，伊尹本是伊族国君之子，因遭受水灾而流落于关系密切的有莘氏族中。其间，有莘氏国君曾让伊尹负责自己的饮食，以此来表示亲密和信任，不可单以一般"奴隶"视之。伊尹有大才，他敏锐地看出殷商已渐成崛起之势，因此果断举族投靠殷商，并说服有莘氏与殷商联姻。成汤此时正在积极寻求反夏盟友，对伊尹的举族投靠和有莘氏的联姻非常重视，因此授予其右相的职位。但后人由于对庖人身份的误会，以为伊尹出身于奴隶，遂演绎出一段"从奴隶到宰相"的励志传奇，显示了他们雄才大略，具有远大的政治眼光。

伊尹教汤效法尧舜的以德治天下，为救民而伐夏，以审时度势的敏锐方略，精准地分析观察到，夏朝在政治和军事上完全陷入孤立无援的困境，在灭夏的时机已经成熟时，果断协助商汤下令伐夏。夏桀战败南逃，汤很快攻占了夏王朝的心腹地区——伊洛流域的斟鄩，即今偃师二里头村与四角楼村、圪垱头村之间。不久夏朝灭亡。商朝建立后，商汤便封伊挚为尹。《史记·殷本纪》皇甫谧注云："尹，正也，谓汤使之正天下。""正天下"就是要以身作则，作天下楷模，师范天下、代天言事。可见伊尹是当时全国拥有最高师权的人物。

伊尹辅汤灭夏建商，撰著医典，医巫并行的行为，为后世"不为良相必为良医"格言之源，成为后世名哲文豪的座右铭而励精图治者大有人在，如宋代范仲奄、苏东坡。

《史记·殷本纪》中记载："帝太甲既立三年，不以朝诸侯。帝太甲居桐宫三年，悔过自责，反善，于是伊尹乃迎帝太甲而授之政。帝太甲修德，诸侯咸归殷，百姓以宁。"这个经过，一直被后世颂扬，被称之为治世楷模，也是西汉末，刘歆为王莽篡汉打造的主要政治舆论并最终达到成功的方法之一。

《汉书·艺文志》在"道家"类中著录有伊尹所著《伊

尹五十一篇》。班固注曰："汤相。"此书又与《太公》《管子》《鹖冠子》《淮南王》等同被班固列为兵家，此书似又可以当作兵书。而且道家之祖老子在《道德经》中"治大国若烹小鲜"一语，实际上是伊尹首次提出的一句名言，被收入《道德经》中者。同时此句也曾被先师张大昌先生引用，并作为治疗复杂慢性病时的治疗原则，即"不轻易更改，要守方常服，才能收效"的警句口传于我。从此句中也可体会到伊尹烹调、医疗、道学、政治理法一贯的义理。（拙著《〈辅行诀五脏用药法要〉临证心得录·胃脘痛数例治疗纪实》一文中有"治大国若烹小鲜"的详说，有兴趣者可参考）

"不为良相，便为良医"的意思是：如果不能做一个辅助君王治理好国家的好宰相，那么做一个救死扶伤的好医生也是可以的。宰相和医生都含有拯救天下苍生的寓意，所以那些有志之人都以此为抱负。此语首次出自宋相范仲淹之口。古代有才学的人，认为入仕及第和济世行医是一脉相承。要么成为良相辅佐明君，治理天下，让百姓受福；要么成为良医悬壶济世，解救百姓痛苦，实现济世的抱负。仕途不顺可以学医，因为"秀才学医，笼中捉鸡"；或因政治上不得势而受到排挤而失志者，自谋一条生路；或因疫情严重，或因自身近亲患病为方便救治而学医者，不乏其人。如张仲景虽为长沙太守，因疫疠流行暴烈而行医为主；李勣（594～669，"勣"音"绩"），原名徐世绩，字懋功。后唐初名将，与李靖并称，被封为英国公，为凌烟阁二十四功臣之一。显庆二年（657）奉旨与许敬宗、苏敬、孔志约、于志宁等编《新修本草》二十卷，被认为是世界上最早出现的药典。

苏轼，字子瞻，号东坡居士，北宋杰出的政治家、文学家。在历史上，苏轼不但有一个旷古烁今的文学人生，还有一个济世救民的医药人生。苏轼深谙"医乃仁术"之理，常存恻隐、慈爱之心。苏轼以自己在中医药方面的专长为天下苍生解除病痛，彰显了中医背景下的别样人生。

据记载，苏轼曾精研《伤寒论》《千金要方》《嘉祐补注本草》等诸多医学书籍，且别有心得。他著有《苏学士方》以及数十篇医药学文章，并注重实践应用。因此，苏轼精通医理，深谙医术，熟稔药材。史载："轼杂著时言医理，于是事亦颇究心。"清代政治家、文学家纪昀在《钦定四库全书总目提要·苏沈良方提要》中记载："宋世士大夫类通医理，而轼与括尤博洽多闻。"

许叔微，字知可，号近泉，生于北宋元丰三年（1080），真州（今江苏仪征）白沙人。元祐五年（1090），因父母双亡，再加屡试不举，遂弃儒习医。南宋建炎元年（1127），真州疾疫大作，许叔微上门为百姓诊治，十活八九。后南渡居常州，又迁太湖马迹山（今无锡马山）。绍兴二年（1132）中进士，历任徽州、杭州府学教授及翰林学士，人称许学士。因不满高宗苟安江南及秦桧陷害忠良，退隐乡里，行医济人。与抗金名将韩世忠过从甚密。岳飞被害后，韩世忠自请解职，移居苏州，常渡太湖访许叔微，共抒忧国情怀。许叔微是宋代研究《伤寒论》的大家之一，对辨证施治理论多有阐述和补充。他说："伤寒治法，先要明表里虚实。能明此四字，则仲景三百九十七法，可坐而定也。"又曾云："伊尹《汤液论》大柴胡汤八味，今监本无大黄，只是七味，亦为脱落之也。以是知仲景方皆《汤液》也。"可见许叔微曾亲见到过《汤液经法》文本。

李时珍，明武宗正德十三年农历五月二十六日（1518 年
7 月 3 日）生于湖北蕲春县蕲州镇东长街之瓦屑坝。其祖父
是草药医生，父亲李言闻是当时名医，曾任太医院例目。
14 岁时随父到黄州府应试，中秀才而归，李时珍出身于医
生世家，自幼热爱医学，并不热衷于科举，其后曾三次赴武
昌应试，均不第，故决心弃儒学医，钻研医学。23 岁随其
父学医，医名日盛。

明世宗嘉靖三十年（1551），李时珍 38 岁时，因治好了
富顺王朱厚焜儿子的病而医名大显，被武昌的楚王朱英㿝聘
为王府的"奉祠正"，兼管良医所事务。明嘉靖三十五年
（1556）李时珍又被推荐到太医院工作。授"太医院判"职
务。三年后，又被推荐上京任太医院判。任职一年，便辞职
回乡。

太医院的工作经历，开阔了眼界，丰富知识，有可能给
他的一生带来了重大影响，为编写《本草纲目》打下基础。

东璧堂是李时珍于明世宗嘉靖三十七年（1558）从太医
院还乡后创立的堂号，辞官返乡后坐堂行医，致力于对药物
的考察研究，在此期间，以自己的字——东璧为堂号，创立
了东璧堂。

李时珍在数十年行医以及阅读古典医籍的过程中，发现
古代本草书中存在着不少错误，决心重新编纂一部本草书
籍。明世宗嘉靖三十一年（1552），李时珍着手开始编写
《本草纲目》，以《证类本草》为蓝本，参考了 800 多部书
籍，其间，从嘉靖四十四年（1565）起，多次离家外出考
察，弄清了许多疑难问题。

在编写《本草纲目》的过程中，最使李时珍头痛的就是
由于药名混杂，在他父亲的启示下，李时珍认识到，读万卷

书固然重要，但行万里路更不可少。于是，他既"搜罗百氏"，又"采访四方"，深入实际进行调查。

经过 27 年的长期努力，于明神宗万历六年（1578）完成《本草纲目》初稿，时年 61 岁。以后又经过 10 年三次修改，前后共计 40 年。万历二十二年（1593）李时珍去世。万历二十五年（1596），也就是李时珍逝世后的第三年，《本草纲目》在金陵（今南京）正式刊行。

上述几位有成就的医药学家，都是接收伊尹食医道政四法一贯之垂教和范仲淹不为良相便为良医格言的影响所致。这说明古代哲贤对后世的感染力是巨大的，在基层有文化的人中，行医或兼医的大有人在。就我们威县而言，近 30 多年中，任副县级职务能开方治病的就有五人，其中有三人曾任过专职医生。这确是有益于社发展和人民健康，使良好传统不断延续的正能量。在实用医学技术方面，笔者也有较深的体会，用它可解决一些复杂疑难问题，甚至是简便易行的有力措施，现举例如下：

拙著《〈辅行诀五脏用药法要〉校注讲疏》在疏解虚劳补汤时，根据伊尹医政一法的法则，用伊尹食、医、道、政四法一贯的理念述说，与后来拙作《〈辅行诀五脏用药法要〉二旦四神方述义》中用五行生克制化，"克中求生，败中取胜"有异曲同工之效。

《〈辅行诀五脏用药法要〉校注讲疏》谓："虚劳至极之病，如国家衰败之极，内乱层生，政令不行，群臣不和，夷族侵扰，上下相怨，民不聊生，时有亡国之虞。当此'乱世不可治以王道'之时，君主蒙尘隐退，各自为政，胜者为王，败者为寇，民贫而忿争。欲得复兴，必审时度势，重整朝纲，安抚百姓，乱中求治，始可有望。如治肉极之建中补脾汤证，脾虚则肝乘而势盛，可借其势以代君位，故补肝之君桂枝可称之为代君之药。但补肝则有土被木化之忧，故又用泻肝之君以监之，且倍量于代君而呈泻肝之局，此与克己之脏的补泻方君药同用，且倍用泻君之量，即所谓'制以所官之主'。芍药在方中可称监代君之臣。国有亡主而世无废道，建中补脾方中之炙甘草，原系补脾方之佐臣，可抱德推诚，以维持脾土无主而用衰之乱局，利用名补实泻肝木之力以图脾土复共，即所谓的'承之以所生之同'，仍可称之为方中之佐臣。国以民为本，民以食为天，食物为人所必需，虚劳证中食物的作用显得尤其重要，不进食物则化源绝而命亡。民在军中为士卒，在虚劳补方中乃为佐使。《黄帝内经·五味·脏病者宜食》（下简称'宜食'）所载各脏宜食之谷、菜、果、畜类的味属，应是虚劳补方取用的根据……"

（二）张仲景时代

1. 周易参同契与玄学

（1）魏伯阳的季节体用与离合

魏伯阳（151～221），本名魏翱，字伯阳，会稽上虞（今浙江省绍兴市上虞区）人。东汉时期炼丹理论家，尚书魏朗之子。出身高门望族，生性好道，不肯仕宦，闲居养性，时人莫知。

汉灵帝建宁二年（169），魏朗因党祸被害致死。时人尊其为"八俊"之一，魏伯阳则成年。汉灵帝熹五年（176），因党祸牵连家属，魏伯阳在高压下被迫隐遁山林修道，时年

26岁。在18岁至26岁之间，魏伯阳的生活大致为进修学业，整理父亲遗稿并编辑成《魏子》一书传世，与淳于叔通之交往亦可能在这一时期，因而奠定了后来入山修道之志。在修道十余年之后，四十岁左右著《参同契》一卷，五至十年之后又著《五相类》（以五言句为《参同契》、四言句为《五相类》共三卷）。所著《魏伯阳内经》一卷，其内容已不可考，因而成书时间亦难以推测。曾率三弟子周燮、冯良、虞巡入上虞凤鸣山凤鸣洞炼丹服食。汉桓帝时，将《参同契》传徐从事，其人史书无载，"从事"系官名，在注本上只署了官名，而他的名字却被隐去。又传与同乡淳于叔通（名斟，叔通是他的字，也有书说他名翼，字叔显，好道术，擅占卜。汉桓帝时，曾担任过徐州县令、洛阳知府等官职，史传中有记载。后来弃官归隐，养性修真）。经此二人传播，《参同契》方传于世。魏伯阳于曹魏黄初二年（221）去世。

《周易参同契》《五行相类》，是现存最早系统阐述炼丹理论的著作，来源于黄老与《周易》，并参考古代炼丹术及古书，假借爻象，以论作丹之意，后世奉为"万古丹经之王"，奠定了道教丹鼎学说的理论基础，在世界科技史上也占有重要地位。

在阐述炼丹术的可能性和合理性时，魏伯阳指出，物质变化是自然界的普遍规律，炼丹过程正如以檗染黄、煮皮革为胶、用曲蘖作酒等一样，是"自然之所为""非有邪伪道"。他还将阴阳五行学说用于解释炼丹术现象，认为万物的产生和变化都是"五行错王，相据以生"，是阴阳相须、彼此交媾、使精气得以舒发的结果。

魏伯阳不囿于阴阳五行学说，他还提出了相类学说。他

107

上篇　经方古代文化汇要

认为阴阳相对的两种反应物质还必须同时属于同一种类，"同类"的物质才能"相变"，"异类"物质之间则不能发生反应。这就是说，事物的变化是有其内在原因的。魏伯阳的这一理论在后世又得到进一步的发展，因为它含有一定的合理因素。实际上，魏伯阳的这个相类学说是化学观念的前身，即后面将要提到的"一故神""二故化""穷神以知化"的观念。

魏伯阳认识到物质起作用时的比例很重要，并已经观察到胡粉（碱式碳酸铅）在高温下遇炭火可还原为铅等化学现象。在《周易参同契》中，魏伯阳还记述了升华装置（丹鼎），把丹鼎看作一个缩小的宇宙，阴阳变化、万物终始都在其中。

魏伯阳认为修丹与天地造化是同一个道理，道易与丹道是相通的，所以能用《周易》的道理来解释炼丹的道理。魏伯阳炼丹采用铅汞作为炼丹的主要原料，所炼得的丹药是氧化汞之类的毒药，会导致服丹中毒，这与当时用五石散成风而多害有关。炼丹的经验总结，促进了药物合化与并行的理论，即药与药同用有离合之异观念的形成。如同当今之化合物和混合物的区别。

这是《辅行诀》五味体用合化与否的指导思想，体用的五合化是增强人身生化机能的过程，是长养生命之道，是扶持五脏正气，达到无病能防，有病可除邪，加速康复的作用；不合化即所谓五对味属并行而相离之药，可以各行己味之功，而产生解除五类病邪之药，是除邪以复正，使五脏正气得到恢复的药物。

桓灵二帝时期，又接连发生了党锢之祸，是因宦官以党人罪名禁锢士人而得名。第一次党锢之祸在桓帝延熹八年冬到九年，即165～166年，官员、士人上书称宦官乱政，宦官则称士人结党营私，终以桓帝"大赦天下"告终。第二次党锢之祸，发生在灵帝建宁元年，即168年，先是外戚窦武联合士人欲诛弄权祸国的宦官曹节等人，事泄失败；宦官复称士人结党，党人皆下狱死，牵连者不计其数。身为尚书的魏郎两次受到党锢之祸的牵连诬陷，在169年被迫自杀。176年（即熹平五年），又发变乱，此次与8年前建宁元年变乱合称第二次党锢之祸。闰五月灵帝下诏各洲郡，凡党人门生故吏，父子兄弟，及五服之内的亲戚在位者，皆免官锢禁终身。此昭执行一直到184年张角起义时，因虑及被锢禁者皆是有才华之人，若倒向黄巾军，更是不利，才因大赦天下而免除了禁锢。

东汉时期，太学生把敢于同宦官进行斗争的清流人物，冠以"三君""八俊""八顾""八及""八厨"等称号，表示对宦官集团的不满和蔑视，其中以"三君"窦武、刘淑、陈蕃为领军人物。典出《后汉书·党锢列传》：

上曰"三君"，次曰"八俊"，次曰"八顾"，次曰"八及"，次曰"八厨"，犹古之"八元""八凯"也。窦武、刘淑、陈蕃为"三君"。君者，言一世之所宗也。李膺、荀昱、杜密、王畅、刘佑、魏朗、赵典、朱宇为"八俊"。俊者，言人之英也。郭林宗、宗慈、巴肃、夏馥、范滂、尹勋、蔡衍、羊陟为"八顾"。顾者，言能以德行引人者也。张俭、岑晊、刘表、陈翔、孔昱、苑康、檀敷、翟超为"八及"。及者，言其能导人追宗者也。度尚、张邈、王考、刘儒、胡母班、秦周、蕃向、王章为"八厨"。厨者，言能以财救人者也。

两次受祸事件时期，魏伯阳正值青少年，父亲所受苦难和委屈使他精神受到巨大的创伤，当时的社会环境，更是使他仕途无望。虽然184年张角起义时灵帝下诏大赦天下，免官（包括父子）锢禁终身，但其时已35岁，"生性好道，不肯仕宦，闲居养性，时人莫知"的性格和事业志向已经形成，仍无入世之念。因此他的著作《参同契》的写作形式也如同哑谜，晦涩难懂，流传不广。也正是这种与世隔绝的情结，专心致志的精神和毅力，才使它成为一部不朽的经典之作。

多年以来，对魏伯阳《参同契》的写作以哑谜的形式和隐晦难解的原因甚不明了，只猜测是性格怪异，或有意秘而不宣其学术内容。通过这次研究，才了解到其父子曾有锢禁终身之冤的情况，一切疑惑烟消云散。这是笔者的自身感受。

《周易参同契》是"《周易》、黄老思想、丹道修炼三者契合，并以此命名"。但是，在此还要说明另一问题，即是此书蕴含着丰富的玄学基本理论和思想。这是其哲学思想的精华，有重要的研究和实用价值。

一般而言，尽管玄学起源于老子，以汉末注《易》尽扫象数之学的王弼（226～249）、讲才性同异合离《四本论》的钟会（225～264）、才貌双全著有《道德论》的何晏（？～249）等为玄学创始人，但他们论著中玄学内容的深度和实用，都远远不如魏伯阳所作《参同契》。这些东西被玄学发展全面鼎盛和成熟的晋代以后的南梁陶弘景，用于分析所录《汤液经法》组方法则时，作为指导理论的基础，使医学基础理论体系在《黄帝内经》体系上有所发展和进步。依此而论，称魏伯阳是开创玄学之宗当之无愧。

因此笔者认为，《周易参同契》不但是炼丹的经典，也是国医理论的经典。1982年，笔者参加河北省中医内科急证学习班时，有邯郸中医院田成庆教授参加讲课，田老是力挺中医的学者，言辞激励，观点分明，特别提倡把《参同契》作为医学经典学习和运用，诚然是见道之言。

（2）东汉末的乱世坠落

《三国演义》开篇第一页就说了东汉灭亡的原因："推其致乱之由，殆始于桓灵二帝。"《出师表》中诸葛亮也说了："先帝在时，每与臣论及此事，未尝不痛恨于桓灵也！"但其更深层的原因，还与东汉那个著名的"跋扈将军"梁冀有关。

汉顺帝刘保是宦官拥立的，他的正妻梁氏成为皇后，而皇后的哥哥就是梁冀。汉顺帝即位时才10岁，于是就由宦官和梁冀掌权。他们联合把持朝政达20多年后顺帝去世。为了保持自己的权利，梁冀立只有3岁的刘炳为帝，是为汉冲帝。

朝政仍然由梁冀继续把持。刘炳称帝一年就因病而死。于是梁冀又拥立了8岁的刘缵为汉质帝，仍由梁冀把持朝政。

刘缵虽只有8岁，却非常聪明，人小心不小，对梁冀一手遮天的专权行为非常不满。毕竟初生牛犊不怕虎，在一次朝堂上当着满朝文武瞪着眼说梁冀："此乃跋扈将军也。"空气瞬间就凝固了，梁冀好生尴尬但强忍而未发作。回去之后又气又恨寝食难安，于是梁冀就在皇帝的面饼中加了毒药致质帝亡。汉质帝卒，享年9岁。

汉质帝死后，梁冀又立了15岁的刘志为皇帝，是为汉桓帝。桓帝当然也不满梁冀的专横，但有前车之鉴，所以桓帝很聪明地摆出一副谦顺姿态，悄悄培养自己的势力——宦官。在隐忍了 13 年后，梁冀毕竟也上了岁数，桓帝感觉时机到了。

在 159 年，桓帝联合宦官单超等人，以迅雷不及掩耳之势诛杀了大将军梁冀，并除掉了他的党羽。单超、徐璜、唐衡、左悺、具瑗五人，因为帮助桓帝夺权有功，在一日内同时封侯。于是，东汉又自动开启了宦官专政的时代，世称"五侯当权"。五侯当权期间任人唯亲，其亲属势力遍布全国各地，且仗势欺人为所欲为，明目张胆地抢劫杀人，百姓却只能敢怒不敢言。桓帝虽有所觉察，但就像对待梁冀一样等待时机，后来具瑗的哥哥贪污犯罪，桓帝突然发难将单超等人全都抓捕问罪，一个一个降职处分。五侯专权就退出了朝廷舞台。不料不久，苏康、管霸等人又成为新一轮得宠的宦官，从而引桓灵时期先后两次出现党锢之祸，内部政治斗争仍然不止。

汉桓帝夺得实权后，无愧于"荒淫无度"四字。汉桓帝一纸诏书将邓皇后废掉，开始大规模的征召美女。极短的时间内，汉桓帝的后宫妃嫔人数就已经达到了一个惊人的数字，人家皇帝"后宫佳丽三千"，而他的后宫佳丽已不止三千，而是五六千之多。而且，他不是简简单单的好色和多情，而是变态。他曾一时兴起，将数千嫔妃全部集中在一起，并让她们脱光衣服，让自己的宠臣与她们行苟且之事。至于桓帝本人，则坐在旁边，一边喝着酒，一边欣赏着"美景"。为了满足自己奢侈无度的生活，汉桓帝也挖空了心思赚钱。他不光对农民加征赋税，还开始卖官鬻爵，以不同价钱卖关内侯、虎贲郎、羽林郎、缇骑营士和五大夫等官爵。要知道，官僚阶级是国家的支柱，桓帝却将官职爵位明码标价，导致官僚阶级素质迅速下降，官员们也开始不停贪污，以谋求更高的官职和爵位。至于买官的目的，自然是更好地贪钱。所以，汉朝朝政迅速腐败堕落，民间百姓负担加重，怨声载道。

在桓帝未除掉梁冀之前，他完全就是一个傀儡，外戚梁冀甚至可以对他颐指气使，十三年间，汉桓帝在梁冀面前不是一位皇帝，而是一条狗，世家大族们纷纷依靠于梁冀，士大夫们不能为桓帝提供任何帮助，这让汉桓帝的心思变得扭曲而敏感。他夺得实权后，开始享受自己膨胀的权力，并且对所有的士大夫不再信任，因为士大夫们背后有家族、有力量，汉桓帝罢免他们，还需要看其他人的脸色。但宦官不需要，桓帝给他们权力，他们就可以权倾朝野，桓帝要他们死，他们就得死。桓帝重用宦官，乃是为了对抗愈发膨胀的外戚和世家大族。

灵帝登基后，将桓帝的所有缺点继承了下来，并且发扬光大，有过而无不及。他在位期间，更加荒淫无道，而且有了桓帝先例，他荒淫的道路畅通无阻，纵情声色。第二次"党锢之祸"、卖官鬻爵、搜刮民脂民膏，这一切做得比桓帝还要过分。灵帝食髓知味，自然也重用宦官。

当时的东汉不仅皇帝昏庸，运气也不好，西南和北边的叛乱一刻没有消停过，各地的灾荒又接连发生，而朝中的宦官和外戚以及士大夫们却还在互相倾轧。东汉彻底走向了末路。

2. 张角的创教活动

张角，冀州巨鹿郡（今之平乡县）人，是历史上太平道领袖,黄巾军起义的主要领导者。他有张宝、张梁两个弟弟,也是黄巾军起义的领导人。《三国演义》说张角入山采药,遇到一位碧眼童颜、手执藜杖的老人,授给他天书三卷,并告诉他:"此名《太平要术》,汝得之,当代天宣化,普救世人;若萌异心,必获恶报。"张角拜问老人姓名,老人说:"吾乃南华老仙也。"说完,化作一阵清风走了。所谓"南华老仙",就是战国时期道家代表人物庄周,所著《庄子》一书被后世道教徒称作《南华真经》,他被称作"南华真人"或"南华老仙"。张角得到天书,日夜攻读研究,学会了呼风唤雨的本领,自号"太平道人"。中平元年正月,天下瘟疫流行,张角散施符水为人治病,自称"大贤良师"。张角原有五百多徒弟,皆能画符念咒,云游四方,为人治病。后来,他的信徒越来越多,遍布中国东部。张角忘记了南华老仙的教诫,产生了夺天下的异心,提出"苍天已死,黄天当立,岁在甲子,天下大吉"之言,与此同时还有益州五斗米道张修也率众起义。

《太平要术》的主要内容有四个方面:一是继承老子之道和传统的天神信仰,重新构筑了早期道教的神学思想体系,即天人合一的神学思想,提出了神仙不死、身中神、求长生等观念;二是为帝王治太平提出一套统治术,以阴阳五行学说为理论基础,以"无为而无不为"的老子学说为治国方针;三是关于教徒的修养方法,提出辟谷、食气、服药、养性、返神、房中、针灸、占卜、堪舆、禁忌等方术,同时,还重视符咒,宣扬服符能驱邪求福、治病长生,要求信徒坚持斋戒、首过、祈禳、叩拜及诵经等活动;四是提出善恶报应观念,认为人类如果作恶太多,则天地必降灾异,殃及后人。由此,正告世人行善积德,信修正道,方可断除灾异而得度成仙。

《太平经》的问世，标志着早期道教基本教义的初步形成，对汉代原始道教的创立产生了重要的影响。太平道为早期道教的一支，它的理论基础直接来源于《太平经》，张角是太平道的创始人。

约在东汉灵帝建宁年间（168～171），张角开始其布道传教活动。他通过符水符咒为人治病的方式广泛地在社会上活动，大收徒众，发展力量，扩大影响。张角传道的方式，在史书中有较多的记载。《后汉书·皇甫嵩传》说："初，巨鹿张角自称'大贤良师'，奉事黄老道，畜养弟子，跪拜首过，符水咒说以疗病，病者颇愈，百姓信向之。角因遣弟子八人，使于四方，以善道教化天下，转相诳惑。十余年间，徒众数十万，联结郡自青、徐、幽、冀、荆、扬、兖、豫八州之人，莫不毕应。遂置三十六方。方犹将军号也。大方万余人，小方六七千人，各立渠帅。"又《三国志·张鲁传》注引《典略》说："光和中，东方有张角……角为太平道……太平道者，师持九节杖，为符祝，教人叩头思过，因以符水饮之。得病或日浅而愈者，则云此人信道；其或不愈，则云此人不信道。"

从这些记载看出，张角的传道活动，主要是以符水、符咒为人治病，同时还广招弟子，派遣弟子八人奔赴四方，以善道教化天下。此外，张角对道徒所宣传的教义中，融合了《太平经》和黄老道的思想。把自己创立的道教组织命名为太平道，就是直接来源于《太平经》。所谓太平道，即"行太平之前"之义。

张角自称"大贤良师"，亦来源于《太平经》。《太平经卷九十》："今行逢千斤之金，万双之璧，不若得明师乎？学而不得明师，知何从得发乎？治国欲乐安之，不得大贤事之，何以得一旦而理乎？"张角把自己称之为"大贤良师"，实际上是把自己看成是太平道的先知先贤，目的就是要行大顺之道，以教救世赈民，实现天下太平。张角传道的主要法术，是教人叩头思过，以符水治病和咒语疗病。这些方法都要严格按照《太平要术》中的规范要求去做。

张角所持的九节杖类似于权杖，既能招神又能劾鬼，持杖即可理九人九气之事，可以统摄天地万物，可以度人得道。张角事奉黄老道，在传道的过程中，他以黄老善道教化天下。黄老道成了张角宣传民众、组织道徒的工具。其时，东汉朝野多有信黄老道者，许多统治者也都相信他是以善道教民，以至青、符、幽、冀、荆、扬、兖、豫八州之人，莫不毕应，或弃卖财产，流移奔赴。

张角所创立的太平道，其奉祀的神为黄老，也尊奉中黄太乙（太乙，又作"太一"）。《史记·天官书》说："太一居紫微宫北辰，中宫天极星，其一明者，太一常居也。"张守节《正义》说："泰一，天帝之别名也。"秦汉时期，太一被认为是紫微宫北极天帝或天帝大皇，是天中央主宰四方的最高神。两汉时期，太一又被视为比北斗神黄帝更高明的神仙。在《太平经》中也出现太一信仰，并有太一位于中央的观念。《太平经》说："然天地之道所以能长且久者，以其守气而不绝也。……乃上从天太一也，朝于中极，受符而行，周流洞达六方八远，无穷时也。"

太平道在"太一"之前冠以"中黄"二字，当与"五德终始说"有关。东汉光武帝得赤符称帝，以火德自居。五行相生说是以"木—火—土—金—水"的次序，火可生土，五行中土居中，色尚黄，黄为大吉之色。太平道以土为吉，信仰中黄太一，崇尚黄色，隐含着主运土德的张角太平道，即将取代主运火德的东汉王朝，建立黄天太平社会的愿望。张角自称"黄天"，头裹黄巾，提出"苍天已死，黄天当立"的口号，奉中黄太一为尊神，原因就在这里。

张角除了两个弟弟张梁、张宝在家乡冀州传道以外，还派出八名弟子奔赴各地传道。短短的十余年间，全国 12 个州当中就有八个州的百姓参加太平道，道徒达几十万人之多。为了便于组织和管理，张角把遍布青、徐、幽、冀、荆、扬、兖、豫八州的道徒编为以"方"为单位的教区组织，全国共设三十六方，大方有万余人，小方有六七千人，各方均设渠帅总领其事。

这样，张角经过十余年的创教活动，终于建立了一个拥有几十万教徒，遍及全国三分之二以上州府的庞大的道教组织"太平道"。

3. 黄巾起义

184 年，张角起义的准备已经就绪，他一面派人在起义活动地点写上"甲子"二字作为标记，另一方面派弟子马元义到荆州、扬州召集数万人到邺准备，又数次到洛阳勾结宦官封谞、徐奉，约定里应外合。

可是在起义商定时间的前一个月，被山东张角培养的弟子唐周因恐惧而策反告密，供出正在南阳的张角大弟子马元义，马元义被捕并车裂于洛阳。张曼成立即在南阳起兵，官兵大力逮杀信奉太平道信徒，株连千余人，并且下令冀州追捕张角。由于事出突然，张角被迫改变原计划，马上发难，因为起义者头绑黄巾，史称"黄巾起义"。张角自称"天公将军"，张宝、张梁分别为"地公将军""人公将军"，在冀州一带起事。他们烧毁官府、杀害吏士、四处劫掠，一个月内，全国七州二十八郡都发生战事，黄巾军势如破竹，州郡失守、吏士逃亡，震惊京都。

同年（184）七月，五斗米教首领张修在巴郡（今之重庆）率众起义，攻占汉中部分地区，以配合东方太平道的黄巾起义。初平二年（191）与张鲁合兵一处，攻打汉中太守苏固，张修杀苏固，张鲁杀张修，张鲁开始占据汉中24年之久而降魏，降魏次年（216）去世。

由于早期黄巾军攻势猛烈，使汉室朝廷惊讶，一时间下放了很多军权到地方，为了快速平叛战事。结果就是地方军权超过了中央，那些存在野心的将领官员就趁机同周边的势力进行混战，形成了比黄巾军起义更大的混乱，也为后来三国局面的形成奠定了基础。

黄巾军在取得了最初的胜利后，迎来了汉军主力的反击战，于是被一步步逼退。六月，张角撤退到了广宗，同汉军的卢植对峙。不久张角病死，接任他率领黄巾军的是他的两兄弟张宝和张梁。八月，张梁在广宗被皇甫嵩击杀。十一月，最后的首领张宝也在曲阳战死。自此黄巾起义基本上被镇压，虽然后续还有一些残余的部队维持了二十年之久，但是已经掀不起风浪了。

黄巾军起义，是我国历史上规模最大、由宗教组织的农民起义之一，这次起义拥有周密的计划，经过了长期的准备，而且目标也很明确，起义过程中也有自己的口号凝聚士气，但缺乏有战略头脑的军事领袖人物。其起义计划的制订极不完备，且分散在各地孤立行动，甚至不进行相互支援配合，终于被官军各个击破。

东汉是道教兴起的时代，有张角所创之太平道和张道陵所创之五斗米教两门。道教的创立，是道家思想指引和影响的结果，其教义和宗旨，都是道家思想的体现，五斗米教和太平道教，义旨略同，前者重在道法自然，无为而治的义旨，后者偏在天人合一，追求逍遥无恃的精神自由。它们的思想根源，上承于战国末期阴阳家邹衍的阴阳五行融合学说，上及战国中期的庄子（庄周）、春秋后期的老子（李聃），即所谓"老庄之学"，更可上溯于商代有"食医道政四法一贯"思想，与帝王同等权威的大巫国师圣相伊尹，因为无论五斗米还是太平道，都有利用为人治的名义创立和发展的，包括汉后多次农民起义，无一不是如此，可以说这是我国历史上的一个潜规则，都是伊尹四法一贯思想之滥觞肇迹。

如前述，张角治病主要是为创立太平道，消灭汉朝，建立新的政权。在社会上，素有"医巫同源""用药如用兵""不为良相，必为良医""治大国若烹小鲜""安里攘外""乱世不可治以王道""擒贼先擒王"等有关医事之法则道理，都是诸多方面的实践经验总结而来，有其一定的价值和作用，是医学理论的组成部分。

道学对社会的作用也是巨大的，如前述，张角起义的当年，张修在益州起义，后来被张道陵之孙张鲁吞并，在汉中建立政权，以道政合一治理，长达25年之久。在那军阀混战、诸侯蜂起的时代，能够相对平稳的存在，也确实可以证实道教治国的威力。魏晋玄学和宋明理学都融合了道家思想发展而成。南北朝的南梁取得政权，李唐、赵宋及明朝朱元璋都是重作道教或道家建国或治国，对社会的进步和稳定起到了良好的作用。

所以，以天人合一、无为而治、阴阳五行合一为中心的道教，是中国古代哲学思想的结晶，是现代思维哲学的集大成。

4. 刘表与荆州官学

刘表（字景升，142～208），山阳高平（今山东邹城）人，是刘汉皇室鲁恭王刘余的十代孙。刘余为汉景帝刘启四子，孝景帝前元二年（丙戌，公元前155）册封为淮阳王，后又改徙封为鲁王，是古文尚书的发现者。刘表可谓古经文的传导承者，早年又受学于同郡古经学家王畅，深受儒家文化熏陶，受古经学思想影响深远。

刘表求学的时代处东汉中后期，在外戚宦官交替的黑暗统治下，社会矛盾激化，危机四伏。为挽救东汉政权，一些开明的官僚、太学生和郡国生徒对外戚宦官进行了猛烈攻击，掀起了一次又一次反宦官斗争。刘表在其师的影响下，也积极投身于反宦官斗争中。刘表表现得相当活跃，议论政治，品评人物，成为一名反宦官的杰出人物，赢得了良好的声誉，被人们看成士大夫阶层的重要代表人物，誉为"八及"之一。

延熹九年（166）第一次党锢之祸，刘表是清议党人中杰出人物，也被禁锢而流亡民间近20年。

黄巾起义爆发后，灵帝除了"党禁"，刘表复出，被辟为大将军何进任北军中侯。献帝初平元年（190），荆州刺史王睿为孙坚刺杀，刘表被任命为荆州刺史，开始了一生中最重要的荆州割据时期。

当时北方地区混乱加剧，时荆州局势如天下大势一样，政权瓦解，混乱不堪。刘表赴任行至宜城时，道路阻塞不通，年届五旬的刘表，只得单枪匹马而过，被后人誉称"刘表单骑入荆州（在襄阳任刺史）"。

入荆几年后，刘表政权得到巩固，脚跟站稳，开始兴办教育。于195年前后在襄阳办起第一所学业堂。据说刘表之妻是诸葛亮（181～234）之妻黄月英的姨母，孔明系此校第一批学员之一。

学业堂聘请大批名士如司马徽、宋忠等当教师，还亲自编撰古文经学教材，对古文经学的光大起到很大作用。学业堂是官学，除了官学，私学也兴盛，襄阳成为当时全国的文化教育学术中心。史书载，南来北往的名士鸿儒纷纷涌向荆州（这里荆州指治所襄阳），先后前来讲学的名士达到300多人，求学的"盖千数"。

东汉时虽然古文经没有取得官学地位，但是宋忠（生平不详）、司马徽（？～208）等人讲授古文经学，确立了古文经在荆州官学中的地位，而且发扬了古文经简明求实、注重义理的学风。荆州官学中形成以宋忠为首，继承马融以名实为主要内容的思想，与以北方幽州为中心的郑玄学派相抗衡的新的学派——"荆州学派"，从而繁荣了当时的学术文化。

由于刘表是山阳高平人，其师是同乡大儒王龚之子王畅，畅曾任南阳太守，与王粲、王凯、王肃及后来的王弼、王叔和等都是山阳同族老乡，或为学宫所聘教官，或有裙带传承关系，故荆州学派也称"山阳王氏学派"。

荆州学宫时期，张角起义（184）余波未平，和张鲁道政合一割据汉中（191～216年占据汉中），社会上道教理论正处兴盛不衰之时，同时刘表本人亦具有浓厚的道教思想和意识。入荆之初，即与荆州当地学者共著有《荆州星占》道学书一部，据说此书为唐代李淳风《乙巳占》的原始样料，还有人认为道教经典《老子想尔注》是刘表所作者（唐初陆德明《经典释文·序录》说，《老子想尔注》二卷，原注不详何人，一云张鲁，或云刘表）。可见刘表和荆州学派具有引道入儒的特色，即玄学的象征。故其后人王弼因此成了玄学的创始人之一。王弼与荆州学派不但有师承关系，更有密切的裙带关系，简述如下：

东汉顺帝时做太尉的王龚，因为贤达而名为高士。其子王畅号在"八俊"之列，汉灵帝时畅官拜司空，以训释包括《周易》在内的"五典"著称。畅子王谦，为汉灵帝时大将军何进长史。谦子王粲，为建安七子之首，是有名的大文豪。王粲年少时，得到才女蔡文姬之父、著名学者蔡邕的赏识。邕有书万卷，曾载数车书赠予王粲。王弼的祖父王凯与王粲是族兄，为避战乱，两人一起到荆州投奔刘表。刘表很赏识王粲的才华，想把女儿嫁给他。但王粲形貌丑陋，身体虚弱，而王凯却仪表堂堂，风采照人。所以刘表把女儿嫁给了王凯。王凯生子王业。其后王粲之子因罪被诛，王业就过继给王粲为嗣。王粲的万卷书，全部归业所有。王业之子王弼是刘表的曾外孙，成了王粲的继承人。王弼在这世代书香之家，自幼受到知识的熏陶，万卷图书是他良好的读书条件，王弼自然得传王、刘两家之学，具有形成儒道兼有的玄学基本条件。他的祖辈研治古文经学，又兼治《老子》。所以，王弼受其影响，以古文经学为基础，也包容了老子的学说，最终被誉为玄学创始人之一。

刘表占据的荆州，是一个人才荟萃的地方。"关西、兖、豫学士归者盖有千数"（《后汉书·刘表传》）。一时间，形成了有著名学者宋忠在内的荆州学派。宋忠重视《易》学和扬雄的《太玄》。王肃 18 岁曾向宋忠学《太玄》，后来以儒道兼来的思想注经，亦成为魏晋玄学的先导。而王弼的祖父王凯和叔祖工粲也到了荆州任教，所以，王弼后来研究《周易》《老子》，无疑也受到了宋忠、王肃思想的影响。

荆州官学培养了大批经世致用的人才。曹魏、蜀汉、孙吴三国政权中的骨干，如曹魏政权中的刘廙、傅巽、徐庶、王粲等；蜀汉政权中的庞统、诸葛亮、尹默等；孙权政权中的潘濬都对社会有所贡献。

特别需要注意的是，荆州学宫主讲之一王粲，与张仲景有所交往，后来撰次《伤寒论》的王叔和亦是山阳王氏族人，刘表的老师王畅曾在仲景故乡任太守，对南阳的文化会有一定影响，会影响到张仲景医药思想的形成。

刘表治荆之初，是依靠当地大族蒯良、蒯越、蔡帽、庞季等，采纳他们"理平者先仁义、理乱者先权谋"的建议，以权谋治乱并重视人才，打出仁政德治的旗号治理荆州，以赢得广大人民的拥戴。恩威并施，铲除各部宗帅，收编余部，移治襄阳，这样，刘表在荆州地方人士的支持下，很快站稳了脚跟，控制了荆州的局势，成为南方强大的割据者，使荆州在战乱频频的汉末相对安宁。

北方经过董卓之乱后，京都洛阳官府藏书及个人藏书多毁于战火。此时荆州因为没有天灾人祸，原有图书得以保存。流离荆州的士人也带来大量典籍。经刘表广泛细致的搜集，荆州官府藏书成为全国之冠。刘表去世后，这些藏书并没有因刘表荆州政权的灭亡而遭到毁损，而是被运到北方，被重新保存和加以利用。

荆州学派在刘表精心组织和领导下蓬勃发展。建安十三年（208），曹操统一北方后，挥师南下，刘表无力应对，忧急而死，刘琮降曹。聚集在荆州的文人学士随着刘表荆州政权的灭亡而分散到三国。荆州的官学被迫停办，学术文化活动随之停止，荆州的学术文化中心地位也随之丧失了。

在当时"家家欲为帝王，人人欲为公侯"的纷争环境中，非乱世英雄的刘表由于种种原因没能逃过战乱，最终荆州被三家分割。然而，在经营荆州的近 20 年中，他使荆州沃野千里，士民殷富，成为汉末著名的学术文化中心。刘表领导的荆州学派在历史的长河中犹如昙花一现，但其在经学史和玄学思想史上产生了深远的影响。

附：刘表与左慈的故事

左慈来到了荆州。当时荆州是刘表的辖区，刘表早就听说曹操饱受左慈的戏弄，欲杀左慈而终未得手，最近又听说左慈来到了荆州，心中不禁慌张起来。

刘表为人软弱无能，既怕放过左慈而得罪了曹操，又怕效法曹操而惹恼了左慈，想来想去，他心生一计：何不借阅兵仪式，以雄壮的军威从气势上压倒左慈，使其臣服于己？主意已定，他便组织了一场规模巨大的阅兵式，同时邀请左慈参加，一同观摩。

左慈早已看透了刘表阅兵的用意，接到邀请后，他便将计就计，一口答应下来。在阅兵场上，刘表指着盔明甲亮、旗帜鲜明的队伍对左慈说："先生认为我的军队表现如何？"左慈赞叹不已。刘表又说："久闻先生道术精深，今日能否请先生在三军面前，让我们见识一下呢？"

左慈微微一笑，说："贫道哪里称得起道术精深。既然景升（刘表的字）兄有意让贫道表演一番，那么我就将一份薄礼奉献给三军将士，还请景升兄笑纳。"说着，左慈一摆手，让弟子抬上来一坛酒和一束肉干。

刘表一看，酒和肉干甚至不够手下一个将军吃的，便诧异地对左慈说："我这三军将士，加起来有数万人，先生这一点点东西，恐怕无法犒劳官兵吧？"左慈依然面带微笑："不让官兵吃饱，我如何敢说犒劳三军的大话呢？"刘表看了看那些酒肉，心里虽然不信，嘴上却也不好再说什么，便命令官兵依次前来接受"犒劳"，心想到时不够分发，我看你怎么办。

左慈不慌不忙地从腰间拔出一把刀，握住那束肉干，凡遇一个军卒，便削下一块肉干，并赐酒三杯。不一会儿，刘表手下数万军兵每人都得到肉干一块，美酒三杯，不但军兵每人酒足饭饱，就连刘表请来的近百名嘉宾，每人也喝得酩酊大醉。刘表看那束肉干和那坛酒，仍与先前抬上来的一样，数量丝毫未见减少。

这回刘表真是心服口服了，连连称赞："先生真乃神人也。"于是，刘表打消了加害左慈的念头，恭恭敬敬地善待左慈。

左慈在刘表大营中闲居数日之后，往东吴而去。东吴有一位姓徐名随的人，颇有些道术，平素住在丹徒（故址在今江苏省镇江市东南一带）。家中有弟子若干人。

一天，左慈路过徐宅，想进去拜见，便上前叩门。正巧那日徐随有几位客人也来拜访，比左慈早到了一会儿。听见叩门，一位客人开门一看，见是一个其貌不扬的老头，还瞎了一只眼，问徐随在不在。客人以为是过路乞讨的人，便谎称："徐公不在。"左慈心知对方在欺骗自己，嘴上什么也没说，转身走了。他出去时看见门外停着几辆牛车，料想是徐家客人的，便想捉弄他们一下。

徐随在屋内接待几位老友。谈话间，忽闻弟子在院中纷纷叫嚷。屋里众人不知何事，几位客人便跑出去观看。只见院外高高的树梢上，有几只牛正悠哉游哉地缓步而行，人们几乎不敢相信细软的树梢能承托起笨重的黄牛。

看了一会儿，客人们渐渐发现树梢上的牛就是自己驾车的牛，便快步跑出院子，果然看到牛已不见，只剩下车，再仔细一看，车轮子上突然长出了一尺多长的荆棘，车轮子快变成大树墩了。

一位宾客取来一把斧子，想把荆棘斩断，可是无论他怎么用力，细细的荆条上连痕迹也没有。宾客这时才觉大事不好，连忙奔进屋里，将此事禀告徐随。

徐随是有道之人，遇事从不惊慌。刚才院中嘈杂一片，宾客皆出门观瞧，唯有他仍静静地坐在蒲团上，悠闲地饮茶。此时听罢客人诉说，他慢慢放下茶杯，问道："刚才有没有人找我？"那位撒谎支走了左慈的客人嗫嚅着说："刚才有人敲门，我出去一看，原来是个瞎了一只眼的老头要找先生，我以为他是个穷讨饭的，就说您不在，将他打发走了。他刚走了不久，牛就上树了，车轮也长出荆棘了。"

不等宾客说完，徐随大声叫道："哎呀！那个人就是有名的仙人左慈呀，你们怎么敢在他面前撒谎呢？这一定是他在惩罚我们。还不快去追！"客人们从来没见过徐随发过这么大的火，更未听见他高声说过话，这回全愣住了，见徐随拔腿向院外追去，也跟着一起奔出屋外。

徐随到底是有道之人，他已推算出左慈去的方向，于是带领众宾客直追下去。追了十几里地，远远望见前面有位老者正缓步而行，一位宾客说："就是他，刚才就是他敲门的。"

待追上老者时，徐随带头，围成个圈给老者跪下。那老者正是左慈。徐随叩头道："刚才我的客人不识仙公面目，多有冒犯，还望仙公恕罪。"左慈听罢哈哈大笑道："贫道无非是想与徐公开个玩笑。"于是大家说笑着回到了徐宅。到了院门前，只见树上的牛已回到了车前，车轮上的荆棘也早就不见了，一切如故。众人不禁暗暗佩服左慈的本领。

5. 张道陵创五斗米教和《老子想尔注》

张道陵（34～156），字辅汉，原名张陵，东汉丰县（今江苏徐州丰县）人。相传为西汉开国功臣张良的第八世孙，汉光武建武十年正月十五日生于丰县阿房村。张道陵26岁时曾官拜江州（今重庆）令，但不久就辞官隐居到洛阳北邙山（今河南洛阳北）中，精思学道。汉章帝、汉和帝先后征召其为太傅、冀县侯等职，均辞。之后张道陵开始云游名山大川、访道求仙。先是南游淮河，居桐柏太平山，后与弟子王长、赵升一起渡江南下到了今江西省贵溪市云锦山，就在山上结庐而居，并筑坛炼丹。传说三年后神丹成，龙虎出现，故此山又称龙虎山。时年张道陵60岁，听闻蜀中民风淳朴，易可教化，便移居四川鹤鸣山。

相传汉顺帝汉安元年（142）正月十五日，太上老君降临蜀地，传授张道陵"正一盟威之道"，嘱其扫除妖魔，救护生民。张道陵就此创立了道教，尊老子为教祖，以"道"

为最高信仰。永寿二年（156）其升仙而去，时年123岁。

唐玄宗天宝七年（748），因老子之故册封张道陵为"太师"。后世宋、元、明各代均有加封。

关于张道陵入蜀的原因：一是"闻蜀人多纯厚，易于教化，且多名山"，对创教有利；二是"闻巴蜀疫气危害人体，百姓为病疫灾厄所困"，他想用符、丹为人治病。入川后，他先居阳平山，后住鹤鸣山，还到了西城山、葛溃山、秦中山、昌利山、涌泉山、真都山、北平山、青城山，精思炼志。永和六年（141），张道陵著作道书24篇，自称"太清玄元"，收徒设教，建立道教基层组织。奉其道者，须纳五斗米，时称"五斗米道"。

汉安帝二年（143），张道陵在巴蜀地区建立起二十四个宗教活动中心，即二十四治，进而设立祭酒，分领其户，有如宰守。从这时起，道教开始有了正规教团组织"正一盟威道"，后世也称之为"天师道"。

张道陵为天师派第一代天师，所以在道教中被尊为祖天师。天师职位的继承采用世袭嗣教制度，祖天师化去后，由儿子张衡接任，史称嗣天师。张衡化去后，又由子张鲁接任，是为系天师。到了第四代孙张盛时，回归迁居江西鹰潭龙虎山，子孙世传其业，一般统称张天师。

张道陵以符水、咒法为人治病，并授民取盐之法，后人称此法为"陵井"（用咸井水熬盐）。百姓得其益，奉之为天师，弟子户达数万。

张道陵尊老子为道祖，奉《老子五千文》为最高经典，并自编《老子想尔注》发挥老子的道家思想。以"道"为最高信仰，将"道"和老子相提并论，宣称即"道"是"一"，"一散为气，聚形为太上老君"。

相传《老子想尔注》为张道陵所著对老子《道德经》的注释本，是道教早期教派正一盟威道的一部哲学兼丹经的经典著作。《老子想尔注》内容主要包括三部分：一是关于守道诫。《老子想尔注》认为"道"是专一、真诚、清静自然、好生乐善的，只要人们谨守道诫，就可以延年增寿，除灾得福。二是关于长生之法。《老子想尔注》认为善保精气就可以实现仙寿，主张和五脏五行之气，"和则相生，战则相克"。阐述房中术要领："精结为神，欲令神不死，当结精自守"，认为得此要领，也可长生不死。为了自守，要做到无思欲、无为无名、不贪荣求宠、不争强好胜、不为恶事等。三是关于帝王行道问题。《老子想尔注》认为，行道不只是道士的事，帝王也应行之，"道之为化，自高而降，指谓王者，故贵一人，制无二君，是以君王常当行道，然后乃及吏民，非独道士可行，王者弃捐也"。而且上圣君王都是师道行道，用以教化天下，故能实现太平之治，后世帝王渐渐失道，君臣行道，太平之世可以实现，民众安顺。这里的"道"，指生道，也就是清静寡欲、乐善好施之道；而战争是杀生的，故"兵不合道"，帝王应守生道，少起战事。

附：张道陵斗法的传说

　　传说东汉顺帝年间某夜，太上老君降临在张道陵住的地方，授给他雌雄剑和许多符箓，要他诛灭横行四川的六大魔王、八大鬼帅。

　　张道陵精修千日，练成了种种降魔的法术。不久八大鬼帅各领鬼兵共亿万数危害人间，他们带来各种瘟疫疾病、残害众生。张道陵在青城山上设下道坛，鸣钟扣磬，呼风唤雨，指挥神兵和这些恶鬼大战。他站立在琉璃座上，任何刀箭一接近他就立刻变成了莲花。鬼众又放火来烧，张道陵用手一指，火焰又烧了回去。鬼帅一怒又招来千军万马重重包围，不料张道陵用丹笔一画，所有鬼兵和八大鬼帅都纷纷叩头求饶。但是他们口服心不服，回去后又请来六大魔王，率领鬼兵百万围攻青城山。张道陵神闲气定，不为所动，只用丹笔轻轻一画，所有的鬼都死光了，只剩下六大魔王倒在地上爬不起来，只好叩头求饶。张道陵再用大笔一挥，一座山被分成两半把六个魔王困在里面，动弹不得，于是魔王只得答应永世不再为害人间。

6. 伟大的经方继承实践大师张仲景

张仲景，名机，字仲景，东汉末年著名医学家。正史无传，生卒年及生平不详，经后人考证，约生于东汉和平元年（150），卒于建安二十四年（219），南阳涅阳县（今河南省邓州市穰东镇张寨村）人。张仲景出生在没落的官僚家庭。其父亲张宗汉是个读书人，生两子，仲景行二，他在朝廷做官。由于家庭的特殊条件，使他从小有机会接触到许多典籍。

《太平御览·方术部》引用的《何颙别传》中，有关于张仲景的一些记载。张仲景在小时候拜访过同乡名博士何颙，何颙对张仲景的评语是"君用思精而韵不高，后将为良医"，预测他后来会成为一个名医。而《何颙别传》中对这件事的评论是"卒如其言"。何颙的意思是"不为良相，便为良医"。学医不仅要"用思精"，更重要的是要"韵不高"，也就是要低调和踏实，绝不可唱高调。相对来说，那些做官的反倒不能这样，不然肯定成为官场的牺牲品。"用思精而韵不高"，这也应该是做一切学问的态度。而张仲景具有这样的天赋，是"将来必成名医"的先天条件。

《汉书·何颙传》谓："何颙（？～190），字伯求，南阳郡襄乡县（今湖北省枣阳市）人。东汉末年名士。第二次党锢之祸，受到宦官诬陷，逃亡汝南郡。党祸解除后，出任中央要职，担任相国长史。初平元年，参与谋刺董卓失败，忧愤而死。"可知此人与魏伯阳之父魏朗均是死于第二次党锢之祸者。

何颙见曹操，叹息说，汉家将亡，安天下的必定是这个人啊。曹操因此非常高兴，称赞他"颍川荀彧，王佐之器"。

可见此人识人确有高见，张仲景虽后来人称曾举孝廉，又曾任长沙太守，但徒有其名，而不见其仕途之迹。对此事之有无，众说纷纭，至今尚无定论，笔者在此采取自己认为较合理的资料以略述备考。

（1）缥缈的举孝廉和长沙太守

有关他张仲景做长沙太守的事不见于史书记载。历代文献中最早谈到张仲景"官至长沙太守"的是唐代甘伯宗的《名医录》，可惜该书已佚。北宋医官林亿、高宝衡、孙奇等人在校刊整理出版《伤寒论》时，其所作序文中引用了《名医录》的原文，并说："张仲景《汉书》（应为《后汉书》）无传，见《名医录》云：南阳人，名机，仲景乃其字也。举孝廉，官至长沙太守。"1981年，从河南省南阳市医圣祠院内地下发掘出一块墓碑，还有碑座。碑的正面刻有"汉长沙太守医圣张仲景墓"等文字，碑座上则刻着"咸和五年"四个字。"咸和"是东晋成帝司马衍的年号，咸和五年即 330 年。此碑距张仲景逝世之岁（219）仅 111 年，因而是可信的。已故著名医史学家耿鉴庭先生等人据此充分肯定张仲景曾经做过长沙太守。清代名医陆懋修（字九芝）在其《补后汉书张张机传》中说："建安中官至长沙太守。"

章太炎先生在《张仲景事状考》一文中指出，建安四五年间，长沙太守张羡病死，由其儿子张怿继任长沙太守，刘表复派兵攻怿，大约在建安六年彻底打败张怿。只有到了这时，张仲景才有做长沙太守的机会。章太炎在该文中说："（张）羡父子相继据长沙，仲景不得为其太守。意者先在荆州，与仲宣（王粲）遇，表即并怿，仲景始以表命官其地，则宜在建安七年矣。"

关于举孝廉，有人认为当在仲景早年的建宁时期。但"建宁"为汉灵帝年号，前后历时 5 年（168～172）。其时张仲景的年龄为 18～23 岁，此时"举孝廉"按汉代规定，孝廉举至中央后，并不立即授以实职，而是入郎署为郎官，承担宫廷宿卫，目的是"使之观大臣之能"，熟悉朝廷行政事务，然后经选拔，根据品第结果被任命不同的职位，如地方的县令、长、相，或中央的有关官职。一般情况下，举孝廉者都能被授予大小不一的官职。汉顺帝阳嘉元年（132），根据尚书令左雄的建议，规定应孝廉举者必须年满 40 岁；同时又制定了"诸生试家法、文吏课笺奏"这一重要制度，即中央对儒生出身的孝廉要考试经术，文吏出身的则考试笺奏。从此以后，岁举这一途径就出现了正规的考试之法，孝廉科因而也由一种地方长官的推荐制度，开始向中央考试制度过渡。所以张仲景在青年时期举孝廉是不可能的。若要做长沙太守，那更是不可能的。"建安"为汉献帝年号，共历时25年（196～220）。建安元年张仲景年满46岁，至建安中期也只有50多岁，从古代多数官员的出仕年龄来看，张仲景此时出任长沙太守是完全可能的。再从东汉末年长沙郡的历史和地区情况来看，张仲景在建安六年（201）以后至建安七年（202）以前出任长沙太守，开"坐堂医"之先也是非常合乎逻辑的。

附：发现仲景墓的故事

清朝康熙年间，徐中可写过一本书，叫《金匮要略论注》。该书中有一篇文章叫《张仲景灵异记》，在这篇文章里头，他写了一段非常蹊跷的故事：

明代有一个读书人叫冯应鳌，冯应鳌得了发热恶寒的病，奄奄一息，眼看就要活不下去了。夜里做梦，梦见来了一个神人，穿着黄衣服，戴着金帽子，这个神人呢，就拿手摸了他的全身，然后顿时他感到全身骨节舒畅，然后冯应鳌在梦中就问："你是什么人呢？"那个神人说："我是南阳汉长沙太守张仲景。今天治好了你的病，我也有比较尴尬的事情要请你帮忙，或者说我也有困难的事情要请你帮忙。在这个南阳城东四里的地方有一个祠，祠后面七十七步有我的墓，过几年以后会有人在我的墓上打井，能够制止这件事情的只有你。你到时候到那里制止他们继续在我的墓上打井，然后给我重新整修一下这个墓。"冯应鳌一觉醒来，出了一身大汗，怕冷发烧就退了。

后来他一直记着张仲景在梦中的托付，几年以后，实际上四年以后，他就来到了南阳城东，到那儿果然看见那个菜园子的农民正在打井，而且正好挖出一个石碑，这个石碑就是"汉长沙太守医圣张仲景墓"之碑。

（2）张仲景与王粲

东汉时期的长沙郡，是荆州所管辖的一个地区。据《后汉书》记载，当时的荆州共辖南阳、南郡、江夏、零陵、桂阳、武陵、长沙等七个郡，建安时期担任荆州刺史是刘表。他从献帝初平元年（190）单骑赴荆至献帝建安十三年（208）在任 18 年。当时刘表的权势很大，对所辖各郡太守拥有生杀予夺大权，能够直接任免郡太守。例如长沙太守张羡与张怿父子因反叛而被刘表发兵打败，用武力手段夺了他们的权。如张仲景做长沙太守，很可能就是刘表任命的。刘表与王粲（字仲宣，生于灵帝熹平六年，即 177 年，卒于建安二十二年，即 217 年）都是"山阳高平"（今山东邹城西南）人，两人是同乡。王粲于初平四年（193，时年王粲17 岁），与族兄王凯等一起投奔刘表，随即成为刘表的部属，直至建安十三年刘表死去，王粲还在为刘表的儿子刘琮出谋划策。可见王粲与刘表的的关系极其密切。

在晋皇甫谧《针灸甲乙经》序中，记载了张仲景为王粲看病的逸事："仲景见侍中王仲宣时年二十余，谓曰：'君有病，四十当眉落，眉落半年而死。'令服五石汤可免。仲宣嫌其言忤，受汤而勿服。居三日，见仲宣谓曰：'服汤否?'仲宣曰：'已服。'仲景曰：'色候固非服汤之诊，君何轻命也?'仲宣犹不言。后二十年果眉落，后一百八十七日而死，终如其言。"

读此段文字者，多以仲景诊王粲病时，张仲景年 20 岁，从上文看，当时应是王仲宣年在 20 岁，因为张仲景 20 岁时，王粲尚未出世。若是王粲 20 岁，则应在王粲赴荆后的3 年，即 196 年，之后又 20 年（建安二十二年，即 217 年）

去世。可见当时应是王仲宣年在 20 岁，因为张仲景 47 岁，两人实际上是忘年之交。时在王粲赴荆后的 3 年，之后又 20 年（建安二十二年，即 217 年）王粲去世。或是由于王粲的推荐和引见，张仲景结识了刘表，为他后来出任长沙太守提供了有利条件。

笔者在此还要说明，刘表 17 岁那年（159），其师父王畅正在南阳任太守，因为当年刘表曾因王畅"行过于俭"而进谏要"嗜不于上，俭不遏下，盖中庸之道……"畅答曰："以约为失之者鲜矣，且以矫俗也（据瞿安全、王奎《荆州学派及其影响研究》）。"当年仲景 9 岁，身居官位的父亲宗汉应当在世，更可能与王畅、刘表相识，熟悉仲景的少年，而刘表在荆任职时，对仲景仍有好的回忆，有利于任仲景为太守的意愿。

又，王粲在荆 16 年，"交游活跃，为刘表撰拟荆门学术，虽不受重用，必在刘表身边也"。

笔者认为若仲景果真是刘表所任命，其原因还应有刘表之师当时在南阳任太守，而仲景之父宗汉亦为官宦，或本即与刘表有关系所致。更重要的是仲景当时已在治病方面学有所成，《伤寒杂病论》即将完成而写序之时期，因诊治王仲宣之病才与之见面频繁所致。

(3) 张仲景首传汤液经法

汉平帝四年（3）七月，王莽发动全国献书并校订，至王莽称帝居摄三年（8），《汤液经法》由李柱国、刘歆等校订并确立书名以后，到东汉和帝建初七年（82），《汤液经法》书名被班固收载入《汉书》，标志着该书已被东汉官方承认。

要知道《汤液经法》本来即是道家之祖伊尹思想之作，尤其是重视中土，崇尚中土中和、中庸、合化、气交思想，是与太平道的教义非常融洽，而且太平道的治病并不排除用药的方法，用药治疗也是教义中所规定的一种。从汉书成书到张角起义这一百年中，《汤液经法》应当是隐蔽在道家之中。可以设想，张仲景很可能在此十多年中，从太平道中得见《汤液经法》的。张角起义时，张仲景年当 34 岁，已经有了一定的实践经验和基础理论的。这一阶段应当是仲景学、用《汤液经法》最有条件且进步最快的时期。

汉灵帝元和七年（184）二月，张角因被告发而提前起义，起义当年八月张角因病去世。

(4)《伤寒杂病论》成书年代及内容特点

① 成书年代

张仲景《伤寒杂病论·序》中载："余宗族素多，向余二百。建安以来，犹未十稔，其死亡者三分有二，伤寒十居其七。"

一般而言，书的序言的写作，多在书成之后、即将付梓时完成。医书的写作应在学验俱丰时期撰写。故此句可以考证出《伤寒杂病论·序》的写作时间当在"建安以来犹未十稔"的建安九年（205）。仲景时年 55 岁，是其一生事业鼎盛时期，亦是其学验俱丰的时期，因为此时疫情流行，建安元年至之后连年疫疠流行的"犹未十稔"的时间。十年之后，其学术体系渐次更加成熟，但年事已高，乃于 214 年召卫汛、杜度（二人生卒年俱失考）至其门下为徒。

有资料称，东汉大瘟疫出现于两个时期，一次是在光武帝刘秀在位期间，发生了 7 次大瘟疫；另一次是在汉灵帝时期，发生了 5 次大瘟疫，之后一直延续到汉献帝时期的整个建安年间。

灵帝期间至献帝建安末年共 51 年中，每隔二、三年即有一次瘟疫流行。汉献帝建安年间，造成高死亡率的瘟疫大流行至少四次：一是建安前期，建安元年至九年（196～205）；二是建安十三年（208）；三是建安二十二年（217）；四是建安二十四年（219）。

其中第一次流行共 9 年中，可有三年到四年有大疫，死亡率高达三分之二，建安 9 年疫情暂时缓解，次年（205）有时间总结抗大疫治疗的丰富的经验和教训，为所写成之《伤寒杂病论》写作序言。之后三年，即建安十三年（208）再次疫疠大流行。

② 内容及特点

黄巾起义始于 184 年，张角等率领起义军反抗朝廷。张燕率领黑山黄巾军在建安四年六月至建安五年（200）十月的官渡之战时投降曹操，标志着黄巾起义的彻底失败，前后共经历 16 年。济南黄巾军一直坚持到赤壁之战的前一年，即建安十二年（207），还攻杀了济南王刘赟。这时期是张仲景实践和探索《汤液经法》，构思《伤寒杂病论》内容的时期，此阶段社会环境和文化氛围对于张仲景的学术思想必定会有所影响，从而使著作具有时代的烙印。

起义开始，马元义被车裂于洛阳，太平道在南阳的首领张曼成马上起事，并屯兵宛城（宛城，古城名，位于今河南省南阳市宛城区一带），抵御官兵达百余天之久。张仲景的家乡是黄巾起义三大主战场之一。

中平五年（188），黄巾余部再度发动起义后，黄巾各部发动战乱此伏彼起，虽然没有第一次那么浩大，但却十分令人头痛。

188 年 3 月，灵帝接受太常刘焉的建议，将部分刺史改为州牧，由宗室或重臣担任，让其拥有地方军政之权，以便加强地方政权的实力，更易控制地方，有效进剿黄巾余部。而正因汉灵帝下放权力，助长地方军拥兵自重，群雄互相攻击，逐鹿中原，同时大赦党人，令许多文人、官吏得以重新受任，造成对太平道政治压力有所宽松。如灵帝末年，朝廷无法摆平黑山张燕，张燕主动请降，张燕等人居然让朝廷默认了举孝廉、计吏的权利。

西晋皇甫谧（215～282）《针灸甲乙经·序》记有粲与仲景的交往，并记述了仲景为王粲诊病的具体情况。

因此，张仲景在倡古文经学而兼容道学的环境下，能得见属于号称道家的伊尹《汤液经法》，撰成《伤寒杂病论》。但当时玄学尚未成熟，仍处奠基阶段，故其书仍是《黄帝内经》体系，理论上无大的发挥，而在实践经方方面则有丰富的经验。受当时社会环境的限制，很大程度上有避道扬儒的趋势，这仍然属黄巾起义的影响所致。

其实仲景所撰用之《汤液经法》，本来即属道家辅助修道养生防治之书，因是"莽贼"崇尚之书，自《汉书》载其书名之后，即销声匿迹。这与东汉只言"心者君主之官"，不言五行之土亦为"君主"之实相矛盾，为东汉之禁书，只传承在道教内部。关于张仲景从何处得到《汤液经法》，笔者认为，很可能与张仲景青年时期接受过初期太平道的思想，又受到五斗米教张鲁"道政合一"治理汉中的影响，以及后来荆州学派儒道兼并的学术思想的影响而热爱《汤液经法》，从而想法得到《汤液经法》，且实践之，最终成为经方学派第一个伟大的实践大师。

（5）伟大的经方实践大师

《伤寒论·自序》谓："夫天布五行，以运万类，人禀五常，以有五脏，经络府俞，阴阳会通，玄明幽微，变化难极，自非才高识妙，岂能探其理致哉！"

此段文字是仲景对自己著作总体指导思想的表述和感想。前半部分用五常、五脏来说明以五脏为中心的经络府俞五行运动规律，与阴阳学说融会贯通，其中深刻的道理和变化运用很难掌握。其后半部分是以谦卑的态度承认自己对这种理论研究运用得不够精熟。

对《汤液经法》的理论研究不够精细，对某些"古训"亦是保留而不实用或引而不发，不予解析，如传经理论，传经日数联用的问题，六经欲解时的问题，半夏补肺气的问题，小柴胡汤不能解释全部寒热往来的病机等，都暴露了其现世传各种理论的缺陷和不足。

由于《辅行诀》问世后的历史遭遇，一直以来，是张仲景一部《伤寒杂病论》支撑着经典临床的大厦，其人被后世奉为医中圣人，其书中之方则被称为经方。后世对其顶礼膜拜，对其方论亦不敢妄加变化。直至近年《辅行诀》再现于世，才打破了千数年经方典籍的沉寂，开始了经方学术的觉醒。但是在学术界，仍有沉醉于张仲景的经验学说，大谈用经方的实践经验。笔者在此并非诋毁经验的作用与必要，而是要提醒一下不要以为吸收和推广经验是唯一的有益工作，那样会阻遏医学的进步和发展。

晋代葛洪在《抱朴子·至理篇》中记载："仲景穿胸

以纳赤饼。"说明张仲景不仅精于内科方剂，而且熟练掌握了外科手术治疗疾病的方法，并且进行了大量的医疗实践。

7. 统治者对道巫术的态度对仲景的影响

张鲁治汉中所采取的措施，都和《太平经》的思想一致，受到劳动群众的普遍欢迎，并扩大了道教的势力，史称"民、夷便乐之"，朝廷"力不能征"。至建安二十年（215），为曹操所灭。曹操吸收其治理国事的经验，深知下层人民可以利用，吸取东汉王朝的教训，对道教采取了镇压与利用、限制和改造相结合的政策，把一些道徒方士"集之于魏国"，以防止他们"挟奸宄以欺众，行妖隐以惑民"。

在张鲁投降之后，一方面对张鲁及其五子和他的臣僚都拜官封侯，利用他们的影响来笼络群众；另一方面又采用调虎离山之计，把张鲁及其子女和臣僚以及汉中人民大量北迁，瓦解了五斗米道的根据地。

曹操在平定兖州后曾将三十余万黄巾军收编为"青州军"，可以说是第一位站在同情农民起义立场上的政治领袖，尽管他也曾参与过镇压黄巾。

灵帝废禁党锢以来，随着信奉儒学的党人崛起，与阉党激烈冲突，曹操出自阉党，故更偏向道家。恰逢道家转向道教的关键期，道家偏重形而上，道教则强调现实功能，方士地位空前提高。

在曹操帐下，聚集了许多方士，据张华《博物志》载，较著名的便有十六人：王真、封君达、甘始、鲁女生、华佗、东郭延年、唐霅、冷寿光、卜式、张貂、蓟子训、费长房、鲜奴辜、赵圣卿、郄俭、左慈。

这十六名方士中，有华佗和左慈与仲景所撰用《汤液经法》有关。可说明曹操是容纳道家学术的，华佗被曹操杀害是人所共知的，并非曹不接受佗，而是其疑心太重，恐佗加害于他。至于左慈是否与《汤液经法》有关，还要加以说明。

左慈字元放，庐江人，汉族，自号"乌角先生"，东汉末年著名方士，少居天柱山，研习炼丹之术。明五经，兼通星纬，明六甲，传说能役使鬼神，坐致行厨。《后汉书》说他"少有神道"。

据记载他的一只眼睛是盲的，并且他与甘始、郄俭自称自己有几百岁。左慈曾以《太清丹卷》3卷、《九鼎丹经》1卷、《金液丹经》2卷授葛玄。之后他收郑隐为徒，郑隐又收葛洪为徒。这一脉，在道教史上世称"葛仙派"，或称"金丹派"，对道教的传承与发展起到了重大而深远的影响。

葛洪《抱朴子内篇·至理》曰："越人救虢太子于既殒，胡医活绝气之苏武，淳于能（疑缺一'开'字）颅以理脑，元化能刳腹以浣胃，文挚怵期以瘳危困，仲景穿胸以纳赤饼，此医家之薄技，犹能若是，岂况神仙之道，何所不为？"

《抱朴子》又曰："近世左慈赵明等，以炁禁水，水为之逆流一二丈。"在黄白、金丹、杂应等卷中多次提及左君、元放（左慈之称）。

《抱朴子》称仲景穿胸以纳赤饼，其绝技乃与元化相类，而法不传，魏晋间人多以元化仲景并称，其术之工相似也，遂考竟佗，或以建安十七年死，元化临死，出一卷书与狱吏，曰此可以活人，孙奇以为即《金匮要略》，亦无据。

　　《四库全书·神仙传》载："慈见吴先主孙权，权素知慈有道，颇礼重之。权侍臣谢送知曹公、刘表皆忌慈惑众，复谮于权，欲使杀之。后出游，请慈俱行，令慈行于马前，欲自后刺杀之。慈著木屐，持青竹杖，徐徐缓步行，常在马前百步。著鞭策马，操兵器逐之，终不能及。送知其有道，乃止。慈告葛仙公言：'当入霍山中合九转丹。'丹成，遂仙去矣。"

　　关于左慈的活动，史书记载是在他与曹操之间发生的。曹操是镇压太平道所发动的黄巾起义时起家的，因而在发展自己势力的过程中对早期道教和其他祠祀巫祝活动采取了笼络利用和控制镇压相结合的两手政策。这一点在左慈身上体现得较为明显。曹操为了笼络天下道徒方士，广泛汇聚各种很有影响的方术道士，采取"聚而禁之"的办法进行控制。左慈便是这些人中的一员。一旦发现自己控制不了这些人，或感到这些人的存在会威胁到自己的统治时，曹操便会向他们举起屠刀。

　　《辅行诀》是摘录《汤液经法》方剂、研究经方组方规律的专著，在此提出了卫汎（系仲景之徒）、皇甫谧（西晋人）、葛洪（东晋人）、华佗"咸师式此《汤液经法》"，而仲景时代之华佗已说明是"师式"《汤液经法》者，而且《抱朴子》还疑华佗死前给狱吏的书即是《金匮要略》，并且说魏晋人多以元化仲景并称，其技亦相类。西晋皇甫谧有仲景"撰用《汤液》"之说。而葛洪之师郑隐是左慈之弟子，左慈善虽不以医名，但其术"少有神通"，习炼丹，明五经，通星纬，役使鬼神等，曹植在《辩道论》中称赞他擅长房中术。其有较深的道巫理论，精于阴阳五行，或者也精通《汤液经法》。

综观左慈的故事，在三国时期流传甚广。曹操外，还有与刘表、与孙权等人的故事，而且西晋张华《博物志》、东晋葛洪《抱朴子》及南北朝史学家范晔《后汉书》中亦有"少有神通"之说，这在历史上确是一道风景线。尽管故事奇离怪异，令人难以置信，但历史上确有其人是不会错的。这种怪异现象的真伪并不十分重要，关键是可以看出当时的统治者们，对仙道巫术的态度。因为张仲景生当其时，与华佗、左慈、张鲁、魏伯阳都是同时代人，而且左慈故事的当事人，主要是"挟天子以令诸侯"的曹操和其家乡南阳郡属刺史刘表，仲景写书的开始和成书，大部分或全部是在刘表任职办学的时期，荆州学派的儒道兼容思想也会助长对道教思想的宽容和大度。可以说《伤寒杂病论》的写作全过程，是在镇压黄巾余威与道教理论发展成熟、玄学萌发的夹缝中完成的。它的艰辛历程与刘表治荆息息相关。213 年（建安十八年），刘备入蜀助刘璋防御张鲁，张飞、赵云、诸葛亮与关羽共守荆州。尽管"刘备借荆州"，关羽镇守多年，那是周瑜死后的事，周死于 210 年，是时《伤寒杂病论》已经完成。后来关羽与张仲景均死于 219 年。

张仲景写作《伤寒杂病论》的时代背景清晰，对其学术特色的形成有决定性的作用。在那种统治者"挟道教以令方技"的环境中，要使用道家学术的方技治病，还要写出专著来，作者需要的是"戴上儒巾摘道冠，搽上红粉盖黄脸，悟空尾巴变旗杆，坐在公堂把病看"。其实这四句均非调笑戏言而是确有所指。第一句是指把《汤液经法》中所有不合时宜的东西，改变成非道家的东西，如将二旦四神方名以所用药物代替，使之"皆非正名"蒙混过关；第二句是指把不适时宜的想法掩盖不引起注意，如汉代忌讳"土为君主之官"，而在治胸痹时除从心方外，又搭上理中汤、橘枳生姜汤"亦主之"的红粉，掩饰火土一家的面目；第三句是对不可更改而又不易理解的经典义旨，则用如孙悟空被杨二郎逼迫，变为一土地庙，只有尾巴不好处置，急忙中用庙后增设一个旗杆的方法来解决，虽然自觉合情，却有悖于土地庙不设旗杆之常理。如病发阴阳及愈期、六病欲解时、病传规律等，皆因"玄冥幽微，变化难极"，对这些"勤求"而来之"古训"虽被收载书中为纲领性条文，但因"自非才高识妙"不能"探其理致"，第四句为避聚众行道造反之嫌，而谋取官职以达坐堂行医的目的。

正是在这些应变术的保护下，《伤寒杂病论》才得以完成，使《汤液经法》的学术得到继承而流传至今。尽管在乔装打扮过程中，出现了一些问题难以被后世研究者理解，甚至造成猜测和误解，但仍不妨碍张仲景传承经典、实践经典的丰功伟绩。

现将仲景学术中存在的几个问题，条列如下，以备参考。

（1）仲景之书，原名《伤寒杂病论》，原书分五脏杂病、外感天行、不内外伤救急三部分。由王叔和（201～280）从中析出外感天行部分，称《伤寒论》。其原因可能是汉末大疫频繁，死亡率高，仲景临证较多而急需所致。宋王洙发现整订而成现存《金匮要略》。

大约在张仲景去世14年，王叔和就开始了撰次仲景著作的工作。他与仲景弟子卫汛要好，又有曾受仲景亲传的可能，仲景所遗原始资料散佚的可能性不大，因此不会有过多的搜集过程，其所作的工作主要是对仲景原作的撰次。其时张角起义的余波已定，玄学之风渐起，当时魏国大将钟会，同族名士王弼，均为玄学之先驱人物，历史兼医学家皇甫谧亦深受玄学熏染，王叔和本人亦"洞悉养生之道"（唐代甘宗伯之语），故而会对仲景遗书中因避嫌而不用的部分方名恢复，形成现代本的形式。

所谓仲景遗书，可包括《伤寒杂病论》《张仲景方论》十五卷、见于《梁·七录》的《疗妇人方》二卷、《张仲景辨伤寒》十卷和《五脏荣卫论》各一卷、《后唐书》所载的《金匮玉函要略》二卷。

王叔和祖居山东高平，或亦为王粲家族成员或与王粲一样投靠刘表而来襄阳者。尽管此事不确，王粲后来事魏，颇得重用而为大臣，叔和撰用《伤寒杂病论》合十六卷，或得粲之接助而为魏之太医令是很有可能的。

（2）从皇甫谧称仲景"论广《汤液》为十数卷"和《伤寒杂病论》内容来看，仲景之作应当是以《汤液》为蓝本，又"博采众方"而成，已非《汤液》之原貌。但在《伤寒杂病论·自序》中，列举所撰用"《素问》《九卷》《八十一难》《阴阳大论》《胎胪药录》并《平脉辨证》"六经典，对方剂经典《汤液》，却只字未提。这绝不是因疏忽遗忘之误，亦是避嫌所致。因为《汤液》系道家著作，尤其有火土一家之论，治胸痹有火土同治之规，与东汉"心者君主之官，神明出焉"的思想相抵触之故。若说仲景不明此理则不通，因为当时许慎（约58～147）《说文解字》为重要"字典"，心主火主土有古今文经家不同的基本知识，张仲景不可能不熟悉。因此，对其著作的蓝本运用精熟，却对其源流理论隐避不谈，甚至是只字不提，这一怪异现象，是仲景学术的又一主要特点。这也是其详于实用、略于理论现象的根本原因之一。

8. 伤寒论阴阳五行合一及几条纲领

首先应当说明,《伤寒杂病论·序》,是概《伤寒论》《金匮要略》两部分而言的序文,其中有一段重要文字,说明了全书总的理论体系是阴阳五行合流学说,这是派生其他纲领性条文的根据,并对这一体系进行了简评。其文曰:

"夫天布五行,以运万类,人禀五常,以有五藏,经络府俞,阴阳会通,玄冥幽微,变化难极,自非才高识妙,岂能探其理致哉?上古有神农、黄帝、岐伯、伯高、雷公、少俞、少师、仲文,中世有长桑、扁鹊,汉有公乘阳庆及仓公,下此以往,未之闻也。"

此段中"会通",语出《周易·系辞·上》。"会通",张璠:"会者,阴阳会合。通者,乾坤交通。在事物复杂的变化中,观察它们之间阴阳会合交通之处。"孔颖达疏:"既知万物;以此变动观看其物之会合变通。"(《周易正义》卷七)朱熹《周易本义·系辞·上传》:"会谓理之所聚,而不可遗处;通谓理之可行,而无所碍处。"五常,郑玄注云:"五常,五行也。"

因此自本段之始至"阴阳会通"几句的意思是:在天无形之阴阳的布散运动,使在地有形万物有所变化,而成为五类物质的运行现象。人体之五行为在内属阴的五脏,经络府俞在外属阳,人体生命的活,即是阴阳五行的交合变化的过程。此后是说这种阴阳融合为一的道理,非常精奥难懂,这变化的现象微妙至极,除非学识超群、智慧广大的人才可探索和理解其中道理,并列举了自古以来包括黄帝和神农在内的十二个人,能理解此中道理。有意思的是,在此十二人当中，包括了扁鹊、公乘阳庆、仓公三人在内，而此三人正是距仲景时代最近的人，更重要的是，此三人正是其《伤寒杂病论》蓝本《汤液经法》的作者仓公，而仓公之师即公乘阳庆，阳庆又谓得扁鹊之书及"禁方"之传。尽管仓公又传冯信，且经刘向夫子及李柱国校订命名，再载书名于《汉书》，其间《汤液经法》内容的传承不清，故称张仲景为《汤液经法》第一传承人是言之有理的。

应当注意的是，华佗（145～208）比仲景年长 5 岁，而早逝 11 年，后世说二人医术齐名，且其死亡时在 208 年，当时正值仲景《伤寒杂病论》完成之期。华佗亦被陶弘景称为师式《汤液经法》者，但序中却未提及华佗之名。当是仲景"戴上儒巾摘道冠，坐在公堂把病看"，而无法顾及这位"同门师兄"。华佗临终前把所写的书（甚至有人认为即《金匮要略》）交给狱吏，因吏不敢收而焚之；张仲景以《汤液经法》为蓝本写成《伤寒杂病论》传与后人，书中却对《汤液经法》只字不提。曹东义先生曾趣谈此为"华佗传书没人要，仲景写入书中不敢提"，可见传承一部宝贵经典何其不易。

张仲景以《汤液经法》为蓝本，结合其他如《灵枢》《素问》等"古训"，再加入所"博采"而来的"众方"形成《伤寒杂病论》的版本，而这种版本是未经叔和整订的，仍是《伤寒论》《金匮要略》合一的版本。现版《伤寒论》中之自序仍是叔和未整订之前的原序，所以其中仍有阴阳五行融合为一体系的遗迹，因为《金匮要略》以五行论内伤杂病，《伤寒论》以阴阳论外感天行病。而阴阳五行合流是统二者而言的，非专为《伤寒论》所作。后世有认为"序"非仲景原作，是否与此有关呢？无论如何，由阴阳学说推衍而来几条纲领，在《伤寒论》中均有所体现。如有人认为伤寒传经学说太刻板，仲景弃而未用是不严肃的。序中"自非才高只妙，岂能识其理哉"一句，"自非"二字若非泛指则此句非纯是自谦之辞，而确是对有些理论不够通达。这倒与仲景出身儒门，又举孝廉、为长沙太守、疫情深重、诊务繁忙，而无暇探究属道家理论的情况相关。

《伤寒论》有关阴阳理论的纲领性条文的研究，拙著《伤寒论阴阳图说·伤寒论疑难说要》中有详述，有兴趣者可参考，在此笔者仅简要列其数条于后。

（1）病发阴阳及愈期

太阳篇第7条：病有发热恶寒者，发于阳也，无热恶寒者，发于阴也；发于阳者七日愈，发于阴者六日愈；以阳数七，阴数六故也。

简言之，本条是分辨有恶寒证者，发起部位阴阳属性不同的方法，即阴阳辨证法。同是恶寒，兼有发热的是起于阳位之病，一般发病后七天即愈；不兼有热者是病起于阴位之病，一般发病后六天即愈。之所以如此，是因为七为五行中火之成数，六是五行中之水的成数的缘故。

此条文论恶寒证的阴阳辨证有三层意思，一是说不兼有发热的是病位在阴，兼发热火证的病位在阳；二是说阴病恶寒六日愈，阳病恶寒七日愈；三是恶寒阴病和阳病痊愈日期的数理。

这一条是借恶寒证的辨证规律以明确一切病证的阴阳辨证方法。阴阳是对自然界万物分类的总称。天为无形之气为阳，地为有形之质为阴，在天之太阳和在地之水液是最明显的两大类别，故用水火可代称阴阳，水火的交互合化是万事万物生存的必然条件和规律。

　　人体之患病皆是"邪之所凑，其气必虚""正气内存，邪不可干"的表现。其中"正气"指人体正常的阴和阳之气；"邪"，指失去正常的阴和阳。因此正气有阳气和阴气之分，邪入侵于人体，必乘人体正气之虚，其病之愈，也必然在阴阳复原之时，而这个正气恢复的过程，阳方需要"七日"（此日字所指为一个时位单元，详说见拙著《伤寒论阴阳图说》，下"日"字义同），阴方需要六日。

　　如系阴证，则位于生数为一，成数为六的寒水，生是开始，成是结束，故阴病的病程是六日，即生于水气的虚损，愈在水气的复原；阳证则位于生数为二，成数为七的热火，其病程为七日，即生于火气的虚损，愈在火气的复原；至于水火之生成数是源于河图洛书说的阴阳数理。

　　阴阳水火是代天阳地阴之词。河洛之阴阳数理，以十为最大数，以奇数为阳，偶数为阴，其中单数相加即 1、3、5、7、9 相加共 25 为阳数，以 2、4、6、8、10 相加共 30 为阴数。阴阳数相加共 55 为天地之大数。天地之数分属阴阳奇偶，类分五行为水木火土金。以五行之生成数纪理天地水火金木的交互化合，而以水火之交为代表，以象天地阴阳，即世界上各种事物的运动规律，都可以通过水火的既济交互来完成。但这个交互变化过程，是在五行中土的升降出入参与下才能完成。水火一对阴阳的交互合化，也统领着木金这一对阴阳的交互合化，金木的交互合化，也是在中土的参与下始可完成，所以木和金，水和火四行，生数各加中土五的生数五，即是各自的成数；中土的生数五，加五为 10 以 10 为中土之成数。然此成数 10，在《易》学中被计作"0"，或此说即"阴阳不测谓之神"，或有空即"灵"，"0"与

"灵"通同之义。这便是此条的阴阳数理根据。此是笔者即时奇思妄想之语也，望读者诸君见谅并讨论。

但是我们必须知道此条虽见于现代版的《伤寒论》中，但它也适于内伤杂病的辨证和组方。因为此条的内容与现《汤液经法》摘录要方的《辅行诀》内容有诸多相似或相关之处。

尤其《辅行诀·汤液经法方剂配伍图》更能说明这一问题。书中谓："经云：主于补泻者为君，数量同于君而非主故为臣，从于佐监者为佐使""陶隐居曰：此图乃《汤液经法》尽要之妙，学者能谙于此，医道毕矣"。

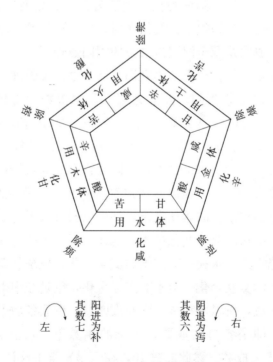

图1 汤液经法方剂配伍图

图上文字第一段中"经云"二字，笔者认为是"《汤液经法》中说"的意思。因为其后所述方剂中组方用药的君臣使佐比例，均为《辅行诀》五脏虚实补泻汤的组方法则，似是指此图是为五脏虚实补泻方而作，不足以指导其后的外感天行病的用药组方。

但第二段中有"陶隐居曰"四字，有人认为据此可知《辅行诀》系其弟子集其师之言论而成之作。其实这是不知"陶隐居"为弘景晚年自称之号，有此四字正好说明此书确系陶氏晚年亲笔之作，"此图"是全部《汤液经法》的精妙要领，学习好它，就等于把全部医疗之事精通了。当然也包括《汤液经法》的外感天行部分，以及二旦四神方的辨病组方理论。看来此图可为统领全书之旨。

这一相互不合的矛盾说法，在笔者脑海里盘旋了数十年，终不得其解。直到近五六年，笔者对《辅行诀》的研究深入到外感天行病，才对此问题有所体悟，认识到此图乃全书之纲领，改变了从前认为此图位于五脏补泻之后，是前半部分的理论总结，与后半部分无关的认识。

这种认识上根本改变的促成因素，主要还是《伤寒论》第七条病发阴阳"发于阳者七日愈，发于阴者六日愈；以阳数七，阴数六故也"的记载，与此图下"阳数为补其数七""阴数为泻其数六"的记述，笔者对阴阳数值完全一致的现象发生兴趣而不断地深入研究，最后形成二者确是统一的整体的理论宗旨。

《辅行诀》五脏虚实治疗的大补泻方和用药，是严格符合"阴数六阳数七"这一规律的，都体现了阴阳进退、阴阳顺逆的河洛数理。而且用"体用阴阳进退"纪理补泻方用药规律时，不但在数字上与理相合，而且在所用药的味别上也是丝毫不错，比《伤寒论》第七条的解释更直观，更简明，更易理解。业师张大昌先生生前多次对我说明，传抄本中，本段末"水数也"和"火数也"六字非原文上所有的，现在才真正认识到此说的真实含义，不如《辅行诀》以进退说更为明快。《伤寒论》为从《伤寒杂病论》中析出者，且当时其中无《金匮要略》部分，其中掺入了多少"博采"而来的"众方"已不可得而知。

为适应《伤寒论》内容的需要，其中正文纲领性条文和原序有无改动，做了哪些改动已不可得而知。现版《辅行诀》图表在五脏补泻方和外感天行方之间，是另有深义的，或是提醒后世学者，此图乃统《汤液经法》之全的图表，暗示后学要注意其中有无不适之处。

《辅行诀》是在阴阳五行合流体系的基础上，融入成熟于两晋的玄学体用思想，形成新的体用气交化的思辨方法。它以五行体用配属五脏的方式，配属体用和五味的离合，来分别养生和治疗的类别。其体用已与阴阳有了相似的意义，也可以说是一对阴阳。体用有划分先后、进退、形气、本末、虚实等范畴的作用，在五脏配属五行体用五味后，就成为阴阳五行融合为一的部分。

在外感天行部分，把五行的木金交互视为一对阴阳的气交，把水火既济视为一对阴阳的气交，形成四时四位的二对阴阳的气交。把五行的中土，视为六合中之上下阴阳升降出入之气交，使全书的五脏虚实辨证，与外感天行的六合三对阴阳气交辨证相会合，形成大的阴阳五行融合模式，即《黄帝内经·素问》所谓的"大化"。

《伤寒论》中，"邪"的概念一般是从六经论，而以寒为统，燥湿二邪从属于寒热。且六淫之中，风证无时无位，善行数变，故六经均有中风证。然笔者认为六经辨证不足为法，因为其系"涵鸡之鼎，难以用于烹牛"，当以三阴三阳充之为妥。详说见《伤寒论阴阳图说》。

《辅行诀》之邪可参五脏虚实用药各篇，其中各篇所引之经典条文中皆有"邪在脏"所见之证中去体会，如"邪在肝"的条文为：

"邪在肝，则两胁中痛，中寒，恶血在内，则肺善瘛，节时肿。取之行间以引胁下，补三里以温胃中，取耳间青脉以去其瘛。"

因肝之部布两胁，故病在两胁者即为肝受邪；肝之用温散，以寒收为淫邪，外伤或内伤所致恶血，皆为肝之藏血功能失常的病理产物，故亦为邪。又肝主风，主筋脉，膝关节为筋脉会集之处，小腿为肝经脉所过，故瘛、风、寒、恶血都属肝邪，不单指外感之六淫这一邪，包括外伤或内伤所致的病理产物，都是"邪"的范畴。他脏之邪可以此例进行推导而出。

从此可知，《汤液经法》中"邪"的概念并非外感天行与五脏杂病的分类特别鲜明，而且有时是交叉互见，或是相互转变的。这种认识也是笔者这次简明三统论创作的思想基础之一。

(2) 六病欲解时

《伤寒论》三阴三阳六篇各有其病"欲解时"条文是：

第9条：太阳病欲解时，从巳至未上；

第193条：阳明病欲解时，从申至戌上；

第272条：少阳病欲解时，从寅至辰上；

第275条：太阴病欲解时，从亥至丑上，

第 291 条：少阴病欲解时，从子至寅上。

第 328 条：厥阴病欲解时，从丑至卯上。

有关《伤寒论》六经病"欲解时"的问题，历代医家间有阐发，但论述的落脚点都是围绕"欲解"，或阐其所主时辰，或释其所解之因。例如清人柯韵伯认为"巳至未为阳中之阳，故太阳主之""脾为阴中之至阴，故主亥、子、丑时"；张志聪认为"日西而阳气衰，阳明之主时也，从申至戌上，乃阳明主气之时，表里之邪欲出，必随旺时而解"；陈修园认为六经之病欲解"亦可于其所旺时推测而知之"，主张"值旺时而解矣"。

各家大都被"欲解"束缚，对"欲解"不解甚而症反加重，或在"欲解时"突然出现一些病症的情况未能深入思考。"欲解时"而病症自解的情况临床并不常见。全国统编教材《伤寒论讲义》云："论中六经皆有欲解时一条，因尚不能指导临床，当存疑待考。"六经"欲解时"这一非常重要的理论成为关紧要，但研究《伤寒论》者对此多置而不论。

先师张大昌先生在早年所写"诊疗述要"之"发解歌"中曾有"六经欲解发解连"一句，在"论伤寒六经病欲解时"一文中又说："欲解时，实兼赅发解，就其病机而序时也"，先师三阴三阳病的"欲解时"之总谛，被"兼赅发解"四字了之，彰显了"邪之所凑，其气必虚""正气内存，邪不可干"理念的作用。

其实此种解法自然是正确的，但是对其机理的认识，仍不免有些难解之处，如为何三阳比三阴时位数数值大了很多？笔者后来经十数年的研究，才解决了这一难题。事情的经过是这样的：

先师去世后年余，笔者接到山西中医研究院赵怀舟先生寄先师的一封信，内容是他刚从北京中医药大学毕业，想联系一下向老师学习的事宜。赵先生很是热心，因此我们从此开始了长达十年之久书信交流往来，当时我还不会使用电脑，有时一封信竟可长达十几页。我们交流的内容比较广泛，不过开始是从《伤寒论》六病欲解时开始的。我们书信交往从未间断，至与钱超尘先生合作三地互动研究《辅行诀》时我们才第一次（在太原）相见。在《伤寒论阴阳图说》写作过程中，发现三阴三阳六病欲解时是在夏至日三阴三阳量和时位图正是《伤寒论》三阴三阳病的时位。因此可以说欲解时的兼赅发解，必定是在夏至日特殊阴阳位置上的数量比例，否则不可欲解，也与病机不相符合。

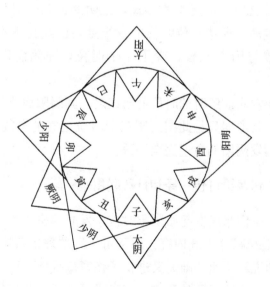

图2　三阴三阳时位图

图2（原《伤寒论阴阳图说》图25）为夏至日十二时辰三阴三阳时位次序图。三阴三阳六病发生之始，即是邪入侵虚损的阴阳部位所致。

此图可表达病发阴阳的时位，和阳病七日愈，阴病六日愈的数理。

病发于阳者，从本阳位起顺时针方向主，向其他阳位运动共七次，恰又回到在本阳位之处，象征着本阳位上正气来复而病有欲愈之机，即所谓阳病者七日愈。

由于时间的一维性，病情的阴阳变化不跃式进展，而是阴阳迈进式向前发展，所以病情的变化是相对性的交替前进，所谓的阳进阴退，是相对而言，阳进阴退非是实质上的进退，如逆水行舟，阴病的病情发展也是三阴位上和顺时向进展。即从阴位上顺时向阴的下一位进展，因夏至日三阴时位是三阴交叉的形式，三阴共占两个时辰，因此每六次进动，即达本位时位的一半处，已经具备本位阴数之量，故与阳方比较，少了一个时位，即阴病以六为欲愈期。

至于六病欲解时的时位前已述之，其阴阳病位与此图完全符合，其愈期只是此图三阴三阳时位正气的来复的道理，与阴阳病发阴阳的愈期完全一致。

(3) 伤寒论日传一经和日数联用

图2是伤寒病发起始阴阳时位，发病的机理是"邪之所凑，其气必虚""正气内存，邪不可干"的理论宗旨。《伤寒论阴阳图说》在此基础上又进行了伤寒病日传一经说和传经过程中日数联用问题的研究。实事求是地说，此传经日数联用的命题，并非开始研究的内容，只是在与赵怀舟先生讨论

六病欲解时问题的扩展和深入，是在研究六病传变过程后期，偶尔发现的一个重要规律，而且和它与《伤寒论》相关条文对照验证，惊人的发现竟然严密切合，包括没有联用的日数的特殊情况，也相符无误。这种情况说明，此意外发现的规律，确是《伤寒论》传经理论的重要组成部分。与《伤寒论》原文对照的情况说明它确是当时通行的诊治纲领，是《汤液经法》的重要内容。一些认为此说没有临床值，仲景本人也并不提倡等说法，都是不懂其中义理，抱有学术成见的荒谬指责。这一规律集中在图3（原《伤寒论阴阳图说》图32）。

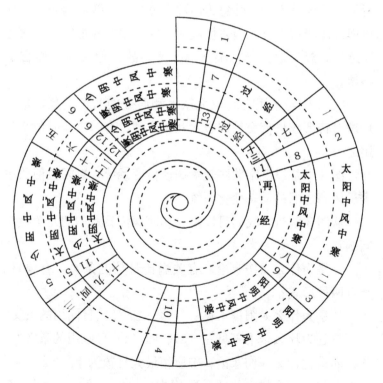

图3　风寒之邪动态变化图

《伤寒论阴阳图说》图25到图32的过程，是一个复杂的过程，不便全面展示，有兴趣者可参原书，仅简单条列如下：

① 传经理论有相传和不传两种，以有无相关时位上的正气虚损程度而定。相传者以先三阳后三阴为序，阳病以太阳、阳明、少阳为序，阴方以太阴、少阴、厥阴为序。传经以正气七来复为周期，其数理系十天干的庚甲先后之期。七日为过经之日，八日为再经之日，再次再经则为十三日以上，未做具体推衍。

②《伤寒论》之病邪指风寒湿三气，其中风为阳邪，无时无位，无处不到，性急为诸邪入体之导。寒湿为阴邪，随风而入却滞后一日，因寒性收而不宣，湿重滞迟缓，且寒为天之气，湿为地之气，湿从属于寒，故以寒为统，而言寒略湿。

③ 少阳与厥阴之时位为东木和西金的时位关系，基于地球自转形成昼夜交替即金木互位之理，有时二个时位交互用之。

图3中是以汉字数序表达病证传变系统，以阿拉伯数序表示风寒之邪的动态变化系统。

从图3解析，我们可以解决伤寒病传日数中的几个疑难问题：

一是为什么《伤寒论》有关病传日数的条文，有单日、复日两种形式？

二是为什么太阳篇不见一（1）、二（2）日同用的条文？

三是为什么全书不见三（3）、四（4）日联用的条文？

四是为什么《伤寒论》中所用最大日数为十三？

五是为什么最大的两数联用为八（8）、九（9）日，至十（10）日则写为十日以上？

六是为什么有"伤寒三日，阳明脉大"（186 条），复有"伤寒三日，少阳脉小"（第 217 条）？

前五个问题在《伤寒论阴阳图说》此表之前面都做了答复，现将最后一个问题的答案录于后。

图 3 病传顺序中三日为少阳病，其病因病理序二（3）为阳明病，加上少阳和阳明可以互相易位，无论从三日或从 3 日讲，都是少阳病或阳明病。故论中阳明三日，又有少阳三日的条文，二者并不矛盾。

综合《伤寒论》三阴三阳的病传规律，有严密的次序，是其理论体系的重要组成部分，它始终贯彻全书。有病因病理和病证两个系列序数，但是二者是可以统一的。单日数序是复日数序的摘要，复日数序是单日数序的分析。复日数序有病因（风寒）、病位（手经、足经）、病势（先后、缓急、轻重、病性、趋势表趋势里、热寒）等方面的意义。单日数序有病证分类、病程阶段、传与不传、再经与否、表里、虚实、阴阳等级意义。

通过对传导经日数问题的解析，可见《伤寒论》传经理论的精密性和准确性，它与《伤寒论》有关日数的条文丝丝入扣，无一不合，是伤寒论理论体系不可缺少的部分。

9. 王叔和其人及其撰次仲景之著

（1）王叔和其人

正史中未为王叔和立传，从零散的史料中，可以勾画出王叔和生平史迹及医事行踪：

王叔和（201～280），名熙，山东高平人，山阳王氏家族成员之一。早年随族人南下荆襄投奔王粲，依附刘表，后事魏。青年时代生活在襄阳，并接触医学，与仲景弟子卫汛（生卒时间不详）友善，仲景去世之时，叔和年方 18 岁，有接触或曾受学于张仲景的可能。

王叔和与皇甫谧（215～282）皆生于汉，长于魏，卒于西晋，系同一时代之人。叔和 32 岁任魏国太医令。皇甫谧在高贵乡公甘露（256～258）中始撰《针灸甲乙经》（后简称《甲乙经》），约在元帝景元四年（264）完成，次年司马炎逼曹奂禅让称帝，建西晋。

《甲乙经·序》谓："汉张仲景论广《汤液》为数十卷，用之多验，近代太医令王叔和撰次仲景遗论甚精，指事施用。"

《甲乙经·序》对叔和的记述，说明叔和撰次仲景遗论的时间早于《甲乙经·序》，上限当在被选为魏国太医令的 233 年或稍后。此时已有丰富的医学知识和实践经验，宫廷中有大量的参考资料，更是写作的便利条件。成书下限在 256～264 年之前。265 年魏国司马炎逼曹奂禅让，即位为帝，建立了西晋政权。之后王叔和是否继任太医令尚不可得而知，但若《甲乙经·序》写于司马昭已为晋王的 264 年年底或更晚，则称魏国遗臣为"近代太医令王叔和"的措辞是可以理解的。实际上是魏晋时间虽然相接，却已魏、晋分"代"，"代"是历史时期的分别。

叔和晚年寓居于麻城。西晋建立政权后 15 年（280），已是东晋时代，正是三国归晋当年，病逝于麻城，葬白果药王冲老爷山。皇甫氏卒年是三国归晋后的第三年。

(2) 叔和所撰次的仲景遗论

大约在张仲景去世 14 年后，王叔和就开始了撰次仲景著作的工作。

所谓仲景遗书，是指叔和撰次仲景书之后所遗存的仲景书籍。可包括《伤寒杂病论》《张仲景方论》十五卷、见于《梁·七录》的《疗妇人方》二卷、《张仲景辨伤寒》十卷和《五脏荣卫论》各一卷、《后唐书》所载的《金匮玉函要略》二卷。

据张氏的撰著动机及其生活年代多大疫的经历，其最注重的当是伤寒的治疗。王氏撰次所用的《伤寒杂病论》，或即是从经仲景撰写的论广《汤液》而成的《张仲景方论》中离析而出。之后将治疗外感部分称作《伤寒论》，取"卒"为"急"之意，外感病多卒急，推广行世，以应当时多发之疫情。此部分或当时即被称为《伤寒论》了。如梁代《辅行诀五脏用药法要》就用《伤寒论》之名了。

既然仲景遗书中有《金匮玉函经》和《张仲景方论》之名，皆为内伤外感兼有之者，前者书名为珍贵的玉制书套秘藏之意，更有与其所撰用之他所见到的《汤液经法》内容，加入博采的众方有关，后者或是仲景学习《汤液》的记录别本。

仲景当是方论并用而撰用《汤液经法》的，不过有详略深浅之别。

四、陶弘景去世后至赵宋中期
《辅行诀》的传承情况

关于陶弘景及其《辅行诀》的成书文化背景，本书导言中已有简述，对其去世后的传承情况叙说如下。

（一）唐代之前

陶氏去世时，道教内部对他佛道双修难以理解而有所非议，成为有争议的人物，其门徒中也没有人为他作一篇完全的传记。甚至陶氏"用力最多，系念最重大量著作，也无门徒替他整理，只落得随风飘散"。

侯景之乱的浩劫势必殃及茅山。紧接其后即是梁末诸王争夺帝位的骨肉相残的血腥大战，继而又是陈灭梁之战，陶氏在世时茅山兴盛的大势已去，是必然的。《茅山志》载，甚至连许谧旧居和朱阳馆都已落得"旧基夷漫，余迹沦芜"了。

549年4月，侯景攻入台城，梁都建康"交通阻断，几个月工夫，人饿死大半，梁武帝萧衍也被饿死"。简文帝萧纲"命人烧侯景所据宫殿，宫殿及多年积聚的图书文物几乎全部被烧毁"。

552年，梁元帝肖绎被其侄杀死，临终前把所聚古今图书十四万卷一并烧毁。

持续了五年之久的侯景之乱，对社会造成了极大的破坏，尽管会有得传《辅行诀》者尽力珍秘保存，也难免战火损毁致残。

侯景之乱开始当年，重玄学家臧克之徒王远知（528～635）到茅山修习弘景宗法，当时王19岁，应当是因战火致残《辅行诀》的保护者，甚至还对书稿进行了简单整理。

557年，陈霸先灭梁建陈，因为当时虽然陶氏在道教中处于韬晦隐潜阶段，但他在科学技术方面，尤其是在医药学术方面的成就，还居崇高的地位，被社会所公认，在道教中仍被视为代表性人物。陈后主祯明二年（588），皇帝敕令侍中尚书江总（519～594）写《陶弘景文集》三十三卷，又《陶弘景内集》十五卷，江总为《文集》所作序中，对陶弘景广博的知识和奇特的技能极为赞叹。可见陶氏去世后58年，尚有《辅行诀》的影响和传承的迹象。

陈武帝永定年间（557～559），武帝召远知到重阳殿，特加礼敬，问道之后，送其回茅山。远知回山后，又移居华阳洞西北岭上。其后对隋晋王（即后来的炀帝）、唐秦王（即后来的太宗）得到帝位及唐高祖的建国都起到了重要作用，深得隋唐敬重，会对陶氏的学术传承和发扬带来方便。

后世南宋王质（1135～1189）《绍陶录·华阳谱》称陶弘景"今世为君，再世为孙思邈"，绝非空穴来风，孙真人的学术可能有继承了陶弘景学术的成分。《〈辅行诀五脏用药法要〉传承集》下篇收载王淑民《五脏补泻法文献传承的探索》一文，认为孙思邈"受陶弘景补泻辨证的影响也是很有可能的"。笔者《〈辅行诀五脏用药法要〉药性探真》一书，发现狗肺一物，自《辅行诀》以后，未查到用于临床的文献资料，唯南宋刘昉等所撰《幼幼新书·卷十六》（1132）引《婴孺方》白狗肺汤中用之。疑此《婴孺方》即孙氏《千金备急要方·卷五·少小婴孺方》。现存世《千金方》未载此方，是与《幼幼新书》所引版本不同而有取舍不一所致，可作为孙氏传承了陶氏学术的线索和根据之一。

陶氏有缘得传《辅行诀》为数不多的几个弟子中，昙鸾医学知识较为丰富，当时已是"誉满魏都"。其在陶处学道的时间（527～529）也正是陶的晚年，得授陶氏"仙方十卷"，有得传该书的可能。他在回归北魏的途中即皈依了佛门而将"仙方"烧毁，但后来修持道术，并著述弘扬之，仍有传承了《辅行诀》的可能，同时对《辅行诀》能传到北方，或者起到了一定作用。另外王远知命令其徒潘师正到嵩山修道传道，可能也是《辅行诀》能传到北方，再被藏于敦煌的原因之一。

陶氏临终前的主要传人是桓闿和长于书法、为陶抄写的孙韬。桓为陶君碑铭前文末署名的代表弟子，后又被委任为茅山清远馆主，有一定的社会影响，对发扬陶氏学术有承前启后的作用。如原卷残在他之手，搞一次较简单的复原整理也并非完全不可能。

（二）李含光整订《辅行诀》

值得注意的是，陶氏是上清派第九代宗师，茅山宗的创始人。他过世之后，第十代宗师王远知（509～636，一说526～635），以后依次是潘师正（584～682，一说586～

682)、司马承祯（647～735）、第十三代宗师李含光（638～769）、十四代宗师韦景昭（693～785），极得唐宗室的尊崇，茅山宗的修炼理论在陶氏的基础上，得他们四代宗师的弘扬而渐趋定型。

上述茅山五代宗师，除韦景昭稍晚外，其余四位宗师所处时代，正是唐太宗在位（629～649）的"贞观之治"时期或唐玄宗"开元盛世"时期，社会秩序较稳定。经济繁荣、国力强盛、百业俱兴的良好环境，为道教及医药的发展带来良好的机遇。更重要的是，由于道教尊奉的老子李耳（字聃，约公元前571～约公元前471）与唐皇室同姓，唐代皇家亦自称为老子后裔，特别崇奉道教，称道教为"皇族宗教"。玄宗天宝元年（742）追崇老子为玄元皇帝，享于新庙。在李唐开国创业时期，王远知曾多次出谋献策，有功于李唐朝廷，致使皇家独对茅山宗学者钟爱有加。

此四代茅山宗师均是师承关系，有利于《辅行诀》在本教内的世代传承。但只有李含光医学造诣较深，著有《本草音义》二卷。他早其师司马承祯9年而生，晚其师34年而卒，得见《辅行诀》残卷而整订之机缘更多。

据颜真卿所书李君碑所记，唐玄宗曾下诏让李含光住持王屋山阳台观，师从司马氏传道事业。李异常勤奋，因感到茅山道教逐渐衰颓，所有真经秘录大部分散落，有的已经不存。他主持阳台观教务一年有余，天宝四年（745）就称身体不舒，乞请回归祖地茅山纂修经法，得以恩准，并御制诗以饯行。茅山宗道又重得整治余风，在江南蔚成风气。

碑文并谓："初，山中原有上清真人许长史、杨君、陶隐居自写经法，历代传宝，时遭丧乱，散逸无遗。先生奉诏搜求，悉备其迹而进上之。"玄宗又诏见道士王旻，请含光用楷体书写上经十三张，以补缺佚。

天宝七年（748）三月十八日，玄宗在大同殿受上清经录，遥礼度师，特请李含光为"玄静先生"法衣一袭，以表示师资之礼。后来肃宗李亨继位，仍礼李含光为师。代宗大历四年（769）李羽化于紫阳观别院。

潘师正、司马承祯均多次被皇帝召见而远离茅山，李含光虽亦多次被召，但每以称病谢绝或短期即返，致力茅山经卷的搜集整理，功劳尤大。

其徒韦景昭，在天宝中奉诏侍玄静先生李含光，居茅山紫阳观，从受经录。而"天宝中"，正是李氏在茅山搜集整理经法时期，故搜集整理茅山散佚残缺经卷的工作，当是有其徒韦景昭参与其间。

作为辅助修道而作的陶氏《辅行诀》，极有可能被李含光师徒作为散佚经法残卷予以一次或多次整订。但整订的结果，诸方仍不能完全符合陶氏所定之学理，遂将或包括前人整理结果，以并列的形式保存下来，形成了藏经洞本"多层次文本"的形象。

据此，在没有新的更可靠资料发现之前，可以初步认为《藏经洞卷子本〈辅行诀〉》是由李含光师徒在天宝四年（745）至大历四年（769）这 25 年之间在茅山紫阳观整订而成。

（三）《辅行诀》整订后至被封存于藏经洞

李含光在茅山整订经卷期间，天宝十一年（752）至代宗广德元年（763），社会上发生了长达 8 年的安史之乱。这也应当是《辅行诀》整理不彻底，形成多层次文本的客观原因。此次动乱是唐朝由太平盛世走向衰败的转折点，同时也使朝廷的崇道热情有所消减，但尊崇道教的基本国策未变。玄宗之后的历代皇帝，均遵祖训而采取崇道扶道措施，在中唐以后仍然有所发展。907年朱温灭唐建后梁，到960年赵匡胤代后周建宋53年，是"置君若易吏，变国若传舍"的五代十国时期，各君王仍奉崇道政策，道教内部仍以茅山宗为主流，而且嗣教宗师有序。继韦景昭之后依次是：黄洞元（697～792，系李含光之师友，嗣韦景昭之学）；孙智清（生卒年不详，初师黄洞元）；吴法通（824～907，孙智清所度道士，尽得经法）；刘得常（生卒年不详，吴法通之弟子，得其道）；第十九代宗师王栖霞（881～943，从问政先生聂师道受道法，至华阳后，又从威仪邓启遐受大洞经诀，即上清经法）。

从上述宗师谱系看，自十四代至十九代跨越了晚唐、隋及五代十国的大部时间，而此五代宗师，除最晚宗师王栖霞之外，均是李含光之徒韦景昭之嫡系，对李氏所整订的《辅行诀》多层次文本，会当作未完全复原的残卷经典，保护和珍藏于敦煌，以免佚失。

自赵宋建国（960）以后，宋真宗（996～1022）在大中祥符五年（1012）下诏"圣祖上曰玄（元），下曰朗，不得斥犯"，尊同姓赵玄朗为道教始祖，改变了李唐以来对以老子为祖，茅山宗为尊的局势，陶弘景在道教中的地位和信仰亦趋下降。也正因如此，未完全复原的《辅行诀》多层次文本更得不到传播，更何况道教本来就有密而不传之规，这也是形成该书不见于诸家书目的重要原因。

现代对藏经洞封存时间的下限，一般认为是在宋真宗时期（998~1022）之前，甚至有界定在于 1002 年者。因此对茅山宗情况的了解亦应到对应的时期。

第二十代成延昭（911~990），王栖霞之弟子；第二十一代蒋元吉（？~998），受度于冲虚先生成延昭；第二十二代万保冲（生卒年不详），蒋元吉之弟子；第二十三代朱自英（976~1029），1004 年嗣教。11 岁时就度为茅山弟子，先师从玉晨观（即李含光所居之紫阳观）道士朱文吉，年长后又从张绍英修炼上清道法。

从上述嗣教谱系可知，自成延昭至万保冲，均系王栖霞嫡系相传，已非纯主上清者。唯朱自英师从朱文吉和张绍英，朱文吉（或作朱元吉）是李含光紫阳观道士，所修当是上清经，张系上清派中著名的炼师，可证朱自英亦系正宗茅山宗中人。

第十四代宗师黄洞元，系李含光的师友，韦景昭的弟子，同时他也属于初唐邓紫阳开创的北帝派，其后的王栖霞也有被列入北帝派的资料可查。因此，茅山宗宗师自王栖霞至万保冲皆系北帝派或兼修北帝派者。尽管二派关系密切，但毕竟教义有所不同。朱自英成年后师从"上清派著名炼师"，其学当以上清学说为主。

朱自英曾"渡江云游，访师问道，又思三茅《道藏》阙伪不全，故载游濑乡，校雠太清古本"，有广博的道学知识，做过校刊道典的工作。又曾为真宗祈嗣，得生仁宗，故甚得真宗、仁宗二帝之尊崇。这可能是其青年时期就被破格嗣教的原因。

赵宋一朝，为巩固统治地位，继李唐和五代十国之风，仍执行崇道国策。但对道教所钟重心有所转移，已为贬李尊赵，这也是宋代以来道教内部各派兴起，茅山派失去独尊的优势而日渐衰落的原因之一。同时藏经洞封闭的时间，恰在这个时期，茅山道教宗师为保护其整订不完善的《辅行诀》，而封闭于敦煌。

五、藏经洞破封之后 《辅行诀》的传承

(一) 敦煌文物及张偓南父子所处 的双重战乱时期

清光绪二十六年（1900），是我国历史上不平凡的一年，发源于威县地带（当时属山东冠县）的义和团势力已席卷大半个中国。1月9日，由赵三多带领义军火烧直隶清河大寨天主教堂，次日袁世凯派兵镇压山东义和团，16日始八国联军在北京公开抢劫三天，26日清朝主政者慈禧蒙尘逃往西安。次年，丧权辱国的《辛丑条约》签订，是我国彻底沦为半封建半殖民社会的标志，中国人民从此受到国内外统治势力的双重压迫，处于水深火热之中。

在如此社会环境中，1900年农历五月二十五日清晨，地处甘肃敦煌东南二十五公里鸣沙山的莫高窟，发生了一件震撼世界的大事：被封闭900年之久的藏经洞破封了。之后，大量的出洞文物流入海外。

1908年法国伯希和盗购文物时所选中的一部卷子书，有幸未被运出海外，而流落于敦煌。

张偓南（1867～1919），光绪三十一年（1905）曾被政府选中资送日本留学，毕业于高野兽医系。回国后投笔从

戎，曾任湖北陆军第八师兽医院院长。1916年授二等兽医正，1918年任湖北军马总稽查。

1918年，张任湖北军马总稽查时，偕军需官姚振阳（曲周县人）赴甘肃张掖购买军马曾至敦煌，夜宿道士王圆录处，购得其监守自盗的藏经洞文物《辅行诀》卷子本一轴，后传其子张阿翩〔字聿云（1887～1936），毕业于保定陆军讲习所，据赵怀舟先生考证，约1930年冬，服役于杨耀芳师长的部队，任阎锡山陆军第七十一师兽医正〕。

张聿云先生得其家传《辅行诀》时（1919）已过而立之年（32岁），其时至1936年一直"宦游南国"。原卷在故里珍藏，当是由其母珍藏，未必由其随身携带。1930年其母去世。前此17年之间，张阿翩先生与《辅行诀》相隔千里之外，当是由其母在故里密藏。大昌先生在祖母去世时尚年幼，倒是张苔卿先生，既是张大昌先生之至亲，又是其学医之启蒙老师，且又喜用经方，有经常临摹原卷、精心研究的可能。但是张聿云先生身边或带副本以便研究。

张偓南父子与《辅行诀》共世的时期，正是第一次国共合作（1924～1927）和十年内战（1926～1937）时期。当时可谓战事连连，身在军旅的张先生，恐怕很难有机会平心静气地做好研究《辅行诀》的工作。

同时，该时期医学界正处在中西论争阶段。据赵洪钧先生《近代中西医论争史》（安徽科学技术出版社，1983年5月第1版）载："1916年余云岫著《灵素商兑》并非偶然。后5年，恽铁樵出而应战，此为中西医学术正面论战之始，1925年……于是中西对垒，从此论争无虚日。1927年……中西医遂如冰炭不可相容，1928年全国教育会议有汪企张废止中医案倡于前，1929年中央卫生委员会余云岫废止中医案通过于后……其间有中医界两次全国代表大会，四次全国请愿，中央国医馆应时而出，辗转数年，中医内部学术之争数起，中西医之争因政客利用而集中于上层。中医条例公布于1936年初……"

正因如此，我们有理由认为现存张偓南《别集》传抄本，应当是其本人或张耸云（或张苔卿）在政治武装和中西医学术双重战乱并存的艰苦环境中，据张偓南敦煌夜抄本，对《辅行诀》进行深入研究的结果；同时也可说明金石部分确系陶氏原卷所有内容，因为现存世张氏《别集》传抄本五脏补方的组成，与金石部分相应方剂并非密切相关，而诸传抄本的金石方部分方药基本一致，是复原较成功的部分。

（二）张大昌与《辅行诀》的情缘 及献书始末

先师张大昌，字唯静，1926年生于武昌，幼年即返故里河北威县邵梁庄，四岁其祖母去世时代父主丧，"行礼咸如仪"，乡里称奇。十岁时严父辞世，由一方名医表叔张苔卿操持家务并讲授《伤寒来苏集》。13岁时已将家传《辅行诀》背诵纯熟。同时，他还不断得到一代巨擘、世交尚渭南先生指点，习《金刚经》及佛理。后日军侵华，于本县参加青年抗日先锋队，参加抗战学院美术班，并随古元先生习漫画。15岁遭日伪间谍暗算，与大姐丈张泊生一同被捕。得营救后，由抗日游击队冀南四分区独立营营长王桃雨介绍隐居于平乡县冯马兴固寺，得读《龙藏经》，并由女尼静月传其武功。19岁在京结识十世班禅，受其佛理熏染，后又受戒于中国佛协副会长释正果。

1943年，先师17岁，当地瘟疫流行，怜悯病人之苦而益加而致力于医。其既得阅家传秘籍《辅行诀》和无数医学藏书，又有外祖公刘芷田（其母之舅父，系清道光、咸丰时之御医，其直系后人无行医者，遗书尽为张家传承）之医学遗作数种，还有其祖母与笃信佛学的密友、曾国藩之五女纪芬所传之孟河学派马培之之学，大昌先生研习实践，医疗技能与日俱增，在威县、广宗、平乡一带声名鹊起，被人誉为"济世才子""救命的活菩萨"。

1962年，张大昌先生被原河北省中医研究院聘为通讯员。1965年春，他就雄心勃勃地第一次把《辅行诀》写本献给了中医研究院。该院复信云"已存档"。

1966年9月底，张大昌先生家藏书《辅行诀》及张偓南《辅行诀》副本毁佚。

1974年初，先师第二次献书，把《辅行诀》追记本寄送中医研究院。

第一次献书失败的前车之鉴，提醒他对此次献书要有周密的计划和可行的措施。首先是采取了分次献书法，其次是用"赤脚医生"的署名献书，三是把文本直接寄送中医研究院，四是暂不声扬当时已有多个徒弟，以免暴露当时已有多种与追记、转抄本内容不同，从而引起麻烦。

自1974年初，先师将《辅行诀》文本寄送中医研究院。3月，马继兴作出《关于〈辅行诀脏腑用药法要〉的鉴定意见》。

1975年5月，中国社会科学研究院张政烺、李学勤两位教授作出《辅行诀》鉴定。11月，中医研究院批准王雪苔、王淑民赴威县南镇村了解《辅行诀》的来龙去脉，被毁情况，追寻王子旭抄本。

1976 年 1 月 7 日，西苑医院召开老专家座谈会，讨论《辅行诀》问题。参加人员有：沙洪、王雪苔、岳美中等 10 人。次日王雪苔、王淑民、陶广正第二次赴威县调查《辅行诀》原卷下落。

王雪苔先生第二次来威县，先师毫不掩饰地表示"要替《辅行诀》拾遗补阙，并拿出他已拟好的几个方证条文给他看"。王雪苔先生担心"假作真时真亦假"，所以也"毫不客气地提出了批评意见"。先师当即表示接受，后来给王的信中还说"你批评我的话值得永铭的"。

至晚在王雪苔先生第二次来威县后 3 年，为《汤液经》部分"拾遗补阙"的文稿《处方正范》已经初次写就，可以证实先师对王雪苔先生的批评"当即表示接受"，以为"是值得永铭的"，是在当时境遇的韬晦之策。同时有对别本异文的来源质问者，为保持所献本系藏经洞本的口径一致，在一段时间内，仍采取韬晦之策处之，以"先祖增补"敷衍，从而出现了在石先生对"又补文"批注的蹊跷现象。

上述先师第二次献书的五条措施，都是他为了避免当时社会风气的弊端而为之，其中有诸多不实之词，可谓之善意的谎言，完全出于自身防护和力求献书成功的无奈，当时的种种顾虑，并非多余的。不澄清这一情况，会对先师张大昌先生产生种种误解，对《辅行诀》产生诸多疑惑和混乱。

1988 年 10 月，马继兴主编《敦煌古医籍考释》出版，登载了《辅行诀》，标志着《辅行诀》亡而未亡，再次面世。

1995 年 1 月，先师的医学文稿，由我们诸弟子整理为《经法述义》，由威县中医学会付印。11 月 28 日（农历 10 月 7 日）10 点 37 分，病逝于威县南镇村。

（三）京晋冀三地联动研究《辅行诀》

张大昌先生去世后，入室弟子们深知已刊《辅行诀》甚不完备，尚有大量的工作需要完成。历史的责任感和使命感，增强了我们继承先师之遗愿，完成其未竟之业的决心和信心。一致同意将《经法述义》再次整订，公开出版。

1996年7月，我赠赵怀舟《经法述义》一册，赵细心研读，颇得其中三昧，知其中《辅行诀》内容与已刊者大有不同。2004年12月下旬，赵将《经法述义》转其正在研究《辅行诀》的母校老师钱超尘先生。钱教授得见《经法述义》后特别重视。2005年2月18日上午，我至北京钱超尘家中与其进行了四小时之久的会晤。虽系初次会见，但谈话的内容深入而广泛，拉开了京、晋、冀两省一市互动合作研究《辅行诀》的序幕。

对《辅行诀》的研究，正是《辅行诀》的保存、献出、研究、实践者张大昌先生祖孙三代人之遗志，也是我们张大昌先生诸弟子的迫切愿望，是继老师之后从未间断的工作重心。钱老屈尊礼下诸野和真诚相见的风格，深深的感动、激励着我们，提供了师传《辅行诀》的珍藏资料。由此所形成的研究团队，既有中医学界前辈的文献学泰，又有医史文献基础研究的青年精英，还有持有丰富研究资料的张大昌先生诸弟子，可以说是颇具成功的优势。研究团体的工作内容，包括资料搜集、考证、辨伪、校订、研究、整理等各项在2005年9月8日至9月11日在贵阳召开，由我独立完成的《〈辅行诀〉传抄本内容差异原因探析》一文被大会所录用。

此文及所附之"5·8表"，最终成为《〈辅行诀五脏用药法要〉研究》医理阐发的核心。此书中几乎所有推衍都是基于这篇文章的新发现而趋于完满，也奠定了整体研究工作既重视文献版本的考究，又强调学术推演的基本格调和文风。

由于《辅行诀》是中医经方的经典著作，研究团体诸君，因审视的角度和研究的方法不同，必定会得出不同的结论。根据工作开展的实际情况，2005年底，钱老明确提出要求大家从《辅行诀》的社会文化背景入手研究，鼓励大胆阐述学术观点，提倡百花齐放和文责自负的方针，对研究工作起到了巨大的推动作用。在学术研究过程中，合作者之间，也真正做到了经常互相切磋、质疑问难、资料共享、互通情况，不断提高研究文章的质量和水平。

2006年农历九月，在山西太原迎西宾馆举办"《傅青主女科》临床应用学术研讨会暨研究新进展高级培训班"，这是我与赵10多年交往后的第一次见面，与钱老已是第二次见面。这次会晤，钱超尘先生将研究成果定名为《〈辅行诀五脏用药法要〉研究》，并决定书分上、下两册，客观面对研究方法不同、所得成果各异的基本事实，落实合作前期所定"畅所欲言和文责自负"的工作方针。

2007年6月11日，根据工作情况的需要，全体合作研究《辅行诀》人员在广宗召开会议，进行了异常激烈的学术讨论。最终钱老果断决定，将三年来八易其稿，三次更名的工作成果分为二部。一本命名为《〈辅行诀五脏用药法要〉传承集》，一本命名为《〈辅行诀五脏用药法要〉研究》，获得一致通过，促进了工作的继续开展。

2007年9月28日至9月30日，在太原三晋国际饭店举行了"纪念傅山诞辰三百周年傅山中医药国际学术研讨会"，此次会议的会务组还特别邀请了与《辅行诀》写作、出版相关的人员一同参加。29 日下午，在钱超尘下榻的 915 房间召开了一次小小的会中会，会上大家对前段工作中的进展情况和存在的问题进行了总结讨论，对出版书籍事宜做了安排，并讨论了长远规划。

2008 年 5 月 21 日至 24 日，钱超尘、赵怀舟、陈辉一行三人，来河北登门拜访各位当事诸弟子，再次搜集传承抄本，实地求证所谓"甲辰本"的情况。5 月 23 日上午赴南镇村，一些相关问题的是是非非得到了澄清，得到圆满解决。

自 2005 年二省一市互动合作研究《辅行诀》以来，至 2008 年 6 月，先后出版了《伤寒论阴阳图说》（衣之镖著）、《张大昌医论医案集》（由衣之镖、刘德兴等为张大昌整理的《经法述义》改编版）、《〈辅行诀五脏用药法要〉传承集》（署名张大昌、钱超尘）、《十一师秘要》（赵俊欣著）、《〈辅行诀五脏用药法要〉校注讲疏》（衣之镖、赵怀舟、衣玉品编著）、《〈辅行诀五脏用药法要〉研究》（衣之镖、衣玉品、赵怀舟编著）、《经方杂谈》（姜宗瑞著）、《方证学习精义·伤寒阔眉》（赵俊欣著）共八部著作，是历时五年合作研究《辅行诀》的丰硕成果，标志着互动合作工作取得了阶段性的成功，既保存了诸多现存世传抄本原文，又整订出了陶氏原作和藏经洞本两种文本，破解了部分方剂不符陶氏学理的千古之谜，使《辅行诀》得以全帙面目再世。

在三地联动期间，"5·8 表"是笔者推测陶氏撰书时情况，分析现存诸传抄本异同所作。经过多次试调，成功地制作出了完全符合陶氏原意的"5·8 表"。时值笔者 58 岁、5 月 8 日。笔者独立完成的《辅行诀脏腑用药法要》传抄本内容差异原因探析"及"5·8表"最终成为《〈辅行诀五脏用药法要〉研究》医理阐发的核心，结束了1500多年以来《辅行诀》研究的困惑和谜团。

另外笔者独立完成的"《辅行诀脏腑用药法要》传抄本内容差异原因探析"一文于2005年9月在贵阳召开的中华中医学会第八届中医药文献学术研讨会上被收编入大会内部资料《医论集锦》，其"5·8表"是该论文的核心部分。

上述著作中，笔者撰著的《伤寒论阴阳图说》《〈辅行诀五脏用药法要〉研究》《〈辅行诀五脏用药法要〉校注讲疏》三部著作于2009年9月，分别获河北省中医药学会科学技术学术著作一、二、三等奖。

（四）近十余年来《辅行诀》的传承情况及现状

1. 传承情况

长达五年之久的京晋冀三地联动研究《辅行诀》之后，笔者仍未停下前行的脚步，与众师兄及个人的弟子和一些中医爱好者，一道继续为《辅行诀》的研究和发扬奔走努力。

2011年3月，笔者以"关于《辅行诀》研究申请非物质文化遗产工作的几点建议"为题，致信威县县委书记。该提议很快得到党政领导的肯定和批示，威县人民政府开始全面开展工作。自2011年8月以来，笔者多次与相关专家学者交流《辅行诀》学术动态情况和申遗事宜，先后赴邢台、沙河、广宗、北京、石家庄等地搜集有关资料，并初步拟定了影视资料的初稿。

2013 年 1 月 18 日，笔者在石家庄参加河北中医药学会张仲景学术思想研究会、理事换届选举会，会上，其以"略论《汤液经法》与张仲景论著的关系——兼论《辅行诀》与张仲景论著之异同"为题，做了学术交流，被会刊收编。同时，当选为河北省中医学会第二届张仲景学术思想研究会副主任委员。

大概是 2013 年前后，笔者收到赵怀舟先生为了支持申遗工作，把他自己保留的《辅行诀》相关文件手稿及我们来往书信、报章杂志等资料整整一箱，以充实相关背景文献。这种无私的宝贵行为，确实让我无比感谢和尊敬、佩服。

2014 年 10 月 19 日，笔者在北京世界中国药学联合会方药量效大会上就《辅行诀》研究成果进行大会发言。

2015 年 9 月，第三届冀港澳台中华传统医药文化发展大会在石家庄召开，22 日笔者以"传承研究发扬经典学术，创新发展繁荣中医事业"做了大会发言，得到与会者一致好评。

2016 年 6 月 11 日，邢台市人民政府公布、邢台市文化广电新闻出版局颁发"市级非物质文化遗产《辅行诀五脏用药法要》（威县）"证书。2017 年 10 月邢台市文化广电新闻出版局颁发证书，"命名衣之镖为第四批（2017）市级非物质文化遗产项目《辅行诀五脏用药法要》传统医药文化代表性传承人（编号：04—42）"。

2017 年 3 月，河北省人民政府公布，河北省文化厅颁发"省级非文化遗产《辅行诀五脏用药法要》传统医药文化（威县）"证书。

2017 年 11 月 11 日，笔者当选为河北省中医药学会第三届张仲景学术思想研究会副主任委员。

2017 年 6 月 17 日，第二届岭南中医经典论坛在广州召开，大会邀请了笔者与黄煌、王三虎、柳真诚（日本）等共五人主讲，笔者在大会上就《辅行诀》研究成果做大会演讲，题目是"《辅行诀》汤液经法图简释"。

经过层层遴选，笔者成为 2018 年全国基层名老中医药专家传承工作室建设项目专家，工作室设在威县中医院。该工作室项目实施领导小组组长王军，副组长张子朝、王白峰，成员有吴媛媛、衣玉品、张长伟、常全辉、郭祥、王继秋等人。该工作室各项学习交流、带教巡诊、日常管理制度完善，相关学术思想、临证经验的整理、传承工作已稳步推进 2 年之久，成效突出，在一定程度上成为《辅行诀》学习、实践的临床阵地。

2018 年 7 月 27 日至 29 日，笔者应中医在线之邀讲授辅行诀五脏补泻方。当年 8 月 24 日至 26 日，在北京市福建大厦福建堂讲授辅行诀外感天行方。后将两次堂上讲稿整理成音像版 54 讲发行，使《辅行诀》再一次走出河北，遍及全国乃至整个世界。

2018 年 11 月，河北省文化和旅游厅发放证书"认定衣之镖为第五批省级非物质文化遗产代表性项目《辅行诀五脏用药法要》传承医药文化的代表性传承人（编号 05-0243）"。这项政府行为的认定，不仅是对坚守基层工作的笔者数十年努力的肯定和褒奖，更是从文化层面对《辅行诀》相关术实践价值的维护和认同。

2019 年 8 月 29 日至 31 日，河北省中医药学会第三届张仲景学术思想研究分会工作会议暨伤寒温病论坛，在秦皇岛召开。笔者做了以"漫谈《辅行诀》是复兴国医学术的根砥"为题的即兴演讲。

2022 年 4 月 15 日，国家国中医药管理局办公室发出
"国中医药办人教函（2022）92 号"文件："根据 2018 年全
国基层名老中医药药专家传承工作室建设项目实施方案要
求，我局组织对项目进行了验收，现将验收结果予以公布，
并将有关事项通如下……"附件工作室建设项目验收合格名
单中有"衣之镖，威县中医院"之名。

2. 学术研究成果及其特色

2021 年下半年，国家中医药管理局征集具有中医学术
成果及特色的人物，为《中医年鉴》准备材料。当年 8 月份
9 日，笔者写出了研习《辅行诀》的成果及其特色观点，后
限于篇幅，精简整理后，被国家中医药管理局主办、中国中
医药出版社承办的《中国中医药年鉴·行政卷》（2021，总
39 卷）以"威县中医院衣之镖全国基层名老中医药专家传
承工作室"为题，在 2022 年 8 月第一次出版。

（1）创建 25 味药五行互含位次表（"5·8 表"），破解
了千余年来陶氏补泻方组方法则不能完全运用于诸传抄本中
多层次文本的组方规律之疑惑。

（2）在以原"5·8 表"为基础整理出的整订稿基础上，
整订出新的版本《新校正》。在原卷首图中补入了北斗七
（九）星的形象，使二旦大方与之相应，并与后天八卦的运
行次序切合，药物性能得以拓展，使二旦药物与卦气、卦
形、卦数、术数相通。并使四神方药物与二十八星宿相对
应，揭示了青龙与白虎、朱鸟与玄武气机交互的辩证组方
规律。

（3）《伤寒论阴阳图说》一书，以夏至日阴阳图示为基础，使三阴三阳时间化、方位化、数字化、立体化及动态化，阐释了伤寒论中六经欲解时、传经日数及数日连用的理论难题；少阳为游部、热入血室的病理生理难题；首次论述任督二脉与二旦脾胃阴土阳土的关系，充实了传统医学的基础内容。

（4）近年编著的《〈辅行诀五脏用药法要〉二旦四神方述义》《〈辅行诀五脏用药法要〉阐幽躬行录》《〈辅行诀五脏用药法要〉疫疠辨治刍议》三本专著，均为论述外感天行病之书，填补了《辅行诀》详于五脏虚实补泻而略于外感天行的不足。更重要的是《〈辅行诀五脏用药法要〉疫疠辨治刍议》乃针对目前疫情而作，是如何应用经典理论和方剂预防、治疗当今疫情的尝试。重视《素问》遗篇《刺法论》中"三年化疫"之说，认为疫疠为邪气抑郁阻塞，所化腐秽暴戾之毒，治疗必用淑清阴阳、芳香祛秽防腐之气性药当先。这类著作在国内外尚属空白，有其先进性、创新性和启示性。

（5）通过外感天行与五脏补泻体用化的分析，提出了经典方剂学需要达到"内伤和外感""伤寒和温病""经方组方原则"要达"三统一"的目标，并在《〈辅行诀五脏用药法要〉疫疠辨治刍议》中明确提出，这正是本书的中心内容。

（6）《辅行诀》是"阴阳五行合一，体用、气交化"的理论体系。其学术核心是阴阳五行合一，古代天文气象学是这种思想实践形成的精髓和结晶，它反映在藏象、病因、病机、诊断、治则、方药等各个防治环节。

（7）传统医学奠基之初，两汉时期由于统治集团的利益和古今经学观点不一等原因，导致了学术界在某些方面产生了矛盾和争议。近百年新文化运动全盘否定古代文化的冲击，国医传统理论受到了巨大的摧残而断层，这两个方面是造成当代国医文化衰落不振、反中医暗流源源不绝的根本原因。

（8）现代科学研究已进入第四次技术革命，开始向航天科学进军，其目标是宇宙中的日月星辰，其目的是解决人类生命科学的疑难问题，这与传统文化的天文气象学是一致的。它们虽然理论体系不同，有各自的历法学成果，公历和农历。这两种不同理论体系的历法同时存在，有效指导着人类的生活、农事、军事的具体应用已经二千多年。这种情况明确地说明无须究其二者之间所谓的"对"与"错"，可以长期并存。可以深信传统的天文气象学是精准的，当然也希望不同的体系在共同的切合点上达到最后的统一。中医与西医必然会结合，但这结合之路必定会很漫长，而且还需要更多学科的通力合作才能完成。

（9）掌握古天文气象学知识和历史唯物辩证是精准研习《辅行诀》的两大法宝。我国古天文学与现代天文学在多方面十分接近，已经过二千多所年的历法实践验证，是与现代科学的切合点，可解决医学古典中诸多疑难问题。而且欲知大道，先需学史。要善于运用历史唯物主义分析理解《辅行诀》，因为它是在漫长的历史文化环境中所形成的，只要用历史的眼光审视，一切难题和困惑均能得到解答。本书如此长篇述说历史文化和相关事件，目的即在于此。

（10）出版《辅行诀》学术成果的著作十余部，在材料搜集、归纳、辨伪、整改、修订、补残缺、释义、药性、串讲、临证医案、实践心得等方面都已做了大量工作。《伤寒论阴阳图说》《〈辅行诀五脏用药法要〉临证心得录》《〈辅行诀五脏用药法要〉阐幽躬行录》三部著作中已刊出的相关医案医话及杂文中所涉案例共 200 余例。近年又积累了临床医案 411 个及一些尚未发表的文章需整理出版，还存近几年积累的天文气象学音像资料有待整理出版。

（11）传说伊尹 70 岁左右负鼎以致味说汤，依烹调理论制《汤液》，并解说建国治国的策略和法规，也为后世"不为良相必为良医""治大国若烹小鲜"的儒道说教做出了榜样。同时帝乙自安阳西迁都邢台之时，正是商朝伊尹立法治国的前期阶段。邢台先民对其医食同源、以道治国、四法一贯的文化底蕴更为理解。现代邢台地区仍流传生姜扎枣针上，冬不冻、夏不烂，色鲜味美的生姜保鲜法，连系经方中以姜枣并用者最多，可能是商代伊尹医食同源之遗迹。

（12）后汉因当时社会状况（张角起义和大疫流行）造就张仲景成为一伟大的经典继承者和实践大师。陶弘景具有多学科知识，是有实证精神的理论实践大家。他建立的经方理论体系是国医发展史上重要的里程碑。《辅行诀》是传承医学发展的活化石，是穿越千年时空的传奇宝典，是复兴中医学术和文化的根砥，是传统医学生命力所在。

仲景伤寒杂病的后世学者，偏离了汉书经方属本经、伊尹汤液体系，是以药物性味为法的典籍，失去了经方研究的本意，而误入以病因病机为主的研究方法。尽管二者或可殊途同归，落实到人体气血精津的变化上来，但一定对此有明确的认识才能使医学走向辉煌！

附：相关论文选

（一）保护经典、传承中医的河南辅行诀医药研究院

（河南省郑州市艾瑞德国际学校　孙银峰）

1. 成立背景

衣之镖为张大昌亲传弟子，经过近五十年研探躬行，完成《〈辅行诀五脏用药法要〉新校正》文本，阐明其幽深的学理及实用价值，证实其是国医之精髓，属阴阳五行合一、体用、气交化体系，并开启了五脏杂病与外感天行、伤寒与温病和组方用药法则，三个统一的创新思路和重大命题。

孙银峰于 2012 年拜衣之镖为师，重点学习《辅行诀五脏用药法要》。经过二十年中医学习实践，深悟中医心文化生命轴运转理论，在阴阳五行合流、体用气交化的基础上，博采众长，善用"中医三统论"思想，临床诊治各种疾病，组方严谨、效果显著、疗效确切。

师徒二人经过长期研习，于 2021 年共同举行河南辅行诀医药研究院揭牌仪式，衣之镖亲自题词，勉励祝福。河南辅行诀医药研究院正式成立。

河南辅行诀医药研究院，经衣之镖亲自指导，由衣之镖亲传弟子孙银峰投资成立。

河南辅行诀医药研究院致力于对中医文化经典《辅行诀五脏用药法要》以及"非物质文化遗产"的保护、研究、传承工作。通过著书立说、课程培训、文化推广等方式，促进中医学发展，为人民健康保驾护航。

2. 发展历程

(1) 寻根问祖活动

多年来，为探寻《辅行诀五脏用药法要》的成书历程和幽深医理，河南辅行诀医药研究院多次组织开展寻根问祖活动。

衣之镖和孙银峰亲自带队，去茅山，回忆宗师李含光整理经卷的时光印记。去武当山，拜访道医泰斗学习金石药的运用。去秦皇岛，参加辅行诀学术交流会。去张大昌故居，感受整理献书的良苦用心。

(2) 辅行诀课程培训

为进一步弘扬中医文化，传承发展《辅行诀五脏用药法要》，河南辅行诀医药研究院定期组织公益课程和研修班课程，课程内容由浅入深，循序渐进。授课老师由衣之镖和孙银峰亲自担任，致力于让初学中医者不走弯路，为长期临床实践者答疑解惑，带来新的启发和思考，使医学研究者医术升华。让中医学者从学会，到会用，到活用，融会贯通，真正成为一代名医。

(3) 产品开发

经过对《辅行诀五脏用药法要》的深入研究，依据药食同源理论，结合古方，河南辅行诀医药研究院研制开发外敷涂抹、内服调理、营养保健、应急处理等系列中药产品。

3. 规划定位

河南辅行诀医药研究院，是一所通过现代科技手段和传统中医药理论开展中医、中药、中西医结合研究、医疗健康服务，以及药品开发的科学研究机构。

(1) 中医药研究、传承、创新

中医药研究传承创新不只是中医药工作者的事，应该是多学科交叉融合，打破界限，包容开放，建立自己独立的科学体系。河南辅行诀医药研究院从大科学角度切入，在中医药理论指导下，遵循中医药自身特色优势，持续用不断深入的科技手段研究理解，挖掘中医药精髓。

(2) 医疗健康服务

古代中医先贤"治未病"思想，《素问·四气调神大论》提出："圣人不治已病治未病，不治已乱治未乱。"这里的"治未病"，包含"未病预防""已病防乱""乱而防变"等多重含义，体现了古人朴素的健康意识，对发展医疗健康产业具有启迪作用。

注重治防并举、养疗结合，传统中药产品代代相传、深入人心。河南辅行诀医药研究院致力于健全和完善中药种植、研发、质控、管理等体系，并向日化、保健、健康评估等相关行业延伸，实现跨业发展，力争形成新的复合产业，提高人们体质和生活质量。

(3)《辅行诀五脏用药法要》文化传承推广

《辅行诀五脏用药法要》是一部总结《汤液经法》辨五脏病证组方用药规律的书籍，它秉承《黄帝内经》《神农本草经》和《汤液经法》的学术内容，发挥儒、道、释三教合一的哲学思想。该书是在《神农本草经》和《桐君采药录》的基础上发展而来，符合经方思维，并融合了玄学体用化的佛学思路，形成了独特的辨治体系，在疾病治疗上具有现实意义和实用价值。该书内容精微，主要包括"外感天行二旦四神方""五脏补泻方""救诸病误治方""救诸劳损病方""治中恶卒死方"等。

"辅行诀"是穿越时空但学术断层特别严重的著作和文化。河南辅行诀医药研究院致力于通过著书立说、课程培训、文化推广等方式，对中医文化经典《辅行诀五脏用药法要》以及"非物质文化遗产"进行保护、研究、传承。

中医药学凝聚着深邃的哲学智慧和中华民族几千年的健康养生理念及其实践经验，是中国古代科学的瑰宝，也是打开中华文明宝库的钥匙。深入研究和科学总结中医药学对丰富世界医学事业、推进生命科学研究具有积极意义。

河南辅行诀医药研究院将与时代同步，与世界同行，和人类健康事业一同发展壮大，怀着对生命的敬畏和对科学的不懈追求，弘扬中医文化！向着时代的远方昂首前行！

（二）《辅行诀》方治验两则

验案一

爱人王淑敏，48 岁。素有神经衰弱，抑郁症，主要是睡眠障碍。曾服阿米替林、舒乐安定等数年。于 2008 年以补中益气为主，调治数月，全部将西药停掉。2010 年冬，因堂祖父去世时，她曾单独在停尸房间停留一段时间，并目睹堂祖父遗容，自此旧病复发，失眠、烦躁、食少便秘、心境抑郁。用平胃散则日泻数次，用保元汤则大便秘结，脉两手弦细紧。时某网友到访，处八味解郁汤，初服有效，继则出现不进不退的僵持状态。2011 年我去珠海工作，暂时将其一人留置家中，症状加重，自作主张，重新服用舒乐安定、氯氮平等西药。睡眠稍安，但心境不佳，面色乌黑。于2011 年 4 月南阳经方会议时，曾请众网友会诊，先停氯氮平，

① 姜宗瑞，男，丁未年生人，祖籍河北省广宗县，执业中医师，行医 30 余年。现任深圳市中医经方协会会长，世界中医药学会联合会经典名方专业委员会理事，广东省中医学会经方临床专业委员会委员，深圳市第二届仲景学说专业委员会常务委员，深圳市热病专业委员会常务委员。出版个人专著《经方杂谈》，主编《伤寒论汇讲》。在《黄煌经方沙龙》《张大昌医论医案集》《〈辅行诀五脏用药法要〉传承集》《经方论剑录》中任编委，发表《滑石白鱼散中白鱼当为榆白皮》及《略谈神农本草经》等文章。其中《略谈神农本草经》被《中医思想者》收录；《再谈经方的用量》一文，在南京全国经方临床应用研讨会上荣获二等奖。2012 年春应第十一届国际经方班的邀请，讲授《辅行诀与经方》；2015 年春应在珠海举办的"首届经方临床学术讲坛"邀请，讲授《略谈脉经》。在深圳多次参与省、市级继续教育项目的学术授课。

某网友处方柴胡桂枝干姜汤加味,当时的情况是,体瘦,苔白厚,脉弦。同样是初服效,继则效不显。

于 2011 年 5 月 22 日,我决定重新思考治疗方案,刻诊:体瘦,面暗,舌淡暗,苔白厚,食少,便秘。对睡眠过度关心和担心,弦细紧、左尺弱,苔白厚。处大补肝汤加味:

肉　桂 10g　　干　姜 10g　　五味子 10g　　山　药 10g

远　志 6g　　丹　皮 6g　　竹　叶 6g　　山萸肉 6g

大　黄 6g　　炮附子 6g　　龙　骨 20g　　煅牡蛎 10g

葶苈子 6g(布包)

服药十天,心情改善,大便通畅,脉仍弦,但紧细已去。上方去丹皮山萸肉加苍术 10g。

间断服药二十剂,舒乐安定减至每晚半片。精神、气色如常人。

间断服药至 2011 年 9 月份,病情无反复,饮食、睡眠、二便正常,体重增加 20 斤。

讨论:凡是有临床经验的医生都知道,神经性的病多有这样一个规律,往往初诊有效,继用则效差,或愈后易复发。通过这一案例,我们应该反思,是疾病本身就是这样的,还是我们的治疗有问题?

我之所以改弦易辙,是从以下几点考虑的。

(1)先前的治疗过程。

(2)《辅行诀》说:"肝虚则忧。"对睡眠的过度担心,不就是肝虚的表现吗?

(3)脉虽弦细紧,但时已进入夏季,不见夏洪却现春弦,从时间上讲,是落后了。迟者为虚。

(4)病程长,反复发作也主虚。

（5）重度焦虑抑郁的患者往往体重下降，治疗到最后，患者体重回升，病情才稳定。

验案二

患者，女，48岁，2012年6月17日在珠海瑞桦戒毒医院住院。海洛因依赖，入院后常规美沙酮替代。有干燥综合征，体瘦，身高162厘米，体重45公斤，疲劳乏力，终日卧床不起，食少纳差，面暗舌红无苔，月经数月一行，大便量少，排便无力，不硬。自言不能服凉药，凉则腹泻腹痛，不能食辛辣，稍辛辣则口舌生疮，脉沉细无力而数。

思考再三，决定用《辅行诀》大补脾汤，处方如下：

太子参 10 g　　干　姜 10 g　　白　术 10 g　　甘　草 10 g

麦　冬 10 g　　五味子 10 g　　旋覆花 5 g（包煎）

加水 800 mL，浸泡一小时，煮取 300 mL，分两次饭后温服。

服药第一天，未见任何不适。服药三天，精神佳，纳增，可坐起。

服药十二天，舌红转淡，微有薄白苔，体重增 1 公斤，可下床散步。后出院回家，未能继续治疗。

讨论：此患者体瘦舌红无苔，初看一片阴虚火旺之象。患者自述不能寒凉，所以就没考虑滋阴清热的方剂。至于稍食辛辣则口舌生疮，总属中土虚寒，运转失灵，导致虚火不降，不能不用理中以治本，佐以五味子酸收，旋覆花咸降，未发生口舌生疮的反应。按《辅行诀》大补脾方原方，参姜术草各三两，麦冬、五味子、旋覆花各一两。我的处方，药品悉遵原书，用药比例稍有调整。另，用太子参代替经方中的人参，是我个人的经验，临床上感觉效果还可以，仅供参考。

（三）守《辅行诀》能不能创新

（河北省保定市铁路第一中学　王海震）

1. 开篇

首先说"守正创新"。能守正能真了解规律，才能按规律想出新的更好的办法解决问题。新的更好的办法可谓创新。可以确定的说能不能创新取决于是否守的是正，决定于是否真掌握规律。

曹东义老师在 2018 年《国医年鉴》中的"保定王海震特色医话医案选"第一段开场如是介绍：王海震，学习中医，临床治病多年，尤其跟随威县衣之镖先生学习《辅行诀脏腑用药法要》之后，在理论认识和临床实践方面，都有很大提高。他还教育学龄前的女儿王玄一背诵近一万字的《辅行诀》这个"中医童子功"的奇迹，先后令河北省和全国很多著名专家交口称赞。

诚然，没有《辅行诀》、没有衣师《整订稿》，我便不会对中医有深刻的理解。至于所谓创新就更无从谈起。

吾师宽宏，但对己甚严，学术严谨，痴迷到废寝忘食，虽已多部著述，仍追根寻源，致力于大道一统圆融无碍。师虽不严，但身教如此，精勤弟子必得师之慈爱目光。有师如此，安敢怠懈。

2. 守正

《辅行诀五脏用药法要》五角图，陶弘景先师如此评："此图乃汤液经法尽要之妙，学者能谙于此，医道毕矣。"

此图中我看到的是体用交互，阴阳互根，在一伸一缩中就如同心脏搏动伸缩，体内五脏精气的互动自动流转规律。也可以讲是根本生理规律。

这个生生不息的自动化流转规律，失常则为"病"。同时这个生命系统又具有欲自动复常的本能。

换句话说，看到这个生命系统运转失常，本质上是看到了这个生命系统自救的趋势。

而所谓的用药手段，不过是顺生命自救的趋势，因势利导而已。

也就是说，不是用药去解决的问题，而是用药这个工具拨动的人体自救的机关，完全是在讲如何利用人体自救本能。

所以我们就可以坚定地说，人体所有症状都是生命自救的过程，都反映人体自救本能与趋势，如果我们站在这个坚定的立场，这个基点去考虑问题，那么我们不是在帮人治病，而是帮助生命完成自救。你能清楚地知道，不是你解决的问题，而是生命自己解决的问题。这样就排除了自以为是。

当然，如果没有你拨动机关，生命也可能完不成自救。也能找准自身存在的价值。

这个基点至关重要，能让你静下心来去观察当下生命的生命状态，而不是读了书以后照本宣科。

有人会讲，这个本能系统郭生白老先生有长篇论述，还需要从《辅行诀》里提炼吗？

《辅行诀》的妙处在清楚表达了这个运转规律，这个生命是怎么样具体本能运作的，这个也是郭生白老先生一直耿耿于怀，想要知道的。因为这涉及帮助人体实现自救的具体技术，可以实现可操作性更强，更精准。

《伤寒论》中，就没有对生理规律的具体表达，在技术实现上自然模糊。

在帮助人完成自救的技术上，自然有本质的差别。

3. 创新

内服拨动内循环机关，针对无形气血循环，无形气血循环一拨即转，所以往往在三五副之间。

而现实生活中，有形器质性问题更常见。这个原因很简单，正如《伤寒论》中，"凡人有疾，隐忍冀差，不时即治，变为痼疾"。言外，变痼疾以后就是仲景也难为力了。

而世上几人是仲景，世上几人能遇到仲景，世上更有几人能及时遇到仲景，所以生活中痼疾才是常态问题。

又比如，某人总是习惯动某种情绪（喜怒忧思悲恐惊），从而某个部位紧张令气血停滞正气变邪气，变成异物渣子。人体在比较平复以后，正气自动排邪向末端向外表，但因某种原因，在自救的过程中卡住。而此人又不断有如此情绪自伤，在不断排邪不畅累积的情形下，甚至形成肿物。

其他如饮食伤亦是如此。

但人体自动排污的趋势依然，只是卡在某部，若因势利导恢复人体排污通路，则痼疾自然春风化雪。

总之，现实中局部痼疾才是常态问题。

若用内服调无形气血循环，练内功，用流水不腐解决问题，往往事与愿违。

黄帝内经早有明训。外治为主，食疗为辅，最后用药，这是治则，由现实决定，并非只考虑以绝对安全为前提。

而实际生活中，由生理决定，积年久痼。以血液循环障碍为主。无论是情绪伤，还是食伤、外伤，都容易造成血液循环障碍。身体受伤以后会自动排污。

而在排污的过程中，因为外面络脉散在细小，在排污的过程中容易卡住，正所谓久病入络，排污通道受阻，从而越积越多，甚至堵进主要管道威胁生命。比如心脑血管问题。

于是我们可以讲，活络既可通经，是自然之道，顺应生命本能。

若是顺应人体本能，人体本能一定是自救，即使心脑血管问题，也可以在绝对安全的前提下，引导人体自救。

而人体看起来很多不同的问题，甚至从表面上看，就如蛇盘疮和颈椎病完全是不同的问题，其实背后都是一个原因，如果抓住这个简要规律，去触发人体自救，不但以绝对安全为前提，而且看起来用途广泛。

于是有感手术风险，据《辅行诀》创制经络疏通液，春风化雪导人体自主解决各种积年久痼（有形器质性问题）。以不治（因为导人体自己解决问题，所以可以讲是不治）为大治。以无为（因为没有自以为是，我要怎样可以讲是无为）为大功。道法自然。因势利导。

经络疏通原理如下：

经脉主干如主河道，滔滔河水不易存邪，络脉如河道旁无数分叉，有垃圾必进入分叉，除非分叉已填塞，无法排邪！

《黄帝内经》曰："诸邪在心者，皆心包代受。"因为心是动力源，有渣滓（沉积物）出现必然往外排出，这是人体自然规律，故心包代受。经和络之间的关系如同心和心包之间的关系，经脉内有渣滓必往络脉走，于是"诸邪在经者，皆诸络代受"。亦即经脉（主要管道）不易受邪（堵塞），即使有渣滓在经脉，气血的推动，也会冲向络脉（本能往外运），所以排除邪气是人体本能。那么除非络脉闭塞（各种年久顽痼），经脉之邪无处可排才会留在主要管道。故活络即可通经是顺应自然之道，顺应人体本能！

而络脉的特点相对经脉是细小散在如网络，长期的排泄不畅则邪（瘀死之血等）坚痼难化是其特点。

所以久痼必不是一点，而是一片，喷剂解决散在（脉网）问题，坚痼的特点则采用"化冻鱼"的原理。化"冻鱼"（坚痼），不能用热水，因热水相对膨胀而且热向上向外散发，不能进入相对密度大的冻鱼里面，即使把鱼皮鱼肉烫烂也达不到目的！（老百姓都知道用凉水化冻鱼！）

人体内无非气血津液，当血液瘀积则津液受阻成痰成湿，所以只活血化瘀必不能活血化瘀。当邪痼占位既属实证，血已不足，采用放血疗法因邪坚痼难于撼动，况邪痼占位血已不足。所以，以活血化瘀为主，补血祛痰除湿为辅而成经络疏通液，解决以上诸难点，疏通经脉，气血通畅，保障健康！

判断用经络疏通的症状：

第一颜色（望）

凡是观察体表颜色和其他正常皮肤颜色不同的地方。比如变色青紫黑，可以讲是死血在体表堆积，也可以讲，人体排污到体表卡在这里。

第二感觉（闻问）

凡感觉疼痛酸胀不舒服的地方（除了骨痛，关节深部痛）

第三质地（切）

凡是用手摸着，不是好肉的地方。比如质地僵硬紧张。也

是垃圾在这里堆积，或者讲人体排污到这里，气血不能供应，显示僵死。

第四形状（望）

肉眼可见体表的肿物，和用仪器能够观察到的内部的肿物。无论是从外面直接可以看到的，和用仪器直接看到的，一个层面的东西。

都是垃圾，在这里堆积，一个是排向外表面，可以看到，一个是陈在内表面无法直接看到。

肾气体液将死血溶解以后，阳性的垃圾被运往外表面，阴性的垃圾沉在内表面。外表面和内表面是一体的两面，当打开外表面，内表面的垃圾自然会掉出体外。

效果由形势决定：

因为是利用人体自救，气血本来就在从里往外推动垃圾，当络脉恢复排污，往往里面立马就可以松动，是如影随形的效果。

这个立竿见影、效如桴鼓，并非形容词，症状越严重，正气从里往外推的力量越大，越是一触即发。

症状越是不严重，说明这里正气不足，往往需要等正气比较充足以后才能慢慢解决问题。因为本质上，是人体好的

气血津液，占据了邪气的位置，以后解决的问题。

禁忌：

酒精过敏者不能用。

用完以后想擦掉不能用毛巾，毛巾会把液体和人体排出来的脏东西吸到里面加上湿气，再用毛巾，会把湿气带入体内。

优势：

喷在没问题即不对证的地方不会有任何反应，喷在有问题即对证的地方因为气血运动变化排异而出现各种变化（比如喷上以后发热，比如喷上以后发凉，喷了以后会看到颜色变化这是里面的垃圾，跑到体表才能看见）。即使作为检查工具，多数问题都可以在十分钟以内做出判断。并且在检查的同时也拨动了人体自救机关。

因为人体本能一定是自救，所以绝对安全。在绝对安全的前提下，相对跳出辨证，无论内行外行都可以使用。

人年岁大了以后，肾气不足，在向末端排污的过程中，末端还没有堵塞严重，往往症状并不明显，尤其平时喷在脖子前胸后背，这些地方，相对来说就是预防，可以化心脑血管问题于无形。把预防做在前面，不出问题，才最明智。

因为人体80%的积年久痼是这种情况，现在市面上起的各种名字，有的看起来只是不同部位的问题，有的看起来甚至是不同性质的问题。

（1）心脑血管问题（无论预防，还是救急，还是后遗）

（2）平时常见的颈椎病富贵包（多数并不是椎的问题，而是这个部分络脉不通，造成的肌肉僵硬紧张，拉力失衡）

（3）蛇盘疮及其后遗症（处理不当，把已经排到体表的

垃圾又闷了回去，但人体本能仍在外排）

（4）灰指甲

（5）三叉神经痛

（6）烧烫伤

（7）外伤

（8）牙疼

（9）外伤性皮炎

（10）口腔溃疡

（11）痛经肌瘤宫颈病变，等妇科问题。

（12）乳腺增生，乳腺结节，硬块胀痛，腋下淋巴结肿
大等。

（13）颈部的血栓斑块，身体个部位的血栓斑块。

（14）放疗后的损伤

（15）眼睛红肿痛劳累

（16）肌肉拉伤

（17）腰肌劳损

（18）巧克力囊肿

（19）肺结节

（20）痔疮

（21）糖尿病足

（22）严重的静脉曲张，老烂腿。

（23）各种炎症，除了前列腺炎（湿热窍闭另有疏通方
法）

正因为站在生命本能自救的角度，以绝对安全为前提，
自然形成了简单易操作"万人一方"。预防、诊查、治疗也
自然地合为一体。

看起来用途广泛，甚有人误会，无所不能。觉得神奇。

（四）正确认识《辅行诀》的历史地位

（河北省广宗县序园医养院　陈志欣）

《辅行诀五脏用药法要》（以下简称《辅行诀》）久沉于世、深藏敦煌，直到 1974 年才经张大昌先生公开发表出来。医学界对此高度关注，学者们从不同角度发表各自看法，热心不已。有的说："这部书就是中医界的《红楼梦》"[1]，还有评价说："《辅行诀》对《汤液》乃至整个中医学的传承和发展是一个大的进步，具有划时代的意义和里程碑的作用。"[2] 在大力发展中医药事业的新时代，从中医药发展的历史视角，辩证理性看待《辅行诀》，精准科学把握《辅行诀》的医学内涵和价值，具有重大现实意义，有利于中医药文化的挖掘传承和创新发展，有利于中医药服务能力提升，有利于中华文明的繁荣昌盛。

《辅行诀》是我从师张大昌先生时学习的第一部医学典籍，也是我行医近几十年来临床用药的医学遵循。随着学习和实践的不断深入，对《辅行诀》有所感想和认识。现依经方发展脉络，分析研判《辅行诀》的历史定位和传承价值。

1. 《本草经》

在中医药文化的历史长河中，《本草经》可谓本草之始，"经方"之祖。

《新修本草·丁本》云："梁陶弘景雅好摄生，研精药术，以为《本草经》者，神农之所作不刊之书也。惜其年代久远，简编残蠹。"[3] 经陶氏梳理总结，托名"神农"，而作《神农本草经集注》。自此《本草经》传承了下来。

据马继兴专家《神农药学文化研究》考证："《神农本草经》是已知中国最古的一部药物学专著。原书著者不详。其书名虽然冠以'神农'之名，但绝非'神农时代'的产物，而是古人经过长期医疗用药实践的丰富经验不断累积与总结的结果。"[4]

《名医别录》后记云："单纯题《神农本草经》有五种"，载药三百六十五种者，"上药一百二十种，为君，主养命以应天；中药一百二十种，为臣，主养性以应人；下药一百二十五种，为臣使，主治病以应地"[5]。此引用药物三百六十五味，与《汤液经》紧相符合。

《神农本草经研究》记："楼护所诵，有'医经''本草''方术'三类，比照《艺文志》不言及'经方'之别称，则此处之'本草'，恐正是'经方'之别称，非专指本草著作。"[6]

看来《本草经》不仅是我们认识的一部药书，也是史前"经方"的代表作。

2.《桐君采药录》

《神农药物文化研究》云："《桐君采药录》的著作者桐君，时值上古，尚无文字记载，因而属于托名之书。但其撰写时代的下限，必不晚于秦汉时期，而应早在此以前。"[7] 此书因早佚，已不识真面目，对此我们只能从引证去认知。《图书集成》（十二册·73 桐君条）云："桐君有《采药录》

说其花叶形色;《药性》四卷,论其佐使相须。"[8]

马继兴云:"《桐君采药录》是继《本草经》之后的一部制药学著作。此书所以取名为'采药',是因为书中除记有药性与效用外,还涉及了药物生境与形态方面的内容。由于此书最早产生于我国的先秦时期。因而它是我国,也是世界上最早的制药学专书。当时人们所利用的药物都是属于取自天然的动物、植物、矿物。它们虽然不需要进行复杂的理化处理和烦琐的机械加工工序,但仍需要经过一定的采制手段方可成为实际的药物,其中包括:充分掌握辨识这些天然物质本身的形态特征、主要产地以及采集的季节、时间、处所辨识其本身的性、味、毒性,以及对于人体疾病的治疗的诸多问题。因而统称为'采药',而古代的采药学和现代的制药学其最终目的和要求是完全相同的。正因如此,所以我们也可以称《桐君采药录》是制药学专书。"[9]

陶弘景云:"上古神农作为《本草》……其后雷公、桐君更增演《本草》,两家《药对》广其主治,繁其类族。"[10]

陶隐居云:"依彼《神农本草经》及《桐君采药录》,上、中、下三品之药,凡三百六十五味,以应周天之度,四时八节之气。商有圣相伊尹,撰《汤液经》三卷……"[11]由此可见,伊尹确系在此基础上撰写《汤液经》的。

"神农"与"桐君"在药学方面的学术成就不言而喻,《本草经》以"经方"制度说药物,用气味化生指导临床;《桐君采药录》用阴阳五行说药物,以药物采制、加工为研究。两者均展现出古老的东方智慧。

3. "经方十一家"与《汤液经》

《汉书·艺文志》记载"经方十一家":"《五脏六腑痹十二病方》三十卷、《五脏六腑疝十六病方》四十卷、《五脏六腑瘅十二病方》四十卷、《风寒热十六病方》二十六卷、《泰始黄帝扁鹊俞跗方》二十三卷、《五脏伤中十一病方》三十卷、《客疾五脏狂癫病方》十七卷、《金疮疭瘛方》三十卷、《妇女婴儿方》十九卷、《汤液经法》三十二卷、《神农黄帝食禁》七卷。"[12]

《汉书·艺文志》:"经方者,本草后之寒温,量疾病之浅深,假药味之滋,因气感之宜,辨五苦六辛,至水火之齐,以通闭解结,反之于平。"[13]

"经方十一家","痹""疝""瘅""风寒热""狂癫""五脏伤中""金疮疭瘛",是以病组方命名;《妇女婴儿方》《神农黄帝食禁》《泰始黄帝扁鹊俞跗方》,是以名字和科属命名,从而形成了理、法、方、药俱全的医疗系统——"经方"。在"经方十一家"中,顾名思义,唯有《汤液经》将先秦医学文化的精华集于一身,具有严格的制度,赋能显著的疗效,成为符合义理、逻辑和实际的"经方"之集大成者。

《张大昌医论医案集·汤液经拟补》序中评价说:"经方者,传统实效者也,万古不易之准则,医药学术之结晶也。"[14]

4.《医经》七家

《中医古籍考据例要》引"《汉书·方技略·医经》载:

《黄帝内经》十八卷,《外经》三十七卷。《扁鹊内经》九卷,《外经》十二卷。《白氏内经》三十八卷,《外经》三十六卷。《旁篇》二十五卷".[15] 谓之"医经七家"。

《汉书·方技略·医经》:"医经者,原人血脉、经落、骨髓、阴阳、表里,以起百病之本,死生之分,而用度箴石汤火所施,调百药齐和之所宜。"[16]

《中医古籍考据例要》引成玄英云:"内则谈于理本,外则语其事迹。"[17]

至此,《春华秋实继往开来·论中医学派》孟庆云说:"到西汉时代,针灸和切脉融合为医经派,重视药物和方剂者发展为经方派。"[18] 两种系统各自传承,然又互相为用,形成理、事、体、用完美结合的中医学理论体系。

5. 《伤寒论》和《辅行诀》

《〈辅行诀五脏用药法要〉阐幽躬行录》云:"张仲景是历史上传承《汤液》的第一人,开创和完成了辨证施治的理论体系,被后世医家奉为医圣,其著作亦被称之为经典,支撑着经方的学术大厦,功不可没。"[19]

钱超尘教授在"《汤液经》《伤寒论》《辅行诀》古今谈"中报道:"《辅行诀》以确切的资料证明《伤寒论》是仲景在《汤液经法》一书的基础上勤求博采而撰成。"[20]

陶弘景说:"外感天行,经方之治,有二旦六神大小等汤。昔南阳张机,依此诸方,撰为《伤寒论》一部,疗治明悉,后学咸尊奉之……"[21]

皇甫谧《针灸甲乙经·序》:"仲景论广《伊尹汤液经》为十数卷,用之多验。近代太医令王叔和撰此仲景遗论甚精，皆可使用。"[22]

"据文献学家钱超尘、王淑民等考证，认为皇甫谧、陶弘景当同时见过《汤液经》所以才认定张仲景论广《汤液经法》之结论。"[23]

《张大昌遗著·医话》评："《伤寒论》一书，仲景撰用《汤液》等书而作，其中理事兼备，体用并举，虽非《汤液》完豹，而典范尤在。行医者不谙此书，则终身无由矣。观近年出土马王堆文物，《五十二病方》与《黄帝内经》十三方，皆组剂简陋，仅为医方之基础而已，断为东周文字可也。及沙流、武威诸文物所载方剂，法度已扩，然与《伤寒论》相比，亦瓦砾与金石也。《伤寒论》之方，精湛有序，深奥入微，变如盘珠，准如绳墨，斯真圣人之作也。万世之下，少能驾其上者，鸾凤之仪，美无与待。"[24] 先师对其赞誉实不为过，《伤寒论》世界医学之典籍。

《辅行诀》乃陶弘景的封笔之作。其名著《神农本草经集注》对本草学进行了系统整理。进一步证明陶弘景不单是我国本草发展史上早期贡献最大人物之一，而且还是我国开"五脏辨证"之先河的一代医药大家。

从理论和临床应用看，《辅行诀》具有三个突出特点：

(1) 五脏辨证论治

陶氏以人与天地自然相统一的宏观视野，着重研究五脏与人体之间相互关系，按照五脏功能状态变化，将五脏分为五大系统，包括六腑、三焦等组织，同时，把生理现象与病理相结合，以阴阳五行理论辨证施治，规范方药法则，对应大小组方，调使五脏承平、祛疾延年。

小方对照的是一脏功能状态变化，每一脏都有多种物质相互组织、相互维系，他抓住体和用两类主要矛盾，以脏德所需味，不足有余而调之。如小泻肝汤：肝体味酸，用两酸味泻肝，乃是益肝体抑肝气之过盛，意在于调肝系统"承平"；泻汤中辛味，意不在补，而在于化甘缓急，标本兼治。

大方是说脏与脏之间关系，一脏亢盛或是不足，影响它脏失调。如大泻肝汤：二酸泻肝，一甘泻肾、一咸泻肺、一辛泻脾、一苦泻心，六味药五脏具泻，仅从量上做了调节。大小方剂于理相通。大方一脏有病，五脏皆调。

《黄帝内经》云："亢则害，承乃治，制则生化。"失调则病生，承平则无病。

(2) 以五味论药性

陶氏继承并发展了以五味化与不化论药性的传统经方药理。用五味以和本脏之德，论补泻，"泻非泻即是抑，补非补即是益"。五味入脏以本脏所喜而论，如肝德在散，故用辛补之，散之过，用酸抑之。如小泻肝汤，酸肝之体味，补肝体泻肝功，辛酸"化"甘缓肝之苦急，五脏皆如此。"不化"治杂病。如：芍药甘草汤，酸甘不化除挛；栀子豆豉汤，酸苦不化除烦；诸泻心汤，辛苦不化除痞；大黄附子泻心汤，辛咸不化除滞。

在科学技术发达的今天，如果能将五味以个数计算，如：小泻肝汤，枳实三两，一两为一个味计算，即三个酸；芍药三酸；生姜三辛，小方共六个酸味和三个辛味组方。我想不需要多长时间，中医药精髓就可以以大数据（大系统）形式更加科学直观地呈现在世人面前，普及也指日可待。

(3) 以养为治

陶氏思想在于以养为治，《辅行诀》处方用药的落脚点都是对人体这一"巨系统"的整体协调与承平。经他巧妙调整体用，便会使"巨系统"恢复平衡，如补肝汤，两辛一酸，与泻汤制度相通，仅是量上颠倒，其意仍在于以每一脏之德为用药标准，以宏观辩证观点，扶正养脏。他的这种以养为治的思想与今天一味克伐（化、烤、饿、冻）、以毒攻毒、靶向疗法恰成对照。

《辅行诀》的诸多特点决定了其医学价值不可估量，值得人们去探究、传承和发展。

《黄帝内经》云："寒暑湿燥风火，天之阴阳也，三阴三阳上奉之。木火土金水，地之阴阳也，生长化收藏下应之。"由于张、陶两位先圣所处时代不同、环境各一，感触有别。仲圣当时眼下见到的是疫灾流行，哀鸿遍野，家人遭非命，故"奉天之阴阳"，承"汤液经"之经义而著就《伤寒论》，以天行病为主，救治黎民之疾苦；陶氏眼下看到的是"时恙痼疾"，故"奉地之阴阳"，承"汤液经"之经义而撰就《辅行诀》，以五脏病为治，辅以养生，护佑健康。

综上所述，《汤液经》上承《本草经》《桐君采药录》，横贯"经方十一家"《医经七家》，下传《伤寒论》《辅行诀》。《伤寒论》与《辅行诀》同源异流，异曲同工，实为中华医药之精华、人民健康之宝藏，必将为健康中国、福泽人类焕发出新的光芒！

参考文献

[1] 衣之镖. 辅行诀五脏用药法要：阐幽躬行录. 学苑出版社，2018：曹序.

[2] 衣之镖. 辅行诀五脏用药法要：阐幽躬行录. 学苑出版社，2018.

[3] 苏敬. 新修本草：丁本. 上海古籍出版社，1985.

[4] 马继兴. 神农药学文化研究. 人民卫生出版社，2012.

[5] 陶弘景. 名医别录. 中国中医药出版社，2013.

[6] 王家葵，张瑞贤. 神农本草经研究. 北京科学技术出版社，2001.

[7] 马继兴. 神农药学文化研究. 人民卫生出版社，2012.

[8] 陈梦雷. 古今图书集成医部全录. 人民卫生出版社，1988.

[9] 王家葵，张瑞贤. 神农本草经研究. 北京科学技术出版社，2001.

[10] 陶弘景. 本草经集注. 辑校本. 人民卫生出版社，1994.

[11] 陶弘景. 辅行决五脏用药法要

[12] 范晔. 后汉书·艺文志. 中州古籍出版社，1996.

[13] 范晔. 后汉书·艺文志. 中州古籍出版社，1996.

[14] 张大昌. 张大昌医论医案集·汤液经拟补. 学苑出版社，2008.

[15] 王育林. 中医古籍考据例要. 学苑出版社，2006.

[16] 范晔. 后汉书·艺文志. 中州古籍出版社，1996.

[17] 钱超尘. 章太炎先生论《黄帝内经》之成书时代考证. 中华中医药杂志，2017（2）：411—419.

[18] 衣之镖. 辅行诀五脏用药法要：阐幽躬行录. 学苑出版社，2018：111.

[19] 钱超尘. 《辅行诀五脏用药法要》传承集：《汤液经法》《伤寒论》《辅行诀》古今谈. 学苑出版社，2008：401.

[20] 陶弘景. 辅行决五脏用药法要

[21] 皇甫谧. 针灸甲乙经校释·序. 人民卫生出版社，1979.

[22] 钱超尘. 《辅行诀五脏用药法要》传承集：《汤液经法》《伤寒论》《辅行诀》古今谈. 学苑出版社，2008：401.

[23] 陈志欣. 辅行诀传人张大昌遗著. 学苑出版社，2019.

[24] 李延寿. 南史本传. 中华书局，1975.

（五）序园老年公寓在医养结合模式下的应用

（河北省广宗县序园医养院　陈志欣）

据统计，2021 年中国 60 岁及以上人口 26736 万人，比上年增加 992 万人，占全国人口的 18.9％，比上年提高了 0.7 个百分点。65 岁及以上人口突破 2 亿人达到 20056 人，比上年增加 334 万人，占全国总人口的 14.2％，比上年提高了 0.2 个百分点。独居和空巢老人的人数也在不断上涨。年老以后，老人们身体往往会出现各种疾病，对老年人的生活影响非常大。患病以后，就要经常往返于医院、家庭、康复机构之间，不仅对于老人们来说非常麻烦，对子女的生活也带来了很大负担。更为重要的是，人老病多，并且大都是一些慢性、难于治愈疾病，这样使老人生活质量大大降低。所以养老已经成为目前一大难题。最为迫切需要解决的问题。而近年来，通过实践证实了一种新型的养老模式走进我们的生活当中，医养结合就是解决这种问题最好方法。

什么是医？就是提供医疗服务，为居民解除病痛，指导就医。什么是养？就是休养、疗养、颐养、新智慧养老等。如何做医养结合？寻找晚年的幸福，需要必要的条件，首先就是无痛苦。再就是生活有兴趣，心情舒畅。可医可养，使休养人，便捷就医。

序园的医：是有祖国传统传承的中医来支撑的，《辅行诀五脏用药法要》是河北省非物质文化遗产的名录之一，目前正在申请国家级非遗。该遗产传承中医经方医学，以"治未病"为指导思想，治与养相结合，以养为治，配合针灸、理疗，实现经方医学的完美应用。传承养生式医疗模式，有病祛疾，无病养生，以《神农本草经》"五菜为充，五果为助，五谷为养，五畜为益"的理论为生活纲领，使"食饮有节，起居有常"致使五脏承平，从而达到延年益寿的目的。

序园的养："民以食为天"首先坚持保障以绿色食品为先，自己动手，种植、加工蔬菜与粮食；食谱新颖，以营养为目的，多样化为基础。老年人多多少少患有老年脑病，情绪不稳，根据这一特点，安排了丰富多样的娱乐活动，读书，看报，讲故事，打麻将；中秋节、重阳节等传统节日均安排大型的娱乐活动。老年人算是有能力的也积极参与，自创节目，自建团队，活跃了大脑，丰富了老年人的精神生活。

序园的医养结合团队，每天巡查，测血压，量体温，按时服药，专人负责制，保证不错发、不漏发。我们实行中西医结合，达到有病早发现早治疗，小病不出门，大病有人管；检查房间卫生，个人内务等等，每天专人清扫、做到每天餐具、厕所要消毒，以防疾病的发生。做到有求必应，定期开窗换气，做到窗明几亮。开通了就诊通道，有专人护理。为及时就诊，降低急病风险意外的程度，本院自备专用救护车。做到看病治疗、服务颐养一条龙。

序园老年公寓的医养结合从保障目的、参加主体、服务内容、保障对象、人性角度来看都有其独特的特色。从保障目的来看，旨在为老年人供应老年生活服务，使老人能够安度晚年；将办成"主体"模式，联合传统养老机构，旨在多元化；服务内容，引入现代医疗技术与祖国传承医学相结合，为老人健康长寿服务，有效提升老年人的暮年生活质量，保证能有病治病，无病养生。我们凡事要做到人性化，年轻的服务团体一定要服务好弱势团体，更主要的是履行我们社会主义国家团结、幸福、人性化的方针。共同建设和谐的大家庭而努力！让中华民族"孝为先""尊老爱幼"的优良作风传统下去！！

很久以来，我国的养老院只能提供养老而无法提供医疗，而医院只能医疗而不能提供养老服务，这种"医养分离"的情况，造成的结果就是，许多老人将医院当成"养老院"，即使病治好了，也要占着床位不出院，形成严重的"压床"现象。这样医院优质的医疗资源无法发挥最大效益。而广宗县序园老年公寓的医养结合型养老模式建立统一完善的养老和医疗服务标准，规范了医疗护理行为，保障老人的养老和医疗需求，使老人老有所医和老有所养，同时养老公寓会主要针对入住在公寓的一些老年人举办一些活动，这些老年人有不少身体状况并不乐观，而有些老年人虽然能够活动自如，但是身体方面也有一定的缺陷，这是由于老年人自身身体机能不断退化所导致的，如果通过合适的锻炼，长期下来也能够达到不错的效果，而通过养老公寓的活动可以提升老年人增强对健康的意识，通过一些日常的锻炼或散步的方式或八段锦、太极拳类的学练，可以使老年人的身体状况有所改善，使其体质变得更好。在现实生活当中，他们改变了过去依赖儿女的旧观念，丢掉了孤独，抑郁、怪癖没有生活信心的怪圈圈。因此我们不仅仅关注老人的身体状况，而且特别注重老年人的心理健康，针对老年人所存在的一些问题，很好地做好预防和安抚工作，通过养老院一切合理的规章制度执行和活动，证明老年人的思想被改变，有的又回到了年轻时的高兴和幸福。过去的垂头丧气，原来的忧愁，变成了满院子的欢声和笑语，她们有了幸福的今天和喜望的明天，她们的心中又燃起了生活的烈火。

广宗县序园养老公寓这个团队，正在努力实现企业与社会共养的宗旨：专注养老，疗养与服务相结合，积极响应国家号召，执行国家养老服务体系的政策。展望建设连锁化、服务网络化。增加失能照护设备，助餐、助浴、助洁、助医、助行等服务项目。提高安全意识，做好消防等防范工作。并提出新的发展目标，提倡新创意，使我们医养结合越办越好，真正做到一心为老人，人人为老人。为达到国家倡导"老有所医，老有所养，老有所乐"做贡献。

（六）《辅行诀五脏用药法要》心得

（河北省威县中医院　王军）

打开中国传统文化宝库的钥匙是中医，打开中医宝库的钥匙是经典，打开经典宝库的钥匙是《辅行诀五脏用药法要》（下简称《辅行诀》）。《辅行诀》是经典中的经典，只有读懂她，才能真正走进经方大门；才能知道古代先贤聪明才智；才能使国医这只火凤凰"五彩辉光展翅飞"！！！

1. 明理

陶弘景《辅行诀》承袭《黄帝内经》《神农本草经》和《汤液经法》的学术内容，发挥儒、道、释三教合一的哲学思想，使基础理论的藏象、经络、诊断与处方学完全统一，规范了经方组织制度，形成了一个完整和成熟的理论体系。

辨证上承袭《黄帝内经》"正气存内，邪不可干""邪之所凑，其气必虚"，陶氏以正虚着眼，以用虚为虚，体虚为实。

阴阳五行合流

我是科班出身，学习的课本上阴阳是阴阳，五行是五行，并没有放到一起来说。中医是天人合一学说，阴阳和五行是一起的，阴阳讲天，五行讲地，天地气交化而成万物，阴阳五行合流才是大道。接触《辅行诀》后才真正明白什么是阴阳五行合流，阴阳五行合流在《辅行诀》中的具体表现在哪。

《辅行诀》全书分两大部分，第一为五脏虚实补泻方，是以五行五脏辨证，把心脏火与包络土一同论述的，是五行纳入阴阳的模式。第二是外感天行六合辨证。把六合之上阳下阴归为脾土，与阴阳二旦方对应，再与金木和水火四行两对阴阳对应，是阴阳纳入五行的模式。陶氏的五行体用化，是五行学说与具体的阴阳相结合，是把阴阳（具体的）纳入五行的学说。气交三大法则中，金木形、质重为阴，水火气、象重为阳，脾土阴阳不测谓之神，三大法则合看，亦是阴阳五行合流，太极元气含三育一的模式，符合"一故神""二故化"，阴阳合而变成的大化。

2. 立法

《辅行诀》中涉及法的方面很多，简而言之主要有：

（1）五化

辛酸化甘、咸苦化酸、甘辛化苦、酸咸化辛、苦甘化咸。五化是体用合化生新的作用，是扶正养生的方法。

（2）五除

辛苦除痞、咸辛除滞、甘咸除燥、酸甘除逆、苦酸除烦。五除是体用不合化而能排除废物的作用，是祛邪养生的方法。

（3）升降阴阳

升降的是阴阳，是中土脾胃有升降阴阳之作用。二旦对应的是斗建系统，四神对应二十八宿系统。二旦方为中土脾胃之方，其组方用药，具有太极元气思想。阳土统春夏，阴土统秋冬。春夏是阳气温热趋势上升的季节，在立春时阳气出艮土而升，故而阳旦对应在立春，在后天八卦中对应艮卦；秋冬是地气水寒趋势上升的季节，在立秋时阴气出坤土而升，故而阴旦对应在立秋，在后天八卦中对应坤卦。

① 金木交互

金木交互的天文气象学依据是地球自转，早上的东（木）到了傍晚就会变成西（金），而傍晚的西（金）到了早上就会变成东（木）。金木交互的中心是中土脾，它是交互运动正常的关键，金木交互障碍时采用相应的法则，协调肝肺，消除金木痞隔，达到金木交互正常运行的目的。金木交互方的青龙白虎两方，青龙汤几乎完全是补肝汤和补肺汤的合方，白虎亦是如此，或非是完全药物相同，其药味亦是基本相同的。

② 既济水火

简而言之既济水火是使心火下潜以济肾水，达到增强肾阳温阳化水以利二便的作用，肾水上承心火，以滋润心阴而清热燥的作用。其上承之阴不足则火热灼阴动血为病，治用清滋，用朱鸟汤；心火不能下潜肾中则肾水寒极而冰坼，治用温渗，用玄武汤。既济水火包含火土一家、水土合德，而其又包含长夏和藏冬，长夏和藏冬有涉及寒热积聚的问题。因土是水火既济的中界，是水火的转枢，中土的相对均衡，既是既济水火的出发点，又是其终极目的；既是诊断水火不济的标准和制放法则，又是观察病情和判定疗效的根据。

3. 制方

理明、法立乃可选方制方。《辅行诀》中："主于补泄者为君，数量同于君而非主故为臣，从于佐监者为佐使。"大补汤由小补汤方中加入子脏小补汤之用味药两种和体味药一种，大泻汤由小泻汤中加入子脏小泻汤之体用化味药各一种，所组成的方剂亦是大补方七种药，大泻方六种药。补方中之君药，均为五行互含说中本味之主药，如木中木、火中火等。补泻方中之臣，有佐监之分。补方之佐臣为本味中具君之母性者，有助生源不竭之意，如补肝之佐臣为木中水药。监臣为体味中受本脏所克者，有监制用过生弊而不攻伐之意，如补肝之监臣为金中土药。补方中之佐使为本脏之化味中与本脏同气者，有化生繁衍不息之意，如补肝方中之佐使为土中木药。泻方中均以克本脏中同本脏者为君，如泻肝汤用金中木。泻方之君药，有恩威兼施，泻不致虚之义。泻方中之佐臣，为本脏体味中生本脏者，可泻而生源不竭，如泻肝用金中水药。监臣为本脏用味中具子气者，可防过泻而绝之弊，如泻肝用木中火药。泻方所治为实证，化机未衰，故无需佐使之品。使的作用是从于佐监，即从于臣，服从于臣的需要。它虽然与臣一样，都是为君服务的，但它要从于臣，与臣有等级上的差别。使对臣也可以有佐和监两方面的作用。

二旦汤的组织与补泻方中之君、臣和使佐的三级法不同。大方是以元气汤与柄斗结合部的大枣，共同成为帝在车中坐的形象，相当于君之座位，其他斗柄（包括大枣）共五种药物为帝所派出之帅（斗柄第一药柴胡和黄芪）、文、武参谋（关柄第二，皆以人参代之），将军（斗柄第三黄芩、桂枝）；后勤兵（斗柄四、五，醋、饴、枣）为对外作战部队。

四神方则是据二十八宿星而形成。它把四象分为两对阴阳，即金木和水火各为一对。针对四季气候特点而确定其主药。然后将其余六种药各配属于四象之七政，取气味交互的原则配合为方。使此两对阴阳之气交通顺达，成为神明之剂。

虚劳五补汤中之食品疗法，是以五谷为养，五菜为充，五果为助，五畜为益。脾土用其本脏之谷菜果畜。其他所取菜、果、畜，均符阴阳交合三大原则而阴阳交互使用，谷物酿制品亦取本脏性味者。诸方用畜肉者为大方，不用者为小方。

4. 遣药

五味五行互含是《辅行诀》的又一特点，它是把五味按照《素问·脏气法时论》中五脏的"欲"分属五行，即辛属木，咸属火，甘属土，酸属金，苦属水等，在此五味分属之后，每行中再分列出木、火、土、金、水五行，每行皆配以相应的药物，共用草木药品二十五种，金石药品二十五种，筑成了五味五行互含的药物属性模式。关于二十五味药物的属性及大小补泻汤和救诸病误治方有个简便记忆法，如下图：

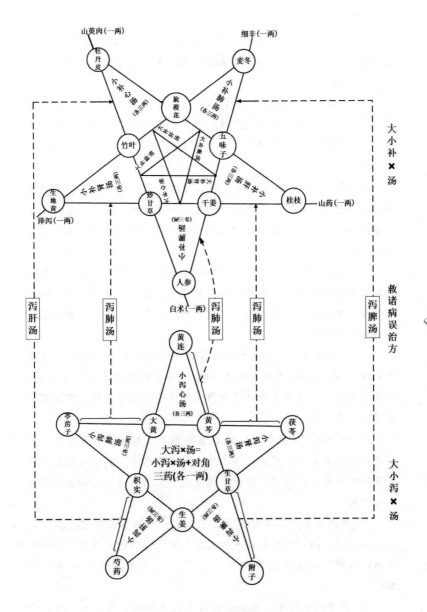

上篇 经方古代文化汇要

图4 《辅行诀》五行格局组方图

① 上五角星各角五药（桂枝、牡丹皮、人参、麦冬、生地）为各脏君药，其五味五行互含属性为木中木、火中火、土中土、金中金、水中水。

② 根据补方之佐臣为本味中具君之母性者，可推出补肝之佐臣干姜为木中水药；补心之佐臣旋覆花为火中木药；补脾之佐臣炙甘草为土中火药；补肺之佐臣五味子为金中土药；补肾之佐臣竹叶为水中金药。

③ 根据补方监臣为体味中受本脏所克者，可推出补肝之监臣五味子为金中土药；补心之监臣竹叶为水中金药；补脾之监臣干姜为木中水药；补肺之监臣旋覆花为火中木药；补肾之监臣炙甘草为土中火药。

④ 根据补方中之佐使为本脏之化味中与本脏同气者，可推出补肝之佐使山药为土中木药；补心之佐使山芋肉为金中火药；补脾之佐臣白术为水中土药；补肺之佐臣细辛为木中金药；补肾之佐臣泽泻为火中水药。

⑤ 下五角星各角五药为泻方君药（泻方君药均以克本脏中同本脏者），泻肝君药芍药为金中木药；泻心君药黄连为水中火药；泻脾君药附子为木中土药；泻肺君药葶苈子为火中金药；泻肾君药茯苓为土中水药。

⑥ 根据泻方中之佐臣，为本脏体味中生本脏者，可推出泻肝之佐臣枳实为金中水药；泻心之佐臣黄芩为水中木药；泻脾之佐臣生姜为木中火药；泻肺之佐臣大黄为火中土药；泻肾之佐臣甘草为土中金药。

⑦ 根据监臣为本脏用味中具子气者，可推出泻肝之监臣生姜为木中火药；泻心之监臣大黄为火中土药；泻肺之监臣枳实为金中水药；泻脾之监臣生甘草为土中金药；泻肾之监臣黄芩为水中木药。

⑧ 救诸病误治方小方分别为泻方的君药和佐臣，大方为小方加上子脏小补方去掉化味药。

（七）《辅行诀》医案六则

（河北省威县固献乡固二卫生室　衣玉品）

学习《辅行诀五脏用药法要》（下简称《辅行诀》）多年，感触颇多，受益匪浅，有些病例，供读者参考，望有所收获。

1. 大补肝汤验案

患者范某某，男，42 岁，2020 年 5 月 17 日初诊。刻诊：入睡困难 8 年，近日加重，重时每日仅睡 3 小时，夜寐多恶梦，眠易惊醒，眩晕心悸，遇事易甚，平素胆怯，神疲乏力，舌质淡红，舌体胖大，舌苔薄白，脉沉弱。给予大补肝汤加减：

桂　枝 25 g　干　姜 25 g　山　药 10 g　醋北五味子 15 g

牡丹皮 25 g　旋覆花 10 g　苦竹叶二把　首乌藤 15 g

龙　骨 30 g　牡　蛎 30 g

七剂。水煎服。

5 月 28 日复诊：服药后诸证均减，效不更方，继服七剂而愈。

按：加龙骨牡蛎重镇安神，首乌藤改善入睡困难。竹叶一药为自采，现用竹叶多为淡竹叶或鸭跖草，苦竹叶味苦，苦味为心的体味，可协补肝方中之监臣五味子。大补肝汤为小补肝汤加小补心汤（去掉化味），说明肝病及心，以肝病为主。

2. 妙用酸甘除逆法治疗咽痛案

患者罗某某，女，57岁，2020年6月27日初诊。近2天来咽痛，疼痛难以忍受，喑哑，发音困难，不能进食，进食则痛，舌苔淡黄稍腻，舌边尖红稍偏赤，脉浮数，大便日行一次，小便可，余无不适。处方：

米醋 100 mL　　　白糖（冰糖亦可）2勺

嘱其将白糖放入米醋中化开，频频服用，一剂而愈。（患者自言酸甜可口，像喝饮料一样，效果特别好）

按： 醋酸，在《辅行诀》祛病养生五法中属酸甘除逆。笔者运用此法治疗咽痛者甚多，效果十分好，简、便、效、廉。一般应用时要注意以下几点：一是对突发咽痛，起病急者效果显著，对慢性起病的效果不佳。二是血糖高者不宜服用。三是胃不好者不宜服用，不论糖也好，醋也好，对胃都有刺激作用。四是一定要小口多次服用，叫药汁少量多次经过疼痛咽部，才会起到最佳疗效。

3. 大泻心（心包）汤案

验案一

患者王某，男，32岁，2022年2月12日初诊。10天前着凉后出现咽痒咳嗽，鼻流清涕，口干口苦，大便干燥，口服药物后症状减轻，近7日每至中午时开始头痛，疼痛难以忍受，至中午一点后自行缓解，状若常人，刻诊口干口苦，大便偏干，舌质红，舌苔淡黄，脉小数。给予小泻心汤配和小柴胡颗粒：

黄连 4g　　黄芩 4g　　大黄 4g

五剂，泡水服。

嘱其用刚烧好的开水泡上三药十分钟到二十分钟，倒出药水，药渣备用，药水中冲小柴胡颗粒一袋，在头痛前 1 个小时服用，平时喝水时多喝药渣泡的水。自述服用上方后一日疼痛便大幅度减轻，三天疼痛几近于无。

按：感冒后邪气未清，化为火，午时（11 时—13 时）属于心经，火盛之时，二火相合，发病定时，火之体烈而燥，势急而炎上，用苦味强其脉而助心体，服用小柴胡颗粒一是利于口感，二是小柴胡汤和大阴旦汤相似（仅差一味白芍），大阴旦汤乃扶阴之方，可防阴伤。

验案二

朱某某，女，13 岁，2021 年 11 月 10 日初诊。2 个月出现荨麻疹，无明显诱因，时轻时重，口服西药效果不佳，近日来全身发作，面部占满脸颊，脖颈、前胸后背满布，瘙痒难耐，夜间加重，色红，食欲欠佳，大便偏干，小便黄赤，舌红苔黄稍腻，脉细数。处方：大泻心汤合银翘散加减。

黄　连 7g　　黄　芩 10g　　大　黄 7g　　连　翘 10g
金银花 10g　　枳　实 15g　　白　芍 15g　　生　姜 5g
炒山楂 10g　　炒神曲 10g　　甘　草 5g　　白鲜皮 10g
地肤子 10g　　紫　草 10g　　甜叶菊 4g

三剂。颗粒水冲服。

服用上方后，诸证均减，尤其是面部及脖颈、前胸部大幅度减轻几近于无，大便日行二次，效不更方，继服三剂。三剂后全身症状几近于无，其母恐再度复发，继服六剂而愈，至今未再复发。

按：患者急性发作属火，火势急而燥，心体不足，不能制约内火，补心体既是泻，《辅行诀》辨证从"正气存内，邪不可干""邪之所凑，其气必虚"，故而从虚着眼，没有实证，以用虚为虚，体虚为实。五行火克金，火盛则金伤，故以泻心为主，后加白鲜皮、地肤子、银花、连翘等为治标之药。

验案三

衣某某，男，3岁，2022年8月3日初诊。患儿于半月前因蚊虫叮咬后出现感染，自行口服头孢类消炎药治疗，服药一周后症状显轻，但腋下出现鸽子蛋大小肿大淋巴结，去医院外科就诊告知继续口服消炎药即可，又服用七天后，腋下淋巴结不小反大，犹如一个小馒头大小（约7×7cm），遂就诊于我处，刻诊：右腋下肿物明显，质地坚硬，色红，发热，大便稍干，小便黄，舌质红稍偏赤，舌苔薄黄少津，脉数而有力。指纹紫滞。处方：大泻心汤合阴旦汤加减。

黄　连4g　　黄　芩15g　　大　黄4g　　枳　实9g

柴　胡15g　　半　夏5g　　白　芍9g　　夏枯草15g

牡　蛎15g　　皂角刺3g　　玄　参9g　　甘　草5g

甜叶菊6g

六剂。颗粒水冲服。

另嘱其用新鲜仙人掌去刺捣烂，加芒硝少许调匀贴敷患处。日一次。

8月11日复诊：腋下肿物明显减小（小了一半），仍色红，触之发热，大便日行一次，上方加紫花地丁10g，金银花10g，六剂，颗粒水冲服。因身上蚊虫叮咬瘙痒，流水又开外洗方：

苍　术10g　　黄　柏10g　　苦　参10g　　蛇床子10g
地肤子10g　　蒲公英10g

上方煎浓汤，一副外洗两天，外洗时兑上热水，平时也用药汁外擦患处。

8月25日三诊：腋下肿物逐日减小，现仍色红发热，大便日行两次。蚊虫叮咬已痊愈。效不更方，上方继续服用六剂。

8月29日四诊：腋下肿物几近于无，恐再复发，按原方继服六剂。

按：此患儿起病较急，发病快，肿物色红，发热，属火之特性，而腋下又属心包经所过之处，故而用大泻心汤，方中牡蛎，玄参属咸，皂角刺属辛，符合《辅行诀》中咸辛除滞之法，外用仙人掌加芒硝也属此法。

验案四

李某某，男，54岁，2021年10月13日初诊。7月份出现斑秃，大大小小加起来又十余片，较大者有6cm×6cm。用药物治疗效果不佳，刻诊：斑秃表面光滑，心悸胸闷，腰酸腰痛，大便偏干，两日一行，小便黄，舌尖红赤，舌苔黄稍偏腻，舌体稍胖，脉弦滑小数。处方：大泻心汤合小补肾汤加减。

黄　连9g　　黄　芩10g　　大　黄10g　　甘　草10g
枳　实15g　　白　芍15g　　生　姜10g　　生　地30g
炒黑甘草25g　泽　泻15g　　女贞子10g　　旱莲草10g
桑　叶15g　　菊　花15g　　补骨脂15g　　苦竹叶两把
七剂。水煎服。

嘱患者用梅花针敲击斑秃处，最好敲击出小血珠，然后用生姜（最好是生姜汁）外擦以刺激生发。75％酒精适量泡补骨脂30g一周后外擦，每日2～5次。

2021年10月20日二诊，自述服药后没有再出现新的斑秃，但斑秃处仍较光滑，心悸胸闷及腰酸腰痛有所好转，大便日行一次。效不更方，继上方服用七剂。2021年10月27日三诊，斑秃处已有细小绒毛长出，但较大处仍光滑，其余症状减轻，时双下肢水肿，近日生气着急胸闷加重，上方加茯苓30g 柴胡15g 白术15g 七剂水煎服。2021年11月3日四诊，最大斑秃处已有细小白色绒毛长出，余处斑秃处均已长出黑色头发，胸闷，水肿均已减轻，嘱其多食用黑芝麻、黑豆、核桃等食物补肾。药物继续服用10月27日方。后又调整用药一月余，诸证均轻几近于无，斑秃已治愈，随访至今未再复发。

按： 肾，其华在发，斑秃一般都会考虑与肾相关，但此例斑秃与其他不太相同，应属心肾不能交通，水火不能既济，用大泻心汤助心体，小补肾补肾用，使心肾交通，水火既济。《辅行诀》记载："小泻心（心包）汤：治心气不定，胸腹支满，心中跳动不安者方"。"大泻心（心包）汤：治心中怔忡不安，胸膺痞满，口中苦，舌上生疮，面赤如新妆，或吐血、衄血、下血者方"。心属火，火盛则燥，燥则伤血，火势急迫，发病急，起病快。大泻心汤加减应用广泛，不仅仅可以用来治疗《辅行诀》记载的这些情况，笔者经常在临床上应用治疗心体不足导致的病症，如常见的皮肤病（一般是起病较急，发病快，皮肤出色鲜红），或者一些与心经相关的怪病杂病等。

《辅行诀》甚是奇妙，学之愈深，得知愈多，往往有出乎意料之效果。《辅行诀》之精华在于阴阳五行合流，在于五味五行互含，在于二旦四神深奥义理，在于升降阴阳、金木交互、既济水火、火土一家、水土合德……其中的奥妙需亲自尝试、体会、揣摩。可以说只有走近《辅行诀》，才能理解人的智慧；只有走进《辅行诀》，才能明白经典的真正奥妙。

（八）中医让生活更美好

（山东省青岛市京北科通科技有限公司　王永辉）

我从而立之年开始接触中医，先是自学，后在老师指导下学习。多年的学习实践中，我深切感受到经方功效之强大，深切感受到中医对我的家人、亲朋帮助之大，深切感受到中医之美。我天资有限，用功不足，又不业医，对老师所教的知识掌握不够精熟，虽因此心怀忐忑，但依然写下我浅薄的经历，希冀更多人了解中医，让中医惠及更多人。

1. 与中医结缘

我生于 1980 年，那个年代的多数孩子的理想是成为解放军、科学家、老师和医生，我的理想是成为一名医生，"救死扶伤，精益求精"。然而造化弄人，最后从事的是软件行业，曾经的理想只能埋在心底。工作繁忙，无暇读书，只能在上下班的路上听听广播。偶然的机会在梁冬的节目中听到钱超尘先生讲伤寒论的传承史，深感与理想渐行渐远，羞愧自责。于是在业余时间开始自学《伤寒论》。

2010 年 6 月，我感冒较重，但有急事需要出差。以往多年，我感冒的病程都在十天以上，其间精神体力都下降很多，一直没找到疗效满意的药。这次事发突然，无奈之下决定尝试伤寒论中的方剂。我自己诊断为桂枝汤证，使用桂枝汤原方，并严格按照要求在服药半小时后喝小米粥。

当时我对"两"的理解是 15.75 g，按照桂枝 50 g 的比例煎的药。四个小时后，我的感冒症状全部消失，胃口大开，自我感觉精神比平时都要好。

彼时学习时间短，现在想来当时的辨证、处方都嫌鲁莽了，但是中药方剂的这种疗效是我生平第一次见到，"效如桴鼓"之说都无法表达当时的感觉，我深深为之震撼。

2. 初学中医

治好常见的感冒，是我学习中医前期最大的目标。

小时候父亲在外工作，家里大部分时候只有我与母亲两人。在那个物质较为贫乏的年代，积年劳作使得母亲身体不好，经常感冒。每次母亲感冒了，一些重活儿就得我来做，对一个孩子来说，诚非易事。一边勉力干着力所不能及的重活儿，一边看着生病痛苦的母亲，实在是很不好的体验。

工作后从事软件开发工作。这个工作是重脑力劳动，对个人的精神状态要求较高。感冒会让人难以集中精力去工作，并且一般情况下感冒后也不请假，这就使得感冒这个看起来的"小病"，较为严重地影响了我的工作，以至于直到现在我都把"项目成员感冒"作为一个风险项来管理。

对于很多家庭来说，孩子感冒发烧是一件劳心劳力的事，一是孩子无法说清冷热等感受，二是西医治疗往往见效慢，三是很多年轻的父母请假困难，无奈只能老人带孩子去医院，老人体力不足，不能熟练使用智能手机，挂号抓药付款等都很吃力，各种困难，导致孩子一感冒家庭就乱套。我刚刚走过这个阶段，深知其中艰辛。

治疗感冒，可以说是我那段时间的执念，并由此较为系统的读了《伤寒论》《黄帝内经》《说文解字》《中国古代天文历法基础知识》《中国天文学源流》《中医天文医学概论》《伤寒论阴阳图说》《伤寒论汇要分析》及相关的其他一些注解伤寒论、训诂的书。

这段时期内，在老师的指导下应用过桂枝汤、麻黄汤、小青龙汤（《伤寒论》方名）、竹叶石膏汤、麻杏石甘汤、小柴胡汤等方剂，效果自然是令人满意。

我孩子上学前感冒发烧时，老师开过的六一散、小青龙汤（《伤寒论》方名）等方剂，退烧效果极好，一剂即愈的场景有多次。孩子七岁以后能说清自己感冒的冷热等感受，我开处方（二旦四神之类）的疗效基本上也能令人满意。经方对儿童同样适用，且疗效不打折扣。

这段时间的另外一个收获是，给朋友同事推荐感冒中成药效果良好，颇受好评。

3. 深入学习，感受经方魅力

我是通过《伤寒论阴阳图说》《〈辅行诀五脏用药法要〉研究》来深入学习的，延伸阅读的书籍大都来自上两本书中，如《神农本草经》《名医别录》《本事方》《本经疏证》，天文、易学书籍等，不一一列举。

经方的魅力，最明显的当是疗效。谨录医案三则如下：

验案一

牛某某，男，30岁，耳后起水泡，消炎药无效，皮肤药膏无效，注射激素类药物有效，但停药就复发，共治疗年余。诊疗如下：

舌苔白厚，舌尖略暗红。脉沉，不细。无饥饿，饭量较大，下午乏力。小便自述正常，大便不成形。

党参　干姜　甘草（超黑）　白术（麸炒）等量

共为末，炒面和为丸，饭前服用，日三次，每服小指肚大小。

20天后，水泡全部消除，食欲恢复，乏力症状减轻。

按：患者是我表弟，大概2016年7月中旬来青找我玩儿，其间说起这个症状，央我开方治疗。彼时我学医时间短，对自己信心不足，治疗水泡根本也没有思路，况且老师再三叮嘱我读书要全面，处方要谨慎。然再三推脱无果，遂不考虑水泡，据其他症状辨证为里寒，处理中丸方。方中甘草炒黑，使用炒面做药丸是老师教我的方便法门。

药面是我做的，具体药量忘记了，只记得一共花费不到20元。几年以后与表弟聊及此事，据他说药一共吃了不到一半就好了。经方的疗效神奇如斯！

验案二

王某某，我儿子，12岁。鼻子呼吸不畅一年，症状逐步加重，跑步等剧烈活动不能参加，医院诊断过敏性鼻炎，鼻中隔偏曲。

2022年7月，老师处方如下：

苦丁香7枚　白丁香7个

共为末，吹鼻中。

治疗 2 天，共吹鼻约 7 次，最后一次鼻子中有少量出血，停止治疗（按照老师的嘱咐，鼻子出血后就停止用药）。

治疗期间，流出大量黏稠鼻涕、清鼻涕，自述流出鼻涕后症状明显减轻，呼吸逐渐顺畅。

停止治疗第二天，去操场跑步一切正常，痊愈。

我儿子的同学听说后，因是症状类似（这个孩子更严重一些，晚上睡觉时无法用鼻子呼吸），我把治疗后剩余的药面给他使用，四天后基本治愈。

验案三

我的母亲，从 2020 年 12 月 10 日开始，每天下午两点感觉心脏难受，需要含化速效救心丸来缓解。到 12 月 14 日，依然没有好转，变成每天上午 9 点到 11 点发作。

老师处方大补心胞汤加减：

党　参30g　　炙甘草30g　　牡丹皮25g　　干　姜20g
旋覆花20g　　竹　叶两把　　黄　肉10g

12 月 15 日开始，每天上午 10：55 准时发作，发作前极困，想吐，心脏部位难受、胀、满，心悸，脸黄，嘴唇黑，投汗，背部出汗，按压第五椎附近感觉舒服，血压高，听到声音烦躁。含化速效救心丸 10 粒，症状消失后会忍不住哭。

老师判断是虚证，应以补脾为主，处方如下：

党　参30g　　牡丹皮25g　　旋覆花15g　　黄　肉10g
竹　叶两把　　白　芍25g　　枳　实15g　　姜半夏30g
百　合30g

12 月 16 日，症状没有变化。

老师说"属土无疑",处方如下:

党 参30g 炙甘草25g 牡丹皮25g 生 姜20g

琥 珀15g 竹 叶两把

另在四隅时(上午 9 点、晚上 9 点、下午 3 点、凌晨 3 点)各服救心丸 2 粒,通气。

12 月 20 日,老师得知有"大便不下"的情况后,处方大补心汤:

瓜 蒌50g 肉 桂30g 薤 白30g 干 姜25g

五味子10g 清半夏25g 醋 1 盅

12 月 21 日,凌晨 3 点,感觉很热,头大汗,但不难受,含化 2 粒速效救心丸。上午大便下,顺畅且成型。老师嘱瓜蒌改为 30g。

10:55 准时发作。大概两分钟后就不难受了,但是感觉轻微的难受一直存在,一直到 12:30 左右,含化 10 粒速效救心丸。

12 月 22 日,10:40 发作,但是症状极轻微,精神、体力明显都变好,看电视不烦躁。继续服用大补心汤,瓜蒌用 30g。

12 月 23 日到 26 日,心脏难受不再发作,或发作极轻微,大便不硬,排便顺畅。血压高 160~95,一天服用三次降压药。

12 月 27 日,症状如昨。老师处方小泻肝汤加大补心汤:

瓜 蒌40g 肉 桂15g 薤 白30g 清半夏25g

五味子10g 生 姜15g 白 芍20g 枳 实15g

牡丹皮15g

服药后,血压正常,一天没有吃降压药,10:55 没有发作，体力变好，能下楼慢慢走动1小时（中间多次休息）。

12月28日到30日，继续服用上方。血压高，走动时眩晕，体力依然不见明显好转。

12月31日，继续服用上方。下午5：30发作一次，含化10粒救心丸，2片硝酸甘油，发作前没有预兆。除发作期间外，一天感觉良好。

2021年1月1日开始，我母亲体力、精神方面恢复较快。1月2日开始能自己做饭了。一切在逐渐变得正常。

大补心汤（加苏梗15g）后续服用了大概15天左右，痊愈。

截至2022年国庆节，没有复发。其间服用降压药缬沙坦，每天一片。饮食肥腻超过3天的话，会出现服用降压药效果不好的情况，有轻微头晕的现象，此时服用大补心汤1到3副，之后再服用降压药的效果就会很好，恢复到每天一片的情况。

4. 关于三统论

除了经方以外，时方、偏方也活跃在我们的日常生活中，像银翘散、桑菊饮等等，解决了生活中的很多问题。指导我们辨证用药施治中医理论也丰富，五脏辩证、六经辩证、三焦辩证、营卫气血辨证等。这些理论及其实践，都取得过丰硕的成果。可以说，几千年以来，中医药理论多样，实践效果良好，影响着我们生活的方方面面，为民族的卫生保健做出了巨大的贡献。

然而，这种"丰富多彩"的理论带来了很多问题：

到底什么是经方，他与医经是什么关系？

五脏辩证、六经辨证等到底哪个是正确的？

五脏病与天行病是两个理论体系吗？

伤寒与温病是对立的吗？

同一个处方，在不同的理论体系下对药物作用有不同的解释，那么到底应该如何看一味药物？

············

上述种种问题，不仅使学者迷惑，更在近代发展成了"存阴阳废五行""废医存药"的风潮，更有甚者，依此为借口进而攻击传统文化，否定传统文化，动摇民族自信，混淆黑白，其心可诛。虽其心可诛，反击前还是要冷静下来，找到被攻击的缘由，然后正视问题，解决问题。

中医为什么受到这些攻击？根本问题就是，中医的指导思想到底是什么，以及在这个指导思想下辨证、处方、用药的规律是什么，没有统一的答案。

老师在本书提出了"阴阳五行合流"是经方的指导思想，在这个大一统思想指导下，实现了三大统一："五脏杂病与外感天行病的统一""外感天行伤寒与温病的统一"及"经方制剂用药法则的统一"。可以说，老师的这个理论体系，从根本上解决了上述问题，是国医学术复兴事业前进的一大步。

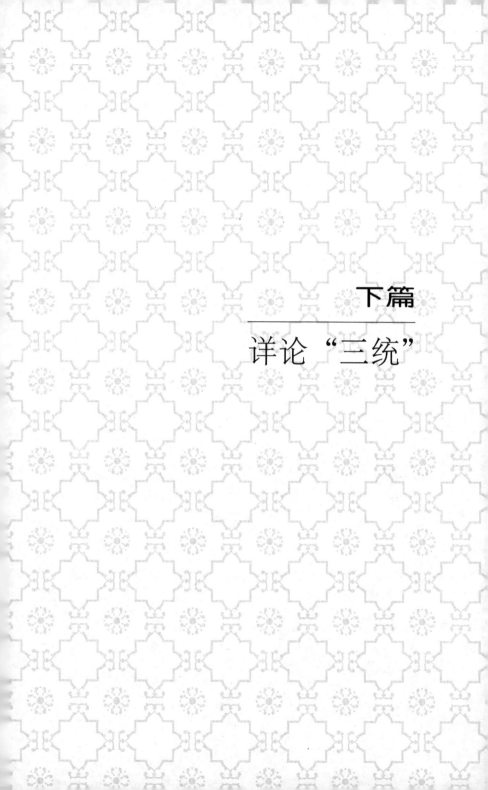

下篇

详论"三统"

一、三皇三王时期的天人合一三正思想

综观国医学的形成发展盛衰史，与传统文化息息相关，气数相连，可谓之文化兴则国医荣，学风迭则医不扬，二者运势相通，变化一统，存亡攸关。如远古时期之三皇，伏羲画先天八卦，仰观俯察，是根据天地人之道与性"则之""效之""象之"而成的，目的在于"通神明之德，类万物之情""体天地之撰"，以崇天之德，谓之天皇，广人之业而制九针以行医事，它的理论前提就是"天人合一"思想。神农创连山易，画连山八卦（已失传），教人在地播种五谷以开农耕之业谓之地皇，尝百草而为本经，立药物经典之法以疗疾。黄帝创归藏易画归藏八卦（已失传），钻燧生火以熟荤臊，民食之无肠胃之病，以利民生，谓之人皇；又集医事之规律为《黄帝内经》。奠医理之基，为医学理论经典。

又如夏商周三王时代，禹王治水后，铸九鼎以镇九州而成一统，建立第一个世袭制的夏朝，正朔在寅。殷商汤王，重用伊尹为相，尹负鼎致味说汤，以烹饪致味汤液的道理说其大道为政之法，之后辅佐汤王灭夏建商，正朔在丑。之后又辅汤王治理国家安定，达到国泰民安。伊尹执行食、医、道、政四法一贯的法则，统一到五味四气的生克制化规则上来，实际上是对一切事物运行规律的综合运用，是阴阳五行的融合为一，是阴阳五行合流说的先导。周文王拘而演易，把八卦规范化，条理化，画成六十四卦。以简驭繁，充满变化。之后灭纣建周，正朔在子。此三王三正之变，董仲舒认为"王者有改制之名，无易道之实"，根本大道不变，如三纲五常，据此提出了"三统论"对应夏、商、周三代。朝代之更替，均在三统中循环往复地周转。

周文王在临终前，把儿子周武王叫到身边，留下一段话，后人称为《保训》，让他谨记在心。这段话为《易经》的核心之一。原文如下：

隹（惟）王五十年，不豫，王念日之多历，恐坠保（宝）训。戊子自靧水，己丑昧［爽］……［王］若曰：发，朕疾适甚，恐不汝及训。昔前人传保（宝），必受之以詷。今朕疾允病，恐弗念终。汝以书受之。钦哉，勿淫！昔舜旧作小人，亲耕于历丘，恐求中，自稽厥志，不违于庶万姓之多欲。厥有施于上下远迩，乃易位设稽，测阴阳之物，咸顺不逆。舜既得中，言不易实变名，身兹备，隹（惟）允，翼翼不懈，用作三降之德。帝尧嘉之，用授厥绪。呜呼，祗之哉！昔微假中于河，以复有易，有易服厥罪，微亡害，乃归中于河。微持弗忘，传贻子孙，至于成汤，祗备不懈，用受大命。呜呼！发，敬哉！朕闻兹不久，命未有所延。今汝祗服毋懈，其有所由矣，不及尔身受大命，敬哉！勿淫！日不足惟宿不详。

以上这段话，诸家学者理解不一，皆不尽其义，有人认为周文王说出了《易经》的核心"求中"，有"允执厥中"之意，与"中庸之道"近义而更为广大，此"中"字，在《易经》里有最佳的地位，可以理解为"道"本源的状态。

二、春秋战国时期三统思想的发展

三皇三王的天人合一思想奠定之后，春秋战国时期的诸子百家对此说有所继承发扬，使该学说不断地丰富和充实，战国末已经成为传统文化的核心，在社会诸多方面的实践中得到证实和应用。秦朝的建立，所实行的七国大统一，以及书同文、车同轨，度量衡的统一等，逐步由三统说发展为大一统说，更广泛更深入地影响到社会科学和自然科学的各个方面，尤其是在医学的奠基经典方面尤为突出。

庄子（约公元前369～约公元前286），名周，战国时期宋国蒙人。战国中期思想家、哲学家、文学家，庄学的创立者，道家学派代表人物，与老子并称"老庄"。他洞悉易理，指出"《易》以道阴阳"，其"三籁"思想与《易经》"三才"之道相合。庄子又以"天地一指也，万物一马也"表达心物一元的观点。其作品收录于《庄子》一书，代表作有《逍遥游》《齐物论》《养生主》等。庄子在《南华经》中曰："天地与我并生，而万物与我为一。"仿佛已经洞悉了宇宙间所有的前因后果，主张"天人合一"。

老子《道德经》云："人法地，地法天，天法道，道法自然。"

人的生命现象是井然有序的，大自然的物质运动也是和谐守恒的，人只有在与生态系统和宇宙环境极度和谐的状态下，才能使意识功能得以最大限度地发挥。人在宇宙范围内是本体全息的合一状态，"天人相应"原本就是人体具有的自然属性。

《老子章句》曰："天道与人道同，天人相通，精气相贯。"道家的哲学思想不仅指出了宇宙万物相互依存、彼此制约发展的必然规律，更重要的是告诉了我们人与自然是同一母根。人是宇宙的精灵，缩影着宇宙，代表着宇宙，并感觉着宇宙。《西升经》云："天地与人物，本皆道之源。"人与宇宙无限交融。

孔子所谓的"合一"的基本内涵，即是人与自然、万物一体。他最早提出"天何言哉？四时行焉，百物生焉，天何言哉"（《论语·阳货篇》），对于"天"表现出一种极强的敬畏之情，在君子的"三畏"中，"天命"位居第一。他对于"天"有一种非常积极、肯定的态度。在孔子那里，"天"不仅仅是有自然之天的意思，还被赋予了一种"神"的含义和敬畏感，是有意志和权威性、主宰性的，"天"可以生育万物。其次，孔子十分重视天人关系，正如"巍巍乎！惟天为大"（《论语·泰伯篇》），"天"早已超越了那个客观存在之"天"的意涵，而是某种终极的价值和意义，带有一种至高无上的权威性。

孔子承认"天"有一种神秘的力量，但这种力量不是作为神灵的"上天"在主宰，而是一种客观规律，这个规律就是所谓的"天道"。可以说这是孔学里"天"这一概念的核心和精华。

而"地"和"地道"的概念却不是孔子所论及的，并不是孔子不重视"地"，而是因为在孔子那里"地"和"天"是合而为一的，"天地"合称，"天地之道"也就是广义上

"天道"，都是指大自然运行的规律。"天道"为本源，是最大的"道"，其他万物的"道"都是"天道"的表现。

这实际上就把万物的规律统一为最本源的"道"了。

而"人道"不过是"天道形诸于人"，这就把"人道"与"天道"的关系打通了，这也是孔学中"天人合一"的基本含义。孔子讲的"天何言哉！四时行焉，百物生焉"就是讲"天道"的力量。要注意的是，孔学的"天道"含义更为广泛，甚至包括了人类社会的发展规律，如"天不丧斯文"，就有对社会规律的揭示。这一层含义后来成为"天理""天命"和"命"的概念。

孟子的"天"极少有人格神的含义，它有时指人力所无可奈何的命运，但主要是指道德之天。他的"天人合一"思想讲的是人与义理之天的合一。"尽其心者，知其性也；知其性则知天矣"（《孟子·尽心上》）。人性在于人心，故尽心则能知性，而人性乃"天之所与我者"（《孟子·告子上》），所以天人是合一的。"天人合一"在孟子这里就是指人性、人心以天为本。人心有"恻隐之心""羞恶之心""恭敬之心""是非之心"。"恻隐之心，仁也；羞恶之心，义也；恭敬之心，礼也；是非之心，智也"。仁义礼智四者，人皆有之，他把它们称为"四端"，人心有四端，所以人性本善。人之善性既"天之所与我"者，是天给的，又是"我固有之"者，是我本身固有的，所以天与人合一。这样孟子就明确地奠定了儒家"天人合一"思想的核心。

《鬼谷子·持枢篇》虽然残存简赅，但寥寥数句也表达出顺应天地四时的观点。"持枢"谓"春生、夏长、秋收、冬藏，天之正也，不可干而逆之。逆之者，虽成必败"。

三、战国末大一统思想
的形成及其影响

管子是我国古代重要的政治家、军事家、道法家。其思想集中体现于《管子》一书，是书篇幅宏伟，内容复杂，思想丰富。如《牧民》《形势》等篇讲霸政法术；《侈靡》《治国》等篇论经济生产，此亦为《管子》精华，可谓齐国称霸的经济政策；《七法》《兵法》等篇言兵法；《宙合》《枢言》等篇谈哲学及阴阳五行等；其余如《大匡》《小匡》《戒》《弟子职》《封禅》等为杂说。《管子》是研究我国古代特别是先秦学术文化思想的重要典籍。

《管子》论述了"王霸天下"的政治主张，也就是在全国范围内建立统一的"大一统"政权，并在"大一统"国家政权内部实行法治，重视"法"的作用，即统一全国法令，严格执法，颁布刑罚和奖赏制度，赏罚分明。同时，《管子》又认为法治的目的仅在于震慑不法分子，保护良民利益和兴利除害等，又提出实行法治要顺乎民心，减轻和精简刑罚，德刑并举，从而实现国家有效治理的目的。

荀子（约公元前313～公元前238），名况，时人尊称荀卿，战国后期思想家、教育家、文学家，赵国人，曾游学于齐，三次出任稷下学宫的祭酒（学宫领袖），是融汇百家、集诸子思想于一炉的大成宗师。荀子认为："天下无二道，圣人无两心。今诸侯异政，百家异说，则必或是或非，或治或乱。乱国之君，乱家之人，此其诚心莫不求正而以自为也。"（《荀子·解蔽》）作为先秦时期学术思想的批判者和总结者，荀子批判地吸取诸家之说，建立起包容百家的思想体系——荀学，赢得了"诸子大成"的美誉。

荀子则提出"天人相分"，他说："明于天人之分，则可谓至人矣。"（《荀子·天论》）荀子的这个观点并不与"天人合一"相对立，天人合一的前提必然是先承认天与人实际上有所不同，要以一种"和合"的思想来看待天人关系，更加合理科学。

"隆礼重法"思想，是荀子直面社会治乱和荀学建构的需要，基于道家哲学视野，集萃包括法、儒、墨、名等百家精华，对三代礼治思想和法家思想的会通、丰富和再造。综合荀子的"隆礼重法"思想可以看出，王霸并用，德刑兼施，礼治与法治相辅而行，熔礼、法于一炉，乃荀学的一大特色。

荀学中关于大一统思想的核心内容被弟子韩非、李斯所继承，并在秦国付诸实践。韩非将商鞅的"法"、申不害的"术"、慎到的"势"有机结合并加以丰富和发展，提出"以法为主"的思想，形成了一整套服务于大一统的君主专制理论。曾是无名小吏的李斯，彻悟仓鼠、厕鼠的区别无非在于平台，故断然辞职转而拜荀子学习"帝王权术"，深得真传。作为秦王嬴政的得力助手，韩非系统化的法家理论和李斯从荀师那里学来的"帝王之术"，成为秦国横扫六合、席卷天下的法器，为天下归于一提供了极大的智慧支持。尤其是韩非子，其源于荀学而建构的理论学说，深刻影响了秦王嬴政，后来都被秦始皇——接受，成为统一中国的理论基础。

可以说，没有荀学，没有秦帝国的统一伟业和文明拓展雄心，就没有大一统的华夏之邦。

战国末期已经有学者指出在小九州之外，还有大九州存在，中国的“天下”只不过是其中的一个州而已。提出“大九州”“小九州”说的人是诸子百家中的阴阳家代表邹衍。邹衍以为，儒家所谓的九州，是指中国的国土而言，但这只是小九州。事实上，中国只不过是一个叫作“赤县神州”的大州，像中国这样的大州，地球还有八个，合起来共九州，谓之“大九州”。从这里，我们看到了人们对于旧有“天下”观念的突破，如果说这只是邹衍个人的想象，那也未免过于巧合。因为直到他去世之后两千多年之后，人们才能确定地球有几个大洲。这种学说到底从何而来，实在令今天的地理学家和历史学家们迷惑不解。

有小说家依相关文献，结合大九州说，通过构想，将地球大陆按晨土、涤土、信土、白土、开土、肥土、成土、沃土、隐土划分为九大洲。

刘向《本草别录》说：“邹衍之所言，五德终始，天地广大，尽言天事，故曰‘谈天衍’。”“谈天”者，必言日月星辰之事，此为阴阳家之长，非仅以其所言宏大无比，喜言天事而善辩之谓。况其所创之“阴阳五行合流说”本身即是天之阴阳和地之五行相融合的论说，必然也是以天地人三才为统的天人合一的学说。由于其研究目标之宏大，包容性之强，称之为“大一统”是当之无愧的。可以说邹衍与荀子、管子同开创了稷下学派大一统之说。他们三人可谓是同代人，去世分别在公元前 250、公元前 238、公元前 221 年。其中以邹年纪最大，管年纪最小。且《管子》一书，又是稷下派学者的集体撰著，而且荀子虽其徒李斯有功于秦朝，为大一统说的实践者，但其未在哲学层面使阴阳和五行两种独立的学说融合为一，仍不如邹氏之学对大一统的贡献更大。邹衍可算阴阳五行学说的开山鼻祖。邹衍不讲周易，不讲八卦，只讲阴阳五行，就取得了近乎登峰造极的成就。

战国末稷下三子在远古三皇三王的"天人合一"思想基础上，发展为大一统之说，为秦朝大统一做好了舆论准备和人才力量，为两汉更加巩固成熟的时代打好基础。使汉承秦制，用秦相张苍继任西汉宰相，之后又由董仲舒重拾邹衍的阴阳五行旗帜，创立三统论和大一统说。同时刘向、刘歆父子亦提出了三统说和大一统论，但是刘氏三统与董氏三统不同的是，对三统天地人三才使用次序有异。董氏是按夏商周三代所主色和正朔不同而论，以周为天统，商为地统，夏为人统，以时序计，逆时计算。刘氏则以三皇时序论，伏羲为天皇、神农为地皇、黄帝为人皇，为顺时计算。

有意思的是，刘氏此三皇顺时序为统，与医学九针、本草、医理之出现顺序相连，而且在三皇名位有多元的情况下，独取此道家之说又与《辅行诀》中所载卷首图中之三皇一致。而据笔者考证，《汤液经法》第一次校订命名者，正是刘歆和他共同校书的李柱国。三皇的三统顺序可以佐证，《汤液经法》由刘歆第一次校订命名的考证是准确的，合理的。同时也可以看到，《汤液经法》的传承是由伊尹上承《神农本草经》单味药的气味功能学，发展为多味并用、配伍组方规律的方剂学经典的过程，即是三皇三王"天人合一"发展为"大一统"思想的过程。

有人认为"大一统说"起自三皇三代，但笔者认为三皇是氏族部落制社会，虽有天地人思想文化，而无大一统之实，只有先天八卦、连山八卦和归藏八卦，医学则有针、药、理之统。三王时期，夏王朝是世袭为王的开端，但其国多迁移不定，无统一的社会管理。商王朝也是多次迁都，虽已有文字记载，但有金文、甲骨文之别而不能称为统一，在医药方面倒是有伊尹继承神农之药物学说而立四法一贯之统，立《汤液经法》之典。与周王朝一样，文化上在三皇八卦的基础上，提出后天八卦，但在社会制度上仍是奴隶社会的诸侯分封制，均不可称之为大一统。此现象一直维持到春秋战国时期，天人合一的三统思想才发展为大一统学说而被稷下学派推出。之后的秦代，结束了诸侯分封的乱局，定都咸阳，中央集权，实现书同文、车同轨、度量衡等方面的统一，开始了皇帝一统天下的封建社会。但在医学主面，虽然战国末已经有《神农本草经》《汤液经法》《黄帝内经》（包括针灸《灵枢》和医理《素问》两部分）对先三统文化的校订的萌芽，但因秦王朝执政期的短暂，直到汉代大统一思想被全面推向社会，才基本完成。如《汤液经法》，现已知的第一传承公乘阳庆，在西汉时得传扁鹊之学术，包括一些口传心授的秘籍。其约生于公元前 250 年左右，如以 250 年计，则正是邹衍去世那年，可与荀子同共在世 12 年，与管子共在世 29 年，可以说从青少年期，就有得到稷下大师们大一统思想教育的机会，一生中经过了战国末和全部秦朝时期。可以说公乘阳庆约是战国末生人，得传先秦《汤液经法》的机会是理所当然而又很容易的事。

四、《汤液经法》传承史料钩沉

（一）两汉社会人文对医典学术的影响

西汉著名学者刘歆，在太初历基础上，引入董仲舒天道循环的"三统说"思想，整理成《三统历》，为中国史书上第一部记载完整的历法。于西汉绥和二年（公元前7）开始实施，至东汉元和二年（85）被四分历取代，对后世历法产生了很大影响。

刘歆的大一统思想包括维护中央权威、天下一心、礼学思想、禅让思想。统一度量衡、天地人合一等，对前人的大一统思想作了补充和深化。他在圆周率的计算上也有贡献，他是第一个不沿用"周三径一"的中国人，并定该重要常数为 3.15……

刘歆是西汉多才多艺的伟大学者，当时董仲舒把阴阳五行合流学说全面推开，成为文化主流。而其他五行学说，发展较阴阳说晚，其相克学说到西汉才臻成熟，而且五行中的土阴阳特性，与元气学说相关，更是神秘难解。也正是这些问题与天文气象学有关，尤其表现在古今尚书学派的争论上，闹得沸沸扬扬，四起四落，历 200 余年，仍未完全结束。尤其心在五行中属火属土的问题，更是论争的焦点之一，致东汉后期《说文解字》中，仍是以两家之说共存的方式以缓解。

其实这个问题完全可以从天文气象学中找出答案和根据。这一问题涉及《汤液经法》的内容。

据笔者考证，《汤液经法》当系刘歆、李柱国，在公元前1年至公元9年前后校书完成并命名的。而刘歆本来即精通天文历算者，理解此类问题应当是极易之事。但是所知《汤液经法》版本中，以中土的阴阳属性和特点，土火一家及水土同德的问题只字未提，在方剂理念中却照用无误，有明显的避开政治锋芒之意，更有可能是被后来东汉主"心者君主之官"者删改之版本，从而形成后世研究者产生种种误解。其实这一问题的实质，主要是与汉代的统治者争取皇权的利益有关。东汉光武帝刘秀，定国运为火，不谈西汉武帝，更无视新莽之土运，只言"心者，君主之官，神明出焉"的心属火之说，更不懂"火土一家""水土合德"的天文气象学根据，致使《汤液经法》在汉书为"经方十一家"之一后，长期不见书目，不能广泛流传于世。汉末张仲景虽得其传承，但所得乃是当时刘秀统治下的不论及"土亦为君主"之版本，且其人又因疫情忙于临床略于理论，成为千古医典一大憾事。拙著《〈辅行诀五脏用药法要〉疫疬辨治刍议》第125～138页有详述，因关系到国医典籍的基础理论，故再次分三个方面录于此，以备参考。

1. 春夏秋冬四季与阴阳五行

《周易·系辞》谓："河出图，洛出书，圣人则之。"又谓："易有太极，是生两仪，两仪生四象，四象生八卦。"

《道德经》谓："道生一，一生二，二生三，三生万物，负阴而抱阳，冲气以为和。"

《易传·说卦》谓："天地定位，山泽通气，雷风相薄，水火不相射，八卦相倾。"

河图与洛书是中国古代流传下来的两幅神秘图案，历来被认为是河洛文化的滥觞，中华文明的源头，太极、阴阳、四象、五行、八卦、九宫皆可追溯于此，被誉为"宇宙魔方"，可广泛用于自然科学和社会科学。

1987年河南濮阳西水坡出土的形意墓，距今约6500多年。墓中用贝壳摆绘的青龙、白虎图像栩栩如生，与近代几无差别。河图四象、二十八宿俱全。其布置形意，上合天星，下合地理。同年出土的安徽含山龟腹玉片，则为洛书图像，距今约5000多年。可知那时人们已精通天地物理，河图、洛书之数了。形意墓中之星象图可上合二万五千年前，这说明河图、洛书确为上古星图。

《易经》为道、儒二教所共同之经典。其中"太极"与《道德经》道所生之"一"近意，都与元气学说的生成论相通。

《周易·说卦》中"帝出乎震"一段，则是一年之中，阳气循四季运行，八方为一周的形象，表达了四季更替的时位规律。它与后天八卦的方位对应，体现了洛书络合五行，系统九宫的功用。

《易传·说卦》中"天地定位"一段，是表示事物都有相互对待和静而不变的方面，它与先天八卦时位对应，体现了先天八卦分野，归类五行的格局。

根据邹衍时代道学、儒学、八卦、太极元气融合发展的特点，可绘出一年季节阴阳五行分属图并简析如下：

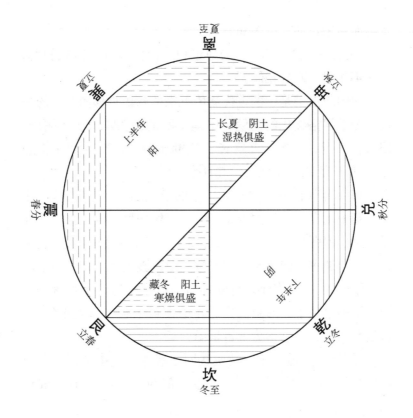

图 5　阴阳五行学天文地理示意图

此图为外圆内方之后天八卦格式，外圆象天，为地球绕太阳运行一周为一年的形象，以立春到立秋为上半年，是天气渐热的趋势而属阳；从立秋到次年立春为下半年，是天气趋寒的趋势而属阴。内圈象地，为地球上四季变化的过程，与外圆对看则为天圆地方，与古天文气象学中之盖天说有关。四季有寒热温凉交替的时间规律，又有东西南北方位置和金木水火四类形质的的区别，唯独五行中"土"的阴阳属性和时位不在其中。

这个问题事关重大，涉及国医经典的形成和评价问题，应当剖析其精微，澄清原委，免生困惑及误解。

阴阳和五行的融合，是通过把五行分属阴阳两类而实现的。也就是把五行中金和木看作一对阴阳，以木为阳，金为阴。这是以月亮绕地球一周为一昼夜，白天为阳，夜间为阴而然，即《易》所谓的"金木交互"或"金木易位"的道理。另一方面，是把五行中之火与水看为一对阴阳，以火为阳，水为阴。这是以地球绕太阳一周为一年，太阳以夏至日辐射地球热量最大，此后则渐减少，减少则阴气长，故曰"夏至一阴生"；同理可推出"冬至一阳生"的规律。由于阳热宜潜降而阴水宜上承，故曰"水火既济"。金木交互与水火既济，体现了金木水火四行与阴阳统一。《素问·天元纪大论》云："天地者，万物之上下也；左右者，阴阳之道路也；水火者，阴阳之征兆也；金木者，生成之终始也。"正说明了金木水火四行与阴阳的融合。

至于五行中土季节的阴阳配属，情况比较复杂。因为中土在季节上附属于夏，为夏至到立秋，称"长夏"，其季节气候特点为湿热俱盛，既为五行中独立的一行，又有春夏秋冬四季中均兼而有之的特点。

2. 中土天文气象特点及阴阳属性

上图夏至和冬至，是一年中太阳照射地球阳光时间最长、热度最大和时间最短、热度最小的时间，可称为地球得到光照和热量多少的两个极端。把这个两极当作先天八卦的阴阳更为合适。夏至为阳极，阳极则生阴，谓之夏至一阴生之时；冬至为阴极，阴极则生阳，谓之冬至一阳生之时。即此而言一年中天气最热的时间当在夏至，温度最低的时间当在冬至。这是自然安排好的不变的规律，即先天阴阳两仪（乾坤）太极年周期的格式。

但是，世界上的实际气温与此规律并不符合，天气温度最高和最低的时间不在夏至和冬至，而是在夏至和冬至后四十五天的立秋和立春。之所以如此，是因为热度的升降，是一个渐变过程，如冰冻三尺非一日之寒，有一个寒热积蓄的过程。实际气温的最高在立秋，之后才渐渐下降；最低在立春，之后才渐渐升高。这两个极端，即后天太极所生阴阳两仪的格式。

邵雍曰："若论先天一事无，后天方要着功夫。"夏冬两至的寒温决定着夏热冬寒对待的格局，但实际气温是在春秋两立之时才落实下来，其相差一个半月时间的现象，即是先后天八卦向后天八卦的变化所致，按照天文气象学的说法，是黄赤相交（黄道与赤道）因素形成。立春点为今年的开始，同时也是下一年的结束（指以坤艮为两极的年周期），上图正是后天太极年格式。

此图的立秋点为一年之中点，从立春到立秋为上半年，立秋到下一年的立春为下半年，此处在一年中温度最高，开始下降的分界点，是上半年春木夏火与下半年秋金冬水转折点。

立秋与立春在图中各有其"中"点的作用，符合事物阴阳分类的标准，有阴阳学说"居中"的特性；在五行学说中，有为西金东木和北水南火两对阴阳双重中点的作用。

天主寒热，地主燥湿；寒热决于太阳，燥湿决于地势之卑亢。水有气体、液体、固体（冰，水极似土之象）三态，而三态取决于热量，热则蒸化为湿气；凉则凝为水液，寒则结为冰。

　　图中由夏至到立秋，为一年中热最盛的时期，同时也是湿气最盛的时期，《黄帝内经》称其气名之为"暑"，季为"长夏"，列为五行中之"土"。湿与热就阴阳而论，水湿阴气，属阴；温热阳气，属阳。暑之气湿热俱盛则阴阳俱盛，即《黄帝内经》所言之"阴阳不测谓之神"，既属独立的一个季节，又附属于夏火之中，为夏火的一部分。此长夏土，既不属阴，又不属阳，如比两仪高一级之极象。但它是夏至一阴之气生出之后，阴所渐长之趋势，属先天阴的初始，故称之为阴土，而统先天太极年属阴的秋冬两季。

　　与湿热之极的暑对应，可以在冬至一阴生后到立春，推导出一个属寒燥之气的藏冬季节来。此藏冬，对应长夏，其气燥寒俱盛，非阴非阳，位在冬至一阳生之后，有阳气渐盛的趋势，故称"阳土"而统属先天太极年属阳的春夏两季。

　　如此，阴阳与五行的配属已经完成。但《黄帝内经》中只言长夏却不及藏冬，大概是古代尊阳卑阴思想所致。

　　此阴阳二土，合论则不分阴阳，而位于四方之中心而不主具体的四时季节，在《素问·太阴阳明论》中为土不主时说。其文曰："脾不主时者何也？岐伯曰：脾者土也，治中央，常以四时长四脏，各十八日寄治，不得独主时也。"《素问·玉机真脏五论》曰："脾脉以灌四旁也。"

　　《素问·脏气法时论》谓："脾主长夏，足太阴阳明主治。"此脾主长夏说。在上图中，是把脾作为一个独立的季节，但是主"长夏"之土位于夏季之后半季，主"藏冬"之土位于冬季的后半季，时间各长达 45 天共 90 天。但是二个土附属在夏、冬之中。此二土在图中被分为阴阳两个，实际上仍是天地之中间，即是中点的上和下。

无论从土不独主四时或脾主长夏，土在五行中有木火金水四时中均有土行之气，同时它又高于其他四行，是木火金水四行之气集合为一，有统领其他四行的地位和作用。至于其阴阳特性，分论之则各随四行之性，因其他四行实为两对阴阳，故其阴阳对消平衡亦不具阴阳特性，比四行高一层次的土行，阴阳不测。分为阴阳两土之后，中土有了阴阳之分，其位也有了天地上下之分。此中土的运动变化即是上下运动的变化，是其他四行升降出入的交互既济的内在动力。

故此中土的上下运动是调平阴阳五行的重要方面，它与上节所述交互金木、既济水火共同构成经方诊疗疾病，辨证组方用药的三大法则，可以说都是阴阳和五行学说融合为一的产物。

阴阳五行学的创始人邹衍，为皇帝设计的住所，东西南北各有一个正厅和两个厢房，这些房子称明堂。皇帝每月换一个住处，十二个月轮一周。院子中间又有一厅，供天子在季夏月居住。还有一说，是每季抽出十八天住在此厅，这个制度即是所谓的"明堂制度"。可见邹氏阴阳五行学说中的明堂制已与《素问》中的脾不独主时说达到了完全一致。

3. 阴阳五行合一产生的火土一家和水土合德

传统文化的阴阳五行合流是运用阴阳学说对五行分类，它丰富了阴阳学说的作用，推进了五行学的成熟和发展。根据仰观俯察天文气象规律的结果，把五行分为二对阴阳，推出土为亦阴亦阳、非阴非阳，为太极元气的理念，有源于其他四行又统领四行，是木金、火水两对阴阳运行的共同交叉点和集散点的特性，对五行之间的关系有了新的认识，为医学经典的内容提供了可行的模板。

"火土一家"和"水土合德"，是医学经典中重要的两个概念，体现在藏象、病理、诊断、治则、组方用药等各个环节。

所谓"火土一家"，是指在古代天文气象学中，属火的夏季中，含有属土（阴土，脾土）的长夏之季。也就是夏火热之季的后 45 天，又具有湿热俱盛的特点。

心火之卦象为离，其形乃一阴处于两阳之中。其两阳为火在外，一阴在内为火中之阴，乃真阴或称为真水。脾为三阴之长，此真阴当即脾阴之气。

应当指出，早期方剂学经典《汤液经法》摘要之作《辅行诀》是阴阳五行学说的著作，为迎合阴阳之偶数与五行奇数对应的需要，在心门另设心包一脏，将五行之火一分为二。据笔者考证，此两套补泻心方，均可用从心、从脾两套药味组成解释，但原文中在两套补泻方之间，标明"又心包气实者"一段冒头按语，以示后一套心包络补泻方是从脾土治疗的。

从《辅行诀》心门补泻共八方的主证来看，无一不是既有心脏症状，兼有中土脾胃症状，甚至为主要症状者。

《金匮要略·胸痹心痛短气病》全篇共载九个方剂，所用药物大都由《辅行诀》调脾之药味，即甘辛苦组成；其瓜蒌薤白半夏汤与前小补心汤，人参汤与小补脾汤用药完全一致，茯苓杏仁甘草汤、橘枳姜汤、桂枝生姜枳实汤、乌头赤石脂丸亦易被认为系治脾胃之方。故张仲景反而有以脾胃为主即从土治疗胸痹的嫌疑。

又如现代医学亦认为，心脾两虚的病证并不少见。心开窍舌，但舌非窍而以窍称，其在口中，口可称窍，而为脾之窍，其藏象关系如此密切。

又，笔者曾认为古代之脾土或为现代胰腺之误（可参《〈辅行诀五脏用药法要〉研究·五脏五行配属的反思》），若果然如是，则火土一家的根据更多，有兴趣者可参考。

所谓"水土合德"，是指在古代天文气象学中，属水的冬寒水季中，含有属土（阳土，胃土）的藏冬之季。也就是冬寒水之季的后 45 天，具有寒燥至极的特点。

"水土合德"一词，笔者见到的最早资料是《素问·天元纪大论》，溯其上源，似由《周易·系辞》中"阴阳合德而刚柔有体"一语中之"阴阳合德"衍化而来。《周易·说卦》有"水火不相射"之句，又有"故水火相逮"，历代学者对此两句的文义理解不一，可谓之众说纷纭。笔者在《〈辅行诀五脏用药法要〉二旦四神方述义》曾以水火不相厌恶，与"相逮"意同释"不相射"。

在此，笔者以水火理解为一对阴阳释之。这两句都是在讲水火关系而角度不同。"不相射"是讲其相克关系，水火有阴阳进退、互相消长的关系，如日往月来，光照不同期；"相逮"又讲了水火二者之间相互吸引的特性，如阳中有阴，阴中有阳。前者是从克制和被克制关系论述克化的过程就是推陈的过程；后者是说其相克者之间相互统一，相互依存而生新的过程，即所谓无克不化的道理。

冬至日太阳照射地球的时间最短，热量最少，应当温度最低。但因寒的积蓄，实际温度仍在日渐降低，至立春日，气温才开始渐升。故冬至到立春是实际气温最低的时期。同时由于水因至寒而成冰，呈天寒地坼之燥象，故此期可称为藏冬燥寒之季。藏冬之季处于冬至到立春，为冬季（立冬到下一年立春）的后一个半月。冬至为太阳光照热量最短少之时，之后渐转加强，谓之"冬至一阳生"。

此"一阳"阳气式微，热量不大，不能左右当时的寒燥至极的形势。寒对热言属阴，燥对湿言属阳，此期寒燥俱盛则可谓之阴阳不测，谓之"神"而属土。同时此季之末立春，既是下一年的开始，又是上一年的结束，立春之一刹那，既不属上年又不属下年，以往为阳、来为阴，则亦有阴阳不测之义，故可谓之属土。况且从此季之后，为阳气渐盛的趋势，藏冬之季可称为藏冬阳土之季。按照医学脾胃属土之说，脾主散精，主运化，可滋润，属阴土；胃主纳谷，主腐熟，性刚燥，属阳土。

此藏冬之阳，虽不得势，但其有使阳气渐趋强盛的作用，过此"潜龙勿用"阶段，即将大有作为。其能在极为阴寒之处存在，必是真阳或称真火。

此藏冬燥寒阳土之季属于冬水之季的后半季，它与冬水合居一处，是理解水土合德的基础。可以说，没有水土合居，就没有水土合德。水土合居表现为水在土中，水性趋下，渗入地下，是脾土渗纳水湿之象，而五行中木、火、金都无此功能；水贮蓄土中而为湖泊，疏导分流于渠道，汇聚江河于大海，无一不与土相处。水居土中，土不离水，水土共生之利，非德而何？德者，恩德、品德之义也，是促进世界万物发展的动力。

肾水之卦象为坎，其形乃一阳陷于两阴之中。其两阴为水在外，一阳在内为水中之阳，乃真阳或称为真火。《素问·水热穴论》谓："肾者，胃之关也。"

《素问·阴阳类论》谓："所谓二阳者，阳明也。"胃为二阳合明之所。《阴阳离合论》谓："三阳之离合也，太阳为开，阳明为合，少阳为枢。"开则显露，合是收敛，枢是转换。故阳明胃之机为阳气收敛。四季中阳气的动态为春生、夏长、秋收、冬藏。阳明胃与肺腑大肠，均为燥金之经，皆为阳气收敛之故。随时间推移，至冬季则阳气收藏，燥亦达至极而呈一火陷于二阴之象，而此阳明土之火亦可谓阴中之火或水中之火，而有真火、命火、元阳、阳火等诸多名讳，同为此真阳，当即胃阳之气。

肾为先天之本，脾（胃）为后天之本，胃火与肾水同居，共同维持生命活动，也可为水土合德的表现。

由于水土合德，其中属土的胃火，与属火的心亦为"一家"的关系，而肾亦可称与心一家，这也是《辅行诀》交互金木，既济水火，升降阴阳三大则的根据之一。尤其外感天行玄武汤的方药组合，如抛开水土合德理念，则没法理解。因此同源于《汤液经法》的《伤寒论》和《辅行诀》都具有"水土合德"的理念，是肯定的。这对正确理解经方的组方用药规律有决定性的作用。

二旦四神的图像中，肾水玄武是龟蛇互交的形象，其意义也寓有水土合德的内容。龟蛇都是水边生活的冬眠动物，它们冬眠天地下洞穴，都有可水可陆的两栖特性，而且诸多文献中也可见到龟有雌无雄的记载，龟需与蛇结合才能繁殖，形成了北方水神是龟神合体、水土合德的形象。这种蛇缠龟玄武，曾见于河南出土的西汉武帝建元四年（公元前137）墓穴文物。此时，正是《汤液经法》初成的时期，书中有蛇缠龟水土合德的玄武学说，是很有可能的。

《辅行诀》玄武汤，属"既济水火"法则的温渗之剂。虽言既济水火，用药却涉心者甚少，而以脾土之体味附姜温阳化水已燥为主，苓草参甘淡渗利为辅，并加术之苦以助肾用，用芍药酸味以益阴，助心之化而除水畅阳，有蒸冰已燥之功。玄武汤，正是藏冬寒燥证之方，乃水土合德之正用。

（二）对张陶二景传承《汤液经法》
的影响的短评

1. 张仲景与王叔和

关于他二人的情况前面已有详说，在此仅综合概括如下。

张仲景生年距《汤液经法》书名载于《汉书·艺文志》发行仅 69 年，虽其书因为系尚鬼时代的伊尹初成，而其校命名则是新莽时期与西汉李柱国高级太医（柱国是官职名）在多才多艺的文化大师刘歆领导下完成。刘具有阴阳五行合流的大一统思想，故其原作亦是这种思想体系。由于道教正处发展阶段，其书亦在道教中传承和使用较多是必然的。张仲景之师张伯祖，学术特色无从考证，而仲景青年时期恰值张角起义十年准备工作并创建太平道的阶段。这期间太平道的发展主要依行医为借口，虽以符咒为主，也包括使用药物，而且仲景的家乡南阳正是张角大弟子马元仪的根据地，仲景得传《汤液经法》而奠定其学术根基是必然的。其壮年时外感天行流行，死亡率极高，用汤液中方剂效著，其时张角起义促使刘表得救党锢之禁而任荆州刺史，开创荆州学派，以古文经学引入道家学说为特点，张仲景也受其熏陶而接受和喜爱道家学术。

但是张角起义对汉王朝的影响，会对道家打压抑制，因此造成仲景虽热衷使用《汤液经法》，尤其治外感天行更是用得广泛而多效，写书也以其为蓝本，但在序言中却对其书只字不提，出现"戴上儒巾摘道冠，搽上红粉盖黄脸，悟空尾巴变旗杆，坐在公堂把病看"的怪异现象，从而形成诸多不利于经方典籍继承和正确理解的弊端。

综合起来，张对《汤液经法》传承作用有以下几条。

（1）张仲景为得到《汤液经法》而又付诸实践，临床用于天行病最多最早者。如华佗（145～208），虽与仲景为同时人，二人医名声誉同等，有人加上董奉，称之为"建安三神医"。但董奉生于仲景去世的一年后，此三神医之说不确，还应以华佗与仲景并列为建安神医为准。华佗被陶弘景称为师事《汤液经法》者，而华以外科著名，张以天行病著名，华无著作传世，仲景有《伤寒杂病论》，是以《汤液经法》为蓝本，又加入"博采众方"所得之书（而华佗临死前赠人未果之书，有人认为亦即《金匮要略》），可以说张仲景为《汤液经法》第一传承人。没有张仲景，《汤液经法》就不一定能传承下来。这是张最大的功劳。其使用天行病方的丰富经验，为后世留下了宝贵的财富。

（2）《伤寒论》中完整保留着"六病欲解时"和"伤寒传经理论"及"传经日数联用"的古典原有理论。研究证实这类理论，为古经中重要理论部分，它承载着"邪之所凑，其气必虚""正气内存，邪不可干"的道理，不可轻视。有些学者认为对此问题，张仲景并不死守条文而往往灵活变通用之。这种情况完全是戴有色镜看问题，总认为仲景创新性强，不依古人规矩而为之。其实这正因仲景学识有限，不能认清其中奥秘而全文照抄，以免失传。历史上治伤寒者，对此理论争论不少，但无一圆满结论。虽有先师开万代之蒙，以"邪正关系"一语了之，笔者也在《伤寒论阴阳图说》中阐明其义，而且无意中发现"日数联用"是风、寒二邪入侵，有速度疾徐之别所致，与《伤寒论》中所载丝毫不错，可反证此说不谬。但至今已有二十多年，此说在医界无人过问，更无人考证确否，可见重习难返，更可叹当今学风之衰微。仲景疑惑而照录之文竟被视为不泥古之为，仲景在天得知，岂不伤感落泪。

（3）仲景之《伤寒论》各篇名目都标有"脉证并治"字样，且各条文中不乏辨脉论治之法，以脉诊为一重要诊疗方法。但是，《汤液经法》原文是不存在这个特征的。原因是《汤液经法》来源于淳于意之诊籍，所传是公乘阳庆得自先秦扁鹊之资料及口授秘传，脉学本是扁鹊之长项，被视为脉学之祖，淳于氏也尽得之。但他的六个亲传弟子中，所学内容各有不同，学《汤液经法》者，只有冯信一人，但此门中无有关脉诊之内容，而其他五人所学内容多有相关脉学或经脉的内容。刘歆和李柱国校订命名该书时，所用是冯信得传者，故谈脉甚少。及至张仲景得传《汤液经法》并予以实用时，可能也得到了淳于意其他弟子有关脉学理论而临床使用，当然也有可能是仲景"博采"而来的内容，更有可能是王叔和补入了他自己的脉学内容。无论如何，张仲景或王叔和之后的《伤寒论》中已增加了脉学的内容，丰富了经方使用的诊治方法，提供了大量的临床经验，这一问题是值得研究和考证的。

（4）王叔和撰次仲景之作，从中析出《伤寒论》部分，《金匮要略》部分未予整理，直到赵宋时才被发现，使完整的《汤液经法》内容减少了一大部分。更重要的是，《汤液经法》本来是一个阴阳五行合流思想之作，因缺以五行论理的《金匮要略》部分，使本来详于临床略于理论的张仲景之作，造成理论上的不完整。

用阴阳学说来研究阴阳五行合一的《伤寒论》部分，难免误入歧途而谬误百出，因此导致各执己见而出现门派层生。同时还有另一原因，即治伤寒者，从一开始即脱离了《汉书》所说经方是由本草学发展而来，是用研究药物四气五味的方法，达到解除病痛的学说。因有失阴阳五行合一的思想而不得其要，偏离了研究方法之本旨，误以病理病机的医经家理论进行研究，也是导致经方学派林立的根本原因之一。历代至今治伤寒者已经有二百余家，如林而立，久久不能统一。

先师张大昌先生在《经法述义》"评伤寒论注家"下说："注解伤寒诸家，大约可分四派，宋代朱肱以经络讲，宋元以来，依此者为多；清初柯琴以部位讲，张志聪以运气讲，近世日人丹波氏以证候讲，实宗徐大椿之类方。张氏所论者，从伤寒之理而论也，朱氏所论者，乃伤寒之事也，柯氏所论者，乃伤寒之体也，徐氏及丹波氏所论者，乃伤寒之用也。

夫理以明道，事以显踪，体以定局，用以施治。读伤寒论者，通达斯四者，庶乎登堂入室矣。"

先师在先哲的基础上，结合其佛教思想形成"理事体用为万法宗"的逻辑思维，用来观察分析处理一切事物。笔者认为此段对伤寒诸注家的评议，是精确简洁的，很有参考价值。受先师思路的启发，笔者进一步深入思考，亦有所心得，认为研究方剂医典《汤液经法》的理论应是阴阳五行合一的大一统理论，运气学的五运即是五行的运动，六气即三对阴阳之气的交互变化，是符合阴阳五行合流学说基本特征的。但是，运气学成于唐，而《汤液经法》成熟命名在两汉之交，其理论多源于《素问·脏气法时论》等篇，尽管可以说脏气法时的四季和生长化收藏亦是阴阳五行之义，可以说是运气学说的前身。但是，如用了现代电器电灯照明的理论，却证明燃烧棉油可以做灯照明，貌似高明，实则不合时宜。至于方剂学之事，从开创人伊尹药食同源起，就属食、药的四气五味相互配伍之事，到被《汉书》列为经典，其定义仍是药物的使用方法问题，所以其事即是从神农到伊尹，到公乘阳庆、淳于意使用药物制方之事，离开药而谈其他则为偏离了轨道，于事不利。方剂研究是为防治人体之病，调整人体的气血阴阳，达到正气内存，阴阳不至偏颇。而达到这种情况的关键，在天人合一思想的天文气象与藏象的关系（后有详述），故研究《汤液经法》之体，当是天文气象与脏气的关系。《汤液经法》的功用，主要是把药物配伍成方，对人体有防治作用，最终达到方剂、人体、生命活动三个方面的统一，而这个统一，主要是通过四气五味的统一才能实现。故《汤液经法》之用仍是四气五味的天人合一。其实这与伊尹"食医道政四法一贯"的思想是通同的。

　　总之，笔者认为，解决研究《伤寒论》所存在的理论和方法偏差的问题，一是要回归到阴阳五行合一的大一统思想上来，二是把研究方法转移到药物气味学说上来。关于《金匮要略》被发现后，先师张大昌先生曾有"金匮要略科判"一文，见《经法述义》，可证实《金匮要略》确属五行学说体系，现录之于下。

　　《金匮要略》与《伤寒论》原系一名，曰《伤寒卒病论》。经晋太医令王熙整定，始行于世。六朝兵火烬余，已或不为全豹。北宋阁臣校书王洙于败藁中得之，其书中篇目伦次胡能一一如旧。自宋至今已有千余年，医家皋奉，人人习诵，然尚无细绎而科分之者，夫经纬不晰则纹综难通，故谨依《脉经》旧例，分比为属，庶乎源脉清而知其所当也。

① 伤寒类：痉湿暍篇、霍乱转筋篇（《脉经》原目）、百合狐惑阴阳毒篇、黄疸寒热疟脉篇（《脉经》原目）。

② 内伤杂病类

脏腑经络先后证脉证第一（此篇多脱落，当撰补云云）。

中风历节病第二、五脏风寒积聚第三。（上二证缘通五脏皆有，故仍从列于首也）

血痹虚劳证第四、惊悸吐衄下血第五。（上二证为肝病，肝藏血故也。虚者，瘀血病也，惊悸为胆气不清，肝之腑证也）

胸痹心痛短气奔豚第六、卒尸厥死第七。（上二证属心）

腹满寒疝证第八、呕吐下利证第九。（上二证为脾胃证候）

肺痿肺痈咳逆上气淡饮第十（《脉经》原目）、痈肿肠痈金创浸淫第十一（《脉经》原目）。（上二证属肺，金创浸淫为病在皮肤，皮肤为肺之外候也）

消渴小便不利第十二、水气黄汗第十三。（上二证为肾与膀胱证）

以下妇人诸疾次列之，如此则条例分明矣。

2. 陶弘景与李含光

关于陶弘景与李含光的情况，上篇已有详述。在此仅列数条以述其要：

（1）陶弘景是一位伟大的思想家、道学家、医药学家、文学书画家、炼丹家、史学家、天文历算家、煅钢家，为三教合一思想奠基人之一，精通玄学，一代道教领袖，上清派第九代宗师，茅山宗创始人。其具有多学科知识，有高度的实证精神，在自然科学方面有巨大成就，曾被誉称"山中宰相"。晚年皈依佛教，也因此在道教内部成为有争议的人物。晚年生活比较孤独，但体力不衰而精神益壮，笔耕不辍，在前大量著作的基础上又新作《辅行诀五脏用药法要》，传于极少的弟子中。

（2）《辅行诀》是录《汤液经法》要方六十一方，探索其组方用药规律的书籍。它是阴阳五行合一，五行体用化、阴阳气交化体系的大一统思想，五脏补泻方用药二十五种，天行病六合辨证用药三十种，完全符合天地之大数。在其早年率先手订《神农本草经》三品说的基础上，改进为五行五味互含的模式，使其方剂的组合，完全按照伊尹立说时的四法一贯和经方以药物气味性能为主的定义，是按神农本草到伊尹药食四气五味，再到先秦时期天人合一的大一统思想，始终没有脱离经方发展的轨道。

（3）在五脏补泻方部分，陶氏引入玄学的体用思想，使五脏各分体用，体用有阴阳之义，也就达到了使五行和阴阳的结合。这种结合，产生了两种情况，一是各脏之体用是可以合化的，体和用可产生化味，这个化味，是本脏之"体"和"用"共同作用产生的生命动力，起到增强生命活力的作用。因此"化味"是运动周期下一时位上被克脏的用味，又是生本脏者的体味。从这一系列关系来看，本脏的体用合化，既是养生之道又是治未病之道。如仲景治未病之"见肝之病，当先实脾"，治肝病时要先在方中加入补脾的药以防肝病影响脾的功能而发病。《辅行诀》之法，治肝病即用辛酸化甘法，此甘正是脾土的用味，本来就有补脾的作用，无需再加别药。而且所化之甘，还是肾之体味，肾为肝之母脏，可荫肝子以防生源断绝，使之生生不息，更加养生。它脏准此。

另一种情况是，各脏所生脏之体用之间，母之用味与子之体味，本脏之体味与母脏之用味之间均是不合化之味，这种情况为五味之间不能合化而是可以并行者，它们可以产生驱除病证的作用。如："汤液五星图"五角处各有一"除某"字样，即除痞、除燥等五除证。此五证，基本可包纳五脏诸证，可驱除病之邪废之品。如养生谓之增新，此除证即可为祛邪排废。

由此可知，陶氏五脏体用的合化与不合化，除离合异功外，还寓有治病与养生，推陈与致新的意义在内。

（4）在外感天行部分，陶氏运用了阴阳六合辨证引入五行辨证的方法，表达了阴阳五行合一的理念。首先他把二旦四神汤分属三对阴阳，即青龙与白虎为一对阴阳，以示地球自转而形成昼夜交替、金木交互的现象；再以朱鸟与玄武为一对阴阳，表示地球绕太阳一周为一年，形成冬夏两季的水火既济现象；然后把中土与元气学说对应，类分上天下地两极而称阴土和阳土，如此把六合三阴三阳与五行统为一体，行施其阴阳气交变化的规律。其中日周期为"小化"，年周期为"大化"，都由中土地的上下出入运动统之，其中又有阳土统上半日、上半年，阴土地主下半日、下半年之分属。中土的升降出入阴阳之分，即六合方中之阴旦和阳旦之别，显示了阴阳五行合一的大一统思想。

《辅行诀》是一部研究经方组方规律的书籍，所得的结果，即是运用伊尹药的气味功用，调济天地人之间的诸多不调和现状，达到允执厥中。气味之法，是食医道政四法一贯的核心。它是天地人中和调剂的功能和方法，而不是单一的口尝鼻闻所得之之气味，有更深层次的药学理论。

《素问·六节藏象论》云："天食人以五气，地食人以五味。"五气，即风、寒、暑、湿、燥，为天之气，长养万物。五味由地气所生。五味供养人体，先入五脏：酸先入肝，苦先入心，甘先入脾，辛先入肺，咸先入肾。如此，则天之清阳化气，地之浊阴成味，天地之运，阴阳之化，而后人得以生，得以长。气味而用于人者，无非药、食而已。

草木有青、赤、黄、白、黑五种基本的颜色（五色之正），但五色皆有浅深明暗的差异，所以"五色之变，不可胜视"；草木又有酸、苦、甘、辛、咸五种基本的气味（五味之正），但五味皆有厚薄浓淡的区别，所以"五味之美，不可胜极"。由于个性差异，人们对五色五味的嗜好各不相同，而五色五味又分别与五脏相通，如青为木之色，木生酸，酸入肝，肝气通于春；赤为火之色，火生苦，苦入心，心气通于夏之类。在此理论基础上，陶氏推出了五味五行互含的理论，使药物学由宏观开始走向微观的研究和尝试。

在上述药物理论的指导下，陶氏总结出了《汤液经法》经方组方法则的规律，弥补了张仲景详于天行病之临床而略于理论的探求，更未遑及以药学分析总结组方法则的空白，成为经方发展史上的重要里程碑。

陶弘景的金石方和李含光整订《辅行诀》的影响：

五脏补泻金石方，是陶氏在择录《汤液经法》方后，又辑入的魏晋以来的医家或自拟的金石方，这些方剂，如《本草别录》附于《神农本草经》同一模式，与草木补泻方的药味——对应，有相同的功用和主治。因此与其相对应的草木药五行互含属性是相同的。

魏晋以来，道家炼丹术和玄学兴起，社会上盛传服丹养生之说，至陶氏时代正是风行未泯时期，有"服五石散，非唯治病，亦觉精神开朗"（何晏语）者，有因服之致死者，包括何晏本人也因大量久服而致死。面对金石药如此利弊天壤之说，陶氏的见解如何呢？

他在《养性延命录》中说："食谷者智慧聪明，食石者肥健不老，食芝者延年不死，食元气者地不能埋，天不能杀，是故食药者与天地相毕，日月并列。"

《外台秘要·卷三十七》引陶贞白云："昔有人服食散，简古法以冷水淋身满二百罐，登时僵毙；又有取汗，乃于狭室中，四角安火，须臾则殒。据兹将息，岂不由人，追之往事，守株何甚！"

从上面文字看，陶氏是支持服石类药的，认为服石药对人体有益，甚至优于谷食，起码是在写作《养性延命录》时持这种观点。随着其经历的增多，见到因服五石散致死的案例，以及其亲自专职炼丹十九年，七次开炉皆未成功的经验，对丹药养生的信念有所动摇，形成了如《外台秘要》中所说的看法，但认为致死的原因主要是使用和护理方法不正确而致。

笔者认为陶氏是一位非常注重实证的古代科学家，随着经验的积累，理论的不断提高，对金石药的药用利弊的认识亦日益深化和接近正确，在晚年的作品《辅行诀》中记录了其较成熟的结论，推出其辨五脏病证用金石药的范例方剂，是非常有益之举。

现代医学也已证实，一些金石药对某些疑难病症确有奇效。因此应该深入研究，谨慎使用，不必因噎废食，致使良药被埋没。尤其是现代西药对金属药的利用颇为广泛而不乏良效，更说明有开发和使用的价值。但是书中对金石药的炮制和使用方法缺如，而金石药又多为猛悍暴烈有毒之品，多有被药典禁用者。故笔者在金石方药方面，确为研究中唯一不及的落后死角。有待有识之士或相关道医，在遵守法规的情况下，尽量予以发挥，促其进步。

《辅行诀》被李含光师徒作为散佚经法残卷予以一次或多次整订。但整订的结果，诸方仍不能完全符合陶氏所定之学理，遂将或包括前此有人整理结果，以并列的形式保存下来，形成了藏经洞本"多层次文本"的形象。

据此，可以初步认为《藏经洞卷子本〈辅行诀〉》，是现存世 20 多种传抄本内容，均由藏经洞"多层次"文本析离而成，各层次的文本均非陶氏原作面貌，是唐或唐前陶氏传人临床使用经验的加入所成。李含光师徒在天宝四年（745）至大历四年（769）这 25 年之间在茅山紫阳观所整订。

李含光在茅山整订经卷期间（天宝十一年，即 755 年），发生了长达 8 年的安史之乱。这也应当是《辅行诀》整理不彻底，形成多层次文本的客观原因。

也正因这个多层次文本，有不能用陶氏所言之组方法则考察全书中的任何一个方剂均准确无误的混乱现象。这也应当是宋代朱自英时期被封于敦煌的原因之一，更是文物出洞后，业师献出文本久久不得出版，后来又在"质疑声中度过四十年"，直到笔者 58 表的制作成功，才完全解决了其存在的问题而得以平息。

（三）《金匮要略》的发现及温病学派的影响

1.《金匮要略》的发现

王叔和撰次《伤寒论》之后，《伤寒论》的流传并不十分广泛，隋唐时期孙思邈《备急千金要方》卷第九"伤寒上"之末段尚说"江南诸师秘仲景要方不传"。实际上，张仲景去世后，并没有太多人知道他的名气。

张仲景去世 800 年后的宋仁宗时，翰林学士王洙（997～1057，字原叔，一作源叔，一说字尚汶）目录学家，应天府宋城（今河南商丘）人，少聪颖，博览强记，遍览方技、术数、阴阳、五行、音韵、训诂、书法，几无所不通。他在翰林院的书库里发现了一本"蠹简"，名《金匮玉函要略方论》。这本书一部分内容与《伤寒论》相似，另一部分，是论述杂病的。《金匮要略》，共计 25 篇，载方 262 首。

至神宗熙宁时，宋廷召集林亿等人，对此节略本进行校订。因为《伤寒论》已有比较完整的王叔和编次的单行本，于是就把上卷删去，而只保留中、下卷。为了临床方便，又把下卷的部分方剂分别列在各种证候之下，仍编为上、中、下 3 卷。此外，还采集各家方书中转载仲景治疗杂病的医方，以及后世一些医家的良方，分类附在每篇之末，题名为"金匮要略方论"。后人简称为《金匮要略》或《金匮》。当时被列为官收，民间较少流传，更谈不上整理和注释。

从宋王洙时代（约 1063）迄朱丹溪（1281～1358）之

徒赵以德作《金匮要略衍义》，首次注释该书，但仍无刻本，见者不多。明万历戊戌年（1598），即徐榕校梓《金匮要略》那一年，共535年中，《金匮要略》的方论传布于当时医籍中的，有宋代的朱肱、陈无择，金元之刘守真、朱丹溪、李东垣、张洁古、王海藏等。

王洙见书之后87年，伤寒学家许叔微（1079～1154）在《伤寒百证歌》（1150）的序言中提到："论伤寒而不读仲景书，犹为儒不知本有孔子六经也。"稍后金朝名医成无己在成书于1156年的《伤寒明理论》中说："惟张仲景方一部，最为众方之祖……实乃大圣之所作也。"隐含之意即张仲景是大圣。三十年后，著名医学家刘完素在其名著《素问玄机原病式》的序言直接称呼仲景为亚圣："夫三坟之书者，大圣人之教也。……仲景者，亚圣也。"至此，"医圣"之名才真正确立。人们对张仲景的尊崇渐趋高峰。此后40年中，温病学派渐渐崛起，壮大兴盛。

总之，王洙发现《金匮要略》之后，虽仲景声誉大起，但其学术却没有因之有所明显的发展，其研究的广度和深度都不够，没有达到以五行的高度，作为阴阳五行合一大一统思想组成的重要部分。换言之，没有把《金匮要略》的五行理论纳入阴阳，与以《伤寒论》纳入五行的研究等量齐观，共同表达《液液经法》天人合一大一统理念的完整认识，从而深入了解《汤液经法》外感天行部分，使仲景学术对外感天行病的指导意义"盛名之下，其实难副"和"物极必反"，不是从《伤寒论》是以夏至日的阴阳量比为基础，运行在各时位上所主之邪不同反应证状为辨证依据，即统治六淫之邪，广义伤寒之旨。而且也没有从《汉书》《汤液经法》系《神农本草经》和伊尹四法一贯一脉相承的药性气味说义旨以治经方之学，反而抛开《伤寒论》以"伤寒古方不能治理新病""北方伤寒治寒，南方寒凉温热""三阴三阳言病位""医经病理病机以辨病"等理由为根据，另辟路径、自鸣创新，或被称温病学派鼻祖。其实这些现象皆缘于《辅行诀》问世太晚及其悲惨的传承史，致使《汤液经法》大一统思想始终隐而不彰，致使详于临床略于理论的仲景学说，支撑着国医学术经典大厦长达二千多年之久。

2. 对温病学派的简评

温病学派是中国明代末年以后，在南方逐渐兴起的，以研究外感温热病为中心的一个学术派别。明清之际，瘟疫流行猖獗，尤以江浙一带为著，且该地区气候溽暑，热病盛行，客观上促使江浙诸医家对温热病进行研究，并由此逐渐形成一个学派。继明末清初吴有性著《温疫论》（1642）阐发疫病流行之特点，治疗之法当与《伤寒论》有所不同，为温病学派之始。之后，江浙地区又相继出现了一些新理论与治疗方法。其共同特点是认为"温热病及瘟疫非伤寒"，故后人称其为"温病学派"。叶天士（1667～1746）乃其中的代表人物之一

嘉庆十七年（1798）吴塘著《温病条辨》，就大量地引用了张仲景的方剂，据统计引用了37方之多，却又从伤寒中独立出温病学术体系，创三焦辨证的纲领。叶桂用卫气营血、六经辨证；薛生白以脏腑湿热三焦辨证。

由此可以得知，以治疗温热病为主的《温病条辨》，继承了张仲景的理、法、方、药，再加上自己的临床经验，使中医学在治疗温热病方面有了长足的进步。自创了卫、气、

营、血辨证和三焦辨证，所以《温病条辨》被后人赞誉为"温病之津梁"。

胡希恕先生对温病的相关论述认为，《伤寒论》中的温病《汉书·艺文志》有"经方者……医经者"的记载，明确中医自古即有两大理论体系。1966 年冬，经方家胡希恕教授讲温病，当讲到《伤寒论》第 6 条时，说道："这个病，也是头项强痛，也是脉浮，很像太阳病，但是主要症状是渴，是一个里热证的表现。……上文'名为中风'、'名曰伤寒'，这条'为温病'，是相对于太阳病而言的，而不是太阳病证，是另一种病，即温病，就不能根据太阳病的方法来治疗了，就不能发汗了，里热是忌发汗的。若误认为是太阳病而发汗，最伤人津液，此时越发汗则越热，如同烧水，本来壶在炉子上就热，如果再一撤这水，就会热得更快。"

胡希恕强调，温病是里热证，即是阳明病。这是经方家对温病的定义、概念，是根据症状反应，即"发热而渴，不恶寒者，为温病"来认定。不同于医经家以受了热邪、温邪的病因来判定。

对温病是如此，对伤寒、中风亦是如此。在讲解《伤寒论》前三条时，胡希恕特别强调：中风、伤寒是症状反应证名，而不是病因病名。他批判王叔和、成无己用医经注释，认为"中风是中于风""伤寒是伤于寒""温病是伤于热、伤于温"的看法。对比医经（《黄帝内经》《难经》）与经方（《伤寒论》）有关伤寒、温病的论述，可看出其概念有根本不同。章太炎也认为："伤寒、中风、温病诸名，以恶寒、恶风、恶热命之，此论其证，非论其因，是仲景所守也。"胡希恕提出经方的温病是症状反应证名，不同于医经的病因病名。这对认识仲景书（王叔和改名为《伤寒论》）理论的

271

下篇　详论［三统］

实质很有帮助。从中医发展史来看，《伤寒论》本是经方医学代表著作，它是自上古神农时代治疗常见病，包括急性病、慢性病、传染病等的经验总结，治外感亦治内伤，治伤寒亦治温病。

胡希恕先生对温病家以病因病机论，伤寒家是从辨别证状立言的不同，可以加深对温病派与经方派根本不同的理解。

笔者认为，只要充分认识到《辅行诀》五行五脏体用（阴阳）化、阴阳六合（五行）气交化、天气只一寒热，地质只一燥湿，风为百病之长、六气（淫）以寒为统、地气从属于天气、水有三态、太极元气，涵三育一、土火一家、水土合德，邪之所凑其气必虚、正气内存邪不可干等基本理论要素，伤寒和温病理应一同回归到《汤液经法》阴阳五行合一的大一统指导下，实现学术的全部统一。这是维护国医持续健康发展的必需和必然，需要业内人士的同心同德，不懈的努力，需要诸多学科、各行各业的鼎力相助。

五、五脏杂病与外感天行病的统一

（一）五脏体用的养生与祛病法

战国末邹衍首倡阴阳五行合流以来，经西汉董仲舒发扬推广，渐至成熟。刘歆、李柱国运用于校订命名《汤液经法》，使该书充满阴阳五行合一的思想，无论从全书的体例或内容上，都充分显示着这一特色。从形式上，全书分两大部分：五脏杂病和外感天行。前者是五行五脏部分，以玄学的体用化配属五行五脏；外感天行部分，以阴阳配中土（应方位的上下）和四方四神形象（金木、水火各为一对阴阳）。由于体用有类阴阳之意，故也可以说，前者是五行中引入了阴阳，后者是阴阳中引入了五行。双方合看则是完整的阴阳五行合一的体制。进一步分析，其中隐含着养生与祛病，以及人体正邪盛衰与发病与否的关系问题。

先说一下五行体用化的问题。五行体用化是《辅行诀》的学术特点之一。它以五行各分体、用、化的模式，配属药物的不同味属，用来确定补泻方的君、臣、使、佐药物味属的取舍，而各脏体用化味的根据，乃是《素问·脏气法时论》的五脏五味苦欲学说，如《脏气法时论》云"肝欲散，急食辛以散之，以酸泻之，肝苦急，急食甘以缓之"。《辅行诀》即以辛为肝之用味，酸为体味，甘为化味，他脏皆仿此而定。但肺肾两条所据条文与《脏气法时》有异。肺条为"肺德在收，故经云：以酸补之，咸泻之，肺苦上逆，急食辛以散之，开腠理以通气也"，肾条为"肾德在坚，故经云：以苦补之，甘泻之，肾苦燥，急食咸以润之，致津液生也"。故其体用化之配属，亦别具一格（依《辅行诀》所记而订）。

　　脏腑之气法于四时，与自然界季节的生长化收藏状态息息相关，是阳刚之气的盛衰变化，道法自然的具体体现。而且四时之气的"苦、欲、急食"的表述，都用五味的性能直接联系，充分显示了五味在医典中特别重要的地位，体现了《汉书》中对经方的定义为什么与药物学相关，而不是与《医经》的病因病机病位相关。同时，我们可以联想到伊尹著《汤液经》之初是"食医道政四法一贯"的体系，有统领一切的作用，五味的所含意义广大深厚。这种特色，可以说是先秦文化的一大特点，切莫只以口尝而知之滋味视之，否则将会对经典产生巨大的误解。

　　春季是由冬季阴寒之盛极，变为阳气萌发而升散的时位，故以能宣发升散之辛味为主味；夏季是火热湿气繁荣显明，植物枝叶柔润繁茂的时位，故以能软之咸味为主味；长夏是阳热盛极，水湿蒸腾至极，阴气初生，阳气渐降的时位，是阴阳交合，阳极生阴之初始，故以能缓湿热盛极之甘味为主味；秋季为阳气收降，谷物果实成熟收成之季，故以能收之酸味为主味；冬季为阴阳蛰藏，坚闭于内之季，故以能坚闭内藏之苦味为主味。可见五味与四时五季之生长化藏息息相关，其实这也是最简朴的脏气学说。五脏之气法于时间，是医学基础之一。

（二）本脏体用合化与虚实辨证

由于《辅行诀》五味五行体用化的五脏配属，乃是由天人合一思想的脏气法时学说派生而来，故它的内容不仅是药物味属的问题，同时也是五脏气化现象的常规，一旦体用化关系失常即是病态。医者即可据此分析、辨别、判断、调整体用的偏颇，对体用的失衡和气化生机的盈亏状况，做出相应的诊断、治则和确定组方用药。它是《辅行诀》合化养生理论的重要载体之一。

调和五脏体用之偏颇，使体用之气恢复相对的动态平衡，以"'用'不足为虚"治以补，"'体'不足为实"治以泻，按虚实辨证治疗方法，组成补泻方剂，使五脏正气来复，邪不可干，这是五脏虚实辨证的基本原则。其中有两个概念必明确：

一是五脏之体用，都是指人体正气，只有"体"或"用"的不足，没有正或邪的意义。也就是"体"和"用"的不足，都是正气不足，虚证和实证，都是邪（包括内邪和外邪）气侵入人体所致的病证。

二是"邪"为自然之气的淫盛或不及，或五脏之气的亢盛或低下所致的病理产物。虽有外感六淫和内伤淫邪之分，但其损伤人体气血津液精神的终极结果是相同的，都是"邪之所凑，其气必虚""正气内存，邪不可干"二语中"邪"之所指。

五脏体用的化合有五种，一是酸辛化甘调肝木法，二是苦咸化酸调心火法，三是辛甘化苦调脾土法，四是咸酸化辛

调肺金法，五是甘苦化咸调肾水法。此合化五法，小补是
"二用一体"用量之比，加三分之一用量之化味，共四味药
组成。小泻方由"二体一用"味量之比，共三味药组成。诸
方均有一定的"五行五味互含"位次的药物组成，兹不
详述。

本脏体用之味的合化作用，是调动本脏的生理机能，使
其气化活动力加强；子母之脏的体用之味不合化的作用，是
使病邪之气得以解除。扶正与祛邪是治疗疾病以颐养生命的
两个方面。

（三）异脏体用并行五除证

除本脏"体用合化"以燮理本脏气化之外，《辅行诀》
还推出了本脏之用味与子脏之体味并用，有不合化而产生并
行除病的"五除"作用。

肝之用味辛与心之体味苦不合化而除痞。痞是上下不
通，痞塞于中之病。肝之用味辛可助生发之气，使气得以上
升；心之体味苦，性坚闭，乃是心火之气可下达以交肾水之
因。心气下达，肝气上升，则可通泰，故辛苦除痞。

心之用味咸与土之体味辛不合化而除滞。滞是气血津液
运行滞涩之病。心主血脉而运行不息，病则坚燥而运行滞涩
不畅，而咸味能软能润，使燥坚之阻得以软润，易于畅行；
与脾土健运津液之辛散条达者同用，则滞涩之物更易于得
除，故咸辛除滞。

脾之用味甘与肺之体味咸同用则可除燥。燥为质地紧缩
不能容水，致干燥不润之态。脾土之用味甘可松缓质地以纳

液，肺金之体味咸可使坚变软而致津液生以润，故甘咸除燥。

肺之用味酸与肾之体味甘同用，不合化而能除逆。逆为不顺之势，肺主气以肃降为顺，肺金之用味酸可收逆行之气归于内、下；肾水之体味甘可缓肾气坚闭之势，使逆气潜藏，故酸甘除逆。

肾之用味苦与肝之体味酸同用，不合化而能除烦。烦为火内扰情志之病，肾水之用在于闭藏，可使心火潜藏于下；肝为藏血之脏，可使心所主之血及所舍之神收摄于内，故苦酸除烦。

"除病并行法"。实际上此五味并行，是相对五合化而言，指药物五味功能学说中，本脏用味与子脏体味的不合化而并行作用。还有另一种解释，即此不合化之味既是本脏之用味与子脏的体味并用，而且还是本脏克制脏的体味与其化所除之味的并行。故可以有另一种说理方法。如肝之用味辛与其子脏心之体味苦为不合化之并行法。而肝克制之脏为脾，而辛苦二味，同时也是脾土的体味和脾土的化味，而称之脾体、化味并行之法。而其所除之证，正是肝克制的脾土所主之痞病。因此此种方式的诠解，似乎更为直截了当。故也列于后，以备参考。

辛苦除痞：肝用味辛之宣散与心体味苦之下同用，可开中焦脾胃升降失常之痞，又可称"脾体味化味并行法"。

咸辛除滞：心用味咸之润与脾体味辛之散同用，可软坚润燥，消磨饮食痰血，以除肺胃肠之积滞，因肺腑大肠与阳明胃经，均属燥金之经，又可称"肺体味化味并行法"。

甘咸除燥：脾用味甘之缓与肺体味咸之润同用，燥为金西肺主，有热寒之别。南火热灼津之燥，得甘之缓和则火之急躁减，得咸之润则液之耗得以滋而燥除；北水寒而坚凝为冰而地坼，甘之弛缓，可使闭藏于内的肾气得以松解而化水结；咸可助水之化而不冰凝，所谓咸水不冰则寒燥除。总之，无论寒燥热燥，均可用甘咸法除之，又可称"肾体味化味并行法"。

酸甘除逆：肺用味酸之收与肾体味甘之缓同用。逆是因体脏腑经络水液气血及五行阴阳之气交互升降的方向，趋向于反向于生理常规的一类病证。

段注《说文》谓："厥者，逆也。"《素问·方盛衰论》谓："雷公请问：气之多少，何者为逆，何者为从？黄帝答曰：阳从左，阴从右，老从上，少从下，是以春夏归阳为生，归秋冬为死……气多少，逆皆为厥。"可见逆、厥二字义理相通，故逆证也称厥证或厥逆证。

逆为运行方向与正常者相反，《景岳全书》谓："厥者尽也，逆者乱也"。厥为尽，尽，为终极的意思，凡物极则变，在方向上也会有所转变，转为原来的反方向，或反的方面。如肝之经称为厥阴，是寒水阴气达到最盛极点，是将要转变为阳热之气的开始时期，阴阳之气不能顺接则为病，故此时的气化特点，与厥逆病相似，有上下不交之寒热厥，阴阳胜复之阴阳厥逆证亦多，《伤寒论·厥阴篇》是以酸收味之乌梅为主的乌梅丸为代表方剂。

肝之体味酸，功用在收。"收"有接到、收回、招回之意，治疗逆证，乃取其能收回违背正气运转方向的邪气，或称能控制和扭转事物极则反，转变趋向的局势；用肝之化味甘，是取其能缓，以缓和逆乱之局势，又可称"肝体味酸与化味甘并行法"。

苦酸除烦法：肾用味苦与肝体味酸同用可除烦。《说文》

谓:"烦,头热痛也。"《礼记》谓:"烦,劳也。""烦"为劳役过度,阴精阳气不能上承,心火热乘之而失养,神不得舍而胸失其安宁的证状。药用心之体味苦以坚闭其耗散之心血阳气,以复其精神;用心之化味酸以收降浮越于上焦之火热,则心神归舍而烦除,故又可称之为"心体味苦与化味酸并行法"。

以上五种相并而行法,为祛除五脏病证的法则。此五类病证,基本包涵了常见杂病的病证,可谓之药味并行除五证法。

上述五类不合化的药味配伍模式所除五病,基本包含了上五脏病证的机理特点,在诊治五脏病证中,有重要的临床意义和实用价值。以救误五大泻汤为代表:

酸苦除烦:救误大泻肝汤,用芍药、枳实之酸,与竹叶之苦同用以除惊烦不宁;

苦辛除痞:救误大泻心汤,用黄连、黄芩之苦,与干姜之辛同用以除心下痞满;

辛咸除滞:救误大泻脾汤,以附子、干姜之辛,与咸味之旋覆花同用以除腹中滞胀;

咸甘除燥:救误大泻现汤:用葶苈子、大黄之咸,与炙甘草之甘同用以除血素燥;

甘酸除逆:救误大泻肾汤,用茯苓、甘草之甘,与五味子之酸同用,以除阴气之逆升。

此五除之法,在救误五大泻汤的具体实用的情况,观其组方制度,均是在本脏泻方之君和佐君之臣的基础上,加上子脏的小补汤去化味而成。而"五除"的药味,均是本脏泻方君和佐臣,与子脏小补汤之监臣。也就是说,本救误五大泻汤的"五除"之治的药味,是由本脏泻汤之君与母脏主味中之克我脏之性者同用，即可起到除"某证"的作用，在本段中，凡涉各大救误汤所除之证，均是原主治文中之原词，可见此五大泻汤，即是使用五并行不合化法的专篇。

此"五救误"之证均是外感天行误治而正气受损致生变乱者：

（1）救误大泻肝汤系误用吐法，神气素虚，痰饮发动者；救误大泻心汤系误用清下，外邪乘虚陷入；

（2）救误大泻脾汤系误用冷寒，其人阴气素实，卫气不通；

（3）救误大泻肺汤系误用火法，邪气结闭气分；

（4）救误大泻肾汤系误用火法，其人血素燥者。

误治伤人正气，邪气深入。皆用泻本脏之主药和辅臣以助脏之体气，加入补子脏之小汤以补子脏之气，则正复邪除而愈。其证可因内伤生邪，也可系外感淫邪而成。故虽位在五脏补泻方之列，而在外感天行或张仲景之《伤寒论》和《金匮要略》中也有类此法之方。如：

（1）辛苦除痞法之阴旦汤、栀子豉汤，及治水痞之生姜泻心汤、治寒痞之附子泻心汤、治寒热痞之半夏泻心汤、治虚痞之甘草泻心汤；

（2）咸辛除滞法之大黄附子汤药、旋覆花汤、已椒苈黄丸、茯苓泽泻汤等；

（3）甘咸除燥法之大黄甘草汤、调胃承气汤、猪肤汤等；

（4）甘酸除逆法之奔豚汤、桂枝加桂汤、芍药甘草汤等。

这种情况说明，并行五除法，是内伤杂病和外感天行病通用之方。

从根本上讲，无论五脏杂病还是外感天行，都是以"邪之所凑，其气必虚""正气内存，邪不可干"为宗旨的两类事物，都是以使人康复为目的的诊疗技术，它们之间没有不可调和的矛盾，只有相互调和、全面统一的必要和可能。

关于医疗方剂之学，本来《汤液经法》即是一个内伤和外感统一的整体，张仲景原作《伤寒杂病论》也无内外之分，只是因仲景时代疫疬流行，对人体危害较强，实践的机会较多，治疗经验总结的比较完备，才形成了外感天行部分的《伤寒论》传世较早，《金匮要略》隐匿发现较为晚迟的情况。

《辅行诀》外感天行部分和《伤寒论》中均有救误五法使用五味并行除病的法则，更加说明了内伤杂病和外感天行有必要完全合二为一，恢复经方大一统的根本宗旨。正确理解正气与淫邪的辨证关系就能达到二者学术实质内容上的统一。

在此说明一个问题，即是五味并行"五除"中的"甘酸除逆"四字，在原"汤液用药法图"中，"逆"字原传抄本中为残缺处，先师曾做过多次调整和填补，笔者也从中做过多次选择试补，最后在《整订稿》和《新校正》中皆用了"逆"字，但仍不敢正式确定。今在救误大泻为药味并行五除法专篇的认识上，发现救误大泻肾汤主治文中有"致令阴气逆升"六字，可证残缺字确为"逆"字，正式宣布，《新校正》中此处之"除逆"二字不再修改。另外再说明一个问题，笔者经过近六十年研习《辅行诀》的经过，现已确认各传抄本中，唯有此救误五大泻汤，文字是作者原貌，未曾致残或整订完好者。另金石方之药物和组方也是差错极少处（或只是一味药的交换之差）。这是笔者作出"5·8表"之后才发现的。当时笔者恨未能早发现这一秘密，致使耗费了几十年的精力，才完成了"5·8表"。但是现世却有别有用心的人，对笔者"五八表"的发现有所微词，并扬言他自己在很短时间内即可完成，所用的方法是九宫八卦五运六气等等，还公开在网上和某国家级报刊上发表，却不公开其"深奥原理"的使用过程和方法，在当今人人维护知识产权的时代，出现此事，真乃丑相毕露，可笑至极！

（四）虚劳五补汤的克以致化和气交食疗

劳损五补汤证系摄生不慎或外感天行误治，导致病程迁延日久，正虚极甚，运行滞涩，邪气羁留，变证百出之类。其治疗有二大特点，一是克以致化、败中取胜，二是气交食疗，皆取用味。

所谓"克以致化"，是指治劳损至极五补汤，所治均为脏气虚极，本脏气化机能衰微，直接以补益本脏之药难以为力，故一反调平本脏体用之常规，而从克制本脏处着手的一种措施。具体而言即"制以所官之主，承以所生之同"的用药法则，兼用食疗，食品用本脏之用味者。是使用克制我脏者之泻法，以减克伐本脏之力，达脏腑之间的气化相对平衡，求得本脏生机来复机会的养生救治方法。

用克制本脏之泻方君药为代君之药，而以其补方之君药为监臣；用泻君之量倍补君来体现"助体为泻"之意。同时仍用本脏补方中之佐臣为佐臣，而此佐臣皆是本脏主味中具母脏之气者，如补肝用其主味辛中之有水性者，即木中水干姜。

从另一角度来看，从"制以所官之主，承以所生之同"的三味草药之间合化或不合化关系而论，各方中代监臣之药与佐臣合化生成之味，正是本脏之化味，有补益本脏气化的作用；代君与代监臣合化所生之味，正是本脏之用味，从而起到了补益本脏的作用；其中代君药与佐臣不合化而除某病，即可产生除病邪的作用。以五行相生序排列，依次是肝为除滞，心为除燥，脾为除逆，肺为除烦，肾为除痞。

　　从上述情况分析，所除之病虽云是克中求生，实际正是助本脏之功用和化机及解除病邪的作用。而此五补汤主治条文中，补肝方中之便秘，补心方中之烦躁，补脾汤中之腹急拘痛，补肺汤中之烦热汗出，均与其所除之症有关。唯补肾方之主治似与除痞不属，但若将"气乏无力"作肾不能纳气解，遗精、失溺、下血以摄固失常论，其间也似有气机痞塞，纳藏失常而不可交泰之机，也与所除类属相关。可见虽仅此三味药，已具备了扶正养生和却病祛邪两方面的功能。

　　谨将劳损五补汤君臣配伍之义附图如下：

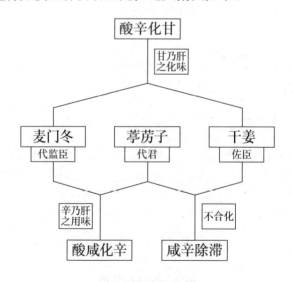

图6　养生补肝汤

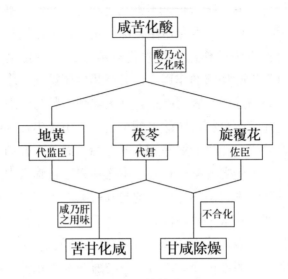

图7 调神补心汤

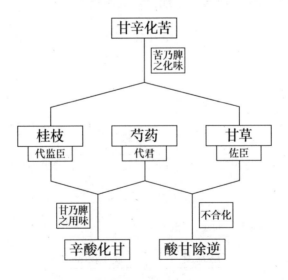

图8 建中补脾汤

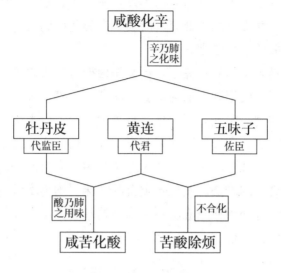

图 9　凝息补肺汤

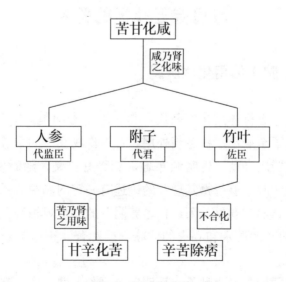

图 10　固元补肾汤

各方中除上述三味草药类外，所用均是谷类的酿制品以养其正、菜类之品以补充其所损、果类药以助其力、畜类药以益其精的食疗法则。

在具体食物的选择上，却又是根据《黄帝内经》各类谷物类属五脏的记载，取为本脏所属者。如养生补肝汤用肝之谷麻之酿制品麻油，果、菜、畜类则采用了金木交互、水火既济的方法。即肝与肺之果菜畜交互使用，心与肾之果菜畜交互使用，唯脾土是本脏体味之菜与用味之果同用以迎合自身体用交互的方法。其他各类食品的味属均为本脏用味，体现了虚劳五补汤亦是五脏用味为补的基本方法。他们在方剂中均是使佐之位。

（五）再论外感天行的三大气交化与虚劳五补汤的关系

1. 脾土体用化之味属

五味五行体用化的归属，与《周易参同契》"春夏据内体，从子至辰巳；秋冬当外用，自午讫戌亥"的季节体用观和"赏罚应春秋，昏明顺寒暑，爻辞有仁义，随时发喜怒，如是应四时，五行得其理"的论述有一定的渊源关系；也与《黄帝内经》"春夏养阳，秋冬养阴"的养生观相符合。因为《辅行诀》的肝木和心火的体味（酸和苦）正是肺金和肾水的用味。

赏罚即是春生秋杀，昏明即是夏长冬藏之意。都是春夏为阳，秋冬为阴，把五行分为二对阴阳和中土而论。

五脏之化味是本脏体用两方面互相影响过程中的和谐局面，已非如《辅行诀》中体阴用阳分属，是非阴非阳者，具备了《黄帝内经》所言"阴阳不测谓之神"的条件，故可以"神"论之。体、用、化的关系与《周易参同契》"气有阴阳，推行有渐"和"一故神""两故化"之意相通，符合"穷神以知化"的规则。

至于五行中脾土的体用化味属似与"寂而不动中之体，感而遂通中之用"（陶耤《参同契脉望》）有关。"寂而不动中之体"是指脾土静谦甚则静止，即万物凋亡归于土之象。此"静止"即死亡之象，对生而言有"新"之义，故以辛为脾土之体味。此"感而遂通中之用"，似说脾土有生养万物之能，可通达其他四行，故以能通达和谐其他四味之甘为用味。至于其化味为苦，是因苦为心之体味，肾之用味，而心肾乃水火之脏，为万物生命之根本。土既为生养万物者，又为万物之所归，故以能坚闭水火的苦味，为司生命之脾土的化味。

2. 外感天行三大法则与虚劳五补法则的统一

《辅行诀》属阴阳五行合流的天人合一体系，在用药上也符合这一理念的特点。它表现在三个方面：

一是该书分两大部分，一是五脏虚实补泻辨证，用药二十五种，法五行之地属阴，药用天阳之奇数，而且又把心火一分为二，另设一个属火又属土的心包络，以成偶数六为阴的模式；二且四神方共用药三十种，法阴阳之天阳，药用阴偶之数，以属阳的寒热温凉四气为主；四神方法金木水火四行，又把旦方之阴阳合而为一，为五行之中土，是阴阳说中纳入五行之意。可见书中五脏虚实辨证和外感天行六合辨证的用药，亦属阴阳五行合流的理念。

二是五脏是由五行扩展而来，而五行又分体用，体用有阴阳之义，是阴阳五行合一之论。药的体用归属，补泻方是以药的五味为主，属五行系。药之味乃对其四气而言，在外感天行方中主药系依其气而定，气属阳，味属阴，在用药的性味上，亦为阴阳五行合流的模式。

三是五脏补泻为五行系统，六合三阴三阳辨证系阴阳系统，二者所属的系统似不统一，但是《辅行诀》在五行中增入心包一脏，已符合阴阳之义，六合辨证中把主升和降的二旦看作一对阴阳，而属中土，则为五行辨证，如此则已符合阴阳五行合流模式。

外感天行病的名称本包括疫疠在内，但外感天行有传染与否之分，其疫疠之类则是有传染性者。从《汤液经法》第一传承人张仲景所著《伤寒杂病论》是其治疗死亡率很高的伤寒病来看，其时的伤寒即包括传染病在内。而且《辅行诀》治外感天行的大朱鸟汤下，已标明治"恶毒痢，痢下纯血，日数十行"了。可见疫疠的治法，在外感天行中并未特指，而是包含在常规法则之中，或者只是病的程度深重而已。因为此三字仅见于朱鸟大汤下，在小汤仅描述为"时下利纯血，如鸡鸭肝者"，大汤证比小汤证要深重，是其规律。

因此，笔者认为，经方治疗一般或轻型外感天行病的用药法则，即是二旦四神方小汤的治疗法则。病深重危急者，甚至是其暴烈者病涉他脏，正气微弱衰败者，已有脏气受损，有五脏虚实证候，甚至以虚实内伤证为主要证候者，则当兼用治内伤法，或纯用补泻法救治。

外感天行病的六合辨证三大法则，与五脏虚实体用辨证，体用合化法则都是阴阳五行合流思想的范畴。气交三大法则并非仅用于外感天行，也同样用于内伤杂病。

气交三大法则，所用是阴阳交合之道，与体用合化类同，故也常用于内伤杂病之虚实兼挟或以虚为主者。如虚劳五大补汤中，所用谷菜果畜肉的使用，亦为气交三大法则。

其虚劳五补用药"制以所官之主，承以所生之同"的法则，就是用泻克制本脏方的用味和体味，而且用"体味用量倍于用味"体现泻的方法，再加入本脏用味中。五味五行互含位次为母脏位次相同者。如养生补肝汤，是用补肺君药与泻肺君药葶苈子，并葶苈子量倍于补肺之君麦冬，以表达全方为泻方之意，再加肝之用味中有肾水之五行互含名称的"木中水"干姜就可以了。

虚劳五补汤中之食品疗法，是以五谷为养，五菜为充，五果为助，五畜为益。补脾无阴阳之对，所用为本脏之谷菜果畜。其他如肝和肺，心和肾补汤所取菜、果、畜，均符阴阳交合三大原则而阴阳交互使用，谷物酿制品亦取本脏性味者。诸方用畜肉者为大方，不用者为水小方。

三大法则中，金木形、质重为阴，水火气、象重为阳，脾土阴阳不测谓之神，故三大法则合看，亦是"阴阳五行合流""太极元气含三育一"的模式，符合"一故神""二故化"，阴阳合而变成的大化（大化，对小化而言，如《黄帝内经》所说的"化有大小"）。

因此可以说外感天行病的三大气交法则，同样适于脏腑内伤杂病的虚实证的组方法则。这也是笔者提出外感与内伤要合而为一观点的根据之一。

"邪之所凑，其气必虚""正气内存，邪不可干"是国医的通用防治机理。而经方之特点，主要是用药物的性能养护正气，使邪气不能干扰人体生理活动的养生术。现存世的经方传统，一是以实践经方为主的《伤寒杂病论》（王叔和从中析出《伤寒论》而为《伤》《金》两部），二是整理方剂理论的《辅行诀》，前者基本不涉药物学理，后者论方剂组成法则，以药理学为基础，且作者本人即系《神农本草经》的最早整订者，对经方的研究更为精准，因此本书所用经方是以《辅行诀》及其学理为据。

《辅行诀》中五脏各分体用，其体用交互生化的过程，即是五脏的正气。五脏各自的正气能量，集合为一则是人体一身之正气。它有如现代所谓的免疫功能。而五脏体用的作用，亦如免疫超常和抑制有互相调节作用。如肝的用味是辛，能散，体味是酸，能收，二者互相调节，可化生出甘味来，此"甘"为下一时位之正能量，辛和酸如即时状态之免疫超常和免疫抑制作用，都是正气。

如果体用的交互运动发生障碍，则脏气失去相对于平衡则为邪气，邪气干扰了人体正常的生理活动而即为病态。

此类情况虽称之为病，体用正气变为致病的邪气，或称之为毒气。但毒气所致之病，不一定具有传染性，邪毒之气若再经郁滞、潜伏，抑聚凝积，日久变成剧毒，暴发而出，则是具有传染性的疫疠之气。

《辅行诀》五行气交三大法则，不仅适用于外感天行，在五脏补泻方中也有体现。虚劳五补汤的组方法则与二旦大汤完全一致，如虚劳补脾之建中汤与大阳旦汤证甚至药品也完全一致。治外感天行四神方的用药与五脏补泻法则亦基本相同，如治天行大青龙方用药，与小补肝小补肺合并用药基本相同。

"阳旦汤"之名，本太阳升起于东方，故其方在方根上加用肝木辛温药桂枝为小阳旦；大方中桂枝与白芍之比由一比一，变成一比二（桂枝三两，芍药六两），桂辛属阳，芍酸属阴，倍芍而用，明显有增重补阴药的意思。

阴旦汤本每月朏日月牙由西方升起，故其方在方根中加入苦寒之黄芩，名为小阴旦；大阴旦汤组成，与虚劳五补所谓的原则也有所显示，但有的五行互含位次不符或原文无载。在此类方中，与虚劳五补草木药三味的对应情况如下：

虚劳五补汤草木药三味法则是："制以所宜之主，承以所生之同"，用克本脏中之泻法，补法和泻法的君药同用，用"体味药量倍于用味药量"的方法显示属于泻剂之意，这是"制以所宜之主"之意。"承其所生之同"即是除了上述二味药之外，还要用本脏之主味（即用味）中有生本脏五行属性之名位药，如肝以辛为用味，水生木，取木中水干姜，即是所用之药。

柴胡味苦寒，用量为八两，系心火之体味，五行互含位次表中无此味，用量当为心用味咸药的一倍。方中所用半夏量为一升，据陶弘景《本草经集注·序》谓："凡方云半夏一升者，洗竟，称五两为正"，则当为五两。如此计则柴胡应用十两，方中少用了二两。但是，笔者疑此方有误，或是芍药与半夏用量有互易之嫌。因芍药用量为四两，正是柴胡之半，而且若是芍药用量为五两，正好切合大阳旦汤中黄芪用量，而且黄芪温升补气，芍药凉降行血，正是二方中对应

下篇 详论 [三统]

之品。若果是如此，则方中为柴胡八两，半夏四两更为合理。

至于方中"承以所生之同"者，按意当用金中土药五味子，但如上所述，当是金中木药芍药，味虽同而职有异。

由此可见大阴旦汤亦基本符合虚劳补肺之法，而且大阳旦虽以建中补脾名之，实起源于太阳从东方升起，阴旦起源于月亮初升于西方，二方有代表日月初升而分天地阴阳之意。

二方的组方法则有天行病与五脏虚实组方法则的基本一致，前述天行四神方与五脏补泻方的用药基本一致，都说明了五脏虚实和外感天行病有着高度的密切关联，可以达到治法上的统一。如我们通常所谓的"扶正祛邪""祛邪复正""攻补兼施""安里攘外"等等均属此范畴。

笔者认为，这种统一，有其一定的生理病理关系。因为无论外感还是内伤，其天人合一思想指导下的阴阳五行合流学说，都是辨证基础，而且无论内伤或外感，它们最终都会影响到气血津液的变化，而产生统一的辨证表象，这是客观存在的根据。同时这个问题被历代学者所觉察的，有待进一步发扬和提高。

（六）金木交互用药与内伤外感用药的统一

1. 阴阳五行合流思想在《黄帝内经》中的表述

《内经·至真要大论》云："天地者，万物之上下也；阴阳者，血气之男女也；左右者，阴阳之道路也；水火者，阴阳之征兆也；阴阳者，万物之能始也。"在《天元纪大论》中又云："天地者，万物之上下也。左右者，阴阳之道路也。水火者，阴阳之征兆也。金木者，生成之终始也。"

上述两段经文，均出自王冰补经七篇。观其内容，虽不是早期《黄帝内经》所有，但也有是唐朝前，阴阳五行合流之后的资料。两段文字略有异同，笔者认为可能是抄写之误，笔者以后者为准。其中涉及本书三统论的内容，"水火者，阴阳之征兆也"一句，与伤寒与温病的统一相关；"天地者，万物之上下也"一句，与五行之土和阴阳二旦相关，均在后文中引用。此处所论者，是关于左右者阴阳之道路，和金木者生成之终始也两句。

2. 左右者阴阳之道路

"左右者，阴阳之道路"，是说左右方向是太阳和月亮的运行方向，它们的视运动都是由东向西的运动。左右是古人以面南而立为准，以左手在东右手在西名之。故太阳动和有太阴别称的月亮均是出于东而落于西的方向。当然这只是讲视动动，且并不涉及日月所出时间的方位。所谓"左右者，阴阳之道路"，"左右"是指从东到西的运动，是太是阴（月亮太阴）阳（太阳）运动的方向，也就是说，阴阳的运动方向都要是统一的东起西落的轨道，是黄道与白道方向上的统一。阴阳虽然有矛盾对立的一面，也有是统一的一面。

此处的左右运动非指太阳和太阴（月）因季节或月周期所致的初升位置的变迁。如冬至日太阳从东南升起，西南落下；夏至日从东北升起，西北落下；春分和秋分则是东升西落。这是一年中太阳升落的大致方位，具体角度视当地纬度而定。故太阳的升起和落下的方位，一年中都有从南到北和从北到南的往返规律。

月亮的视运行规律，也是升在东落在西。由于地球自转每日一周，而月亮为地球之卫星，而且也有自转运动，使日、地、月三者的相对位置，随着月球绕地球向东运行而变化，就形成了"新月→上弦月→满月→下弦月→新月"的月相周期性更迭。月相变化的周期为 29.53 日，为一朔望月，十二个月为一年。

每个朔望月的月相为如下。

上弦月：月球上半夜从西边天空出来，月面朝西（月球西半边亮）。

下弦月：月球下半夜从东边天空出来，月面朝东（月球东半边亮）。

随着阴历的月初到月末，月亮出来的时间会越来越晚。如果把一个月每天看到的月出时间画个图，会看到月亮的出现是逐渐由西到东的。所以在月初的时候，会看到月亮西边出来，西边落下。

月亮从东边升起的说法是不够严密的。准确地说，以我们地球为参考点，月亮是自东向西移动的。升起的位置是不固定的。

以地球为参照系，太阳和月亮都是自东向西移动的。但是二者的周期不同，太阳运动一个周期为 1 天，月亮则不必须是 1 天了。这样就会出现如下情况：月亮在东方时，恰好赶在白天，由于日明则月不明而看不到月亮。而当太阳坠落西方的时候，月亮的位置因农历日期的不同而不同，有时在东方，有时候（例如农历的初三）可以不在东方，而是接近西方。这后一种情况，就相当于月亮在西方出现，或者叫作升起。月亮升起的位置从月初开始逐渐东移。当到月中的时候，升起的位置又从东逐渐西移。

月是地球的卫星，绕地球回旋时在天球上的运动轨迹叫作白道，称为白道，是为与黄道、赤道路有所区别，其轨道路呈椭圆形，每日看到东起西落的月亮视运动，是地球自转引起，与月在白道上的白道运动无关。它逐日由西向东的移动，才是在白道上的实际运动。它与黄道倾斜5度有余的交角。此黄白交角对月食和日食的形成和预测有重要意义。

3. 木金者生成之终始

上段以左右为阴阳之道路论太阳月亮的运行轨道，此"木金"二字是"左右"二字衍生而来，是左东右西的变说，是五行说东木西肺的方位配属。

我国是农业大国，以从事五谷果菜种植为食品来源，也是药物用草木为主国家，因此精于种植业，热衷于种植业，对植物的生长规律熟悉，认为一般植物有春生夏长秋收冬藏的规律。以十天干纳入五方、五季，五行，则东方春甲乙木，西方秋庚辛金，南方夏丙丁火，北方冬壬癸水，中央主四季戊己土。所谓"金木者，生成之终始"，是说一般是春天生发芽苗，夏天生长茂盛，秋天谷物果成熟收割。由木到金的过程，植物完成了由开始生到成熟的全过程，而称为生成之终始。

此句用春木属阳、秋金属阴的气交生化理论，与地球自转阴阳合化而成昼明夜暗交替，甲乙春木温升发荣彩之势，变革为庚辛秋金的内收枯萎之态。然而秋金虽然有万物衰落、生机趋于败北变庚之辛酸，却是万物成熟、果实盈满的时期，是维持人生体生命的食粮，是繁衍物种的时期，所以种植人的喜悦之情是必然的，因此古代五行学说，除变庚杀伐之义外，还有"辛者新也"一说，可以说，"变庚之辛酸"，有"变更之新"之义。这一层意思，是理解金木交互、地球自转、阴阳五行合一思想的全部内涵。但是由于种种原因，"辛者，新也"的说教，一直没有很好地传承下来，应当引起业界同人充分的注意。

　　木金气交生化是《汤液经法》外感天行三大法则之一，它们都是阴阳五行合一的产物。木金为五行中相互对立的方面，它们的气化交互是对立的统一，是合化养生治疗的重要方面。在五行制克方面，金克木，其清肃收降之气可以制约肝木之温升宣散；春木东湿，温润滋柔可以济秋金高亢之凉燥刚劲；在五行体用上，肝酸辛合化为甘，甘为脾土之用味，肺咸酸化辛，辛为脾土之体味，二者所化生之味，却是统四行，非阴非阳，万物生归之处，后天之本的脾土，二者气交合化，有益于脾土的体用合化养生之力；特别是肺之化味辛，竟是其体味咸，与肺之用味、肝之体味相同的酸合化而成，肺之化味与肝用味，同是能宣、能散、能升、能润之辛味，能助阳动之功者，可制约肺金之收重、刚燥、下气，以防过亢生弊，而更能体现"辛者，新也"的推陈致新养生理念。

　　由此可以看出，木金阴阳气交化的法则，确是可达木金合化，做到互相促进、互相制约、增强新陈代谢、养生祛邪的目的。

　　通过上述用阴阳五行合流的观念，对五行学说中木金气交化的分析，可在天文气象学中五行生克制化和体用合化方面，都证明木金相互制约、相互依存、相互促进的和谐关系，肝木和肺金完全有条件、有希望、有必要合而为一，恢复经方五脏体用化和外感天行病的阴阳三大气交化原始面貌，达到国医经方用药的大统一。下面我们从肝木大青龙汤和肺金大白虎汤的用药情况，进一步提高我们三大统一的信心和动力。

4. 金木气交化方药辨析

所谓金木交互和水火既济，是基于阴阳五行运行自然规律的法则，有其内在的生理基础。《辅行诀》五行五味体用观的创立，为五脏之间关系表述起到了重大作用，这种形式是五行之间相互生克承侮、气机升降出入规律的简明表述，寓有治未病、养正气的养生思想，值得发扬光大。

由于《辅行诀》原文对外感天行部分的组方用药，只是提出了三大法则，没有更详细的表述，因而在学习和理解时难免有所困惑。对遇到的问题，笔者采取了进一步理解全书的精神实质，变通而用的方法，感到最突出的是药物五味属性问题。对原书中没有明确其五味属性，且其他资料中也没有查出符合此书中方义的记载时，则据"格物致知"的方法，进行修补，力求理事通达，符合逻辑。其实这也是陶氏此书之原意，在开篇小序中即称五脏补泻方为"补泻方例"，可见其并非有意让人刻舟求剑，只是一个示范而已。他已提示后人可以变通施药，给人以灵活运用的广阔空间，这种难能可贵的精神正是后学应当继承和发扬的。

故此，对方中药物性能不符方论之处，乃据"一己之见"做了详细说明，对书中已有明确文字或容易被人普遍认识处，则简略处之，这是读者应当注意与理解的。

金木交互青龙白虎汤

小青龙汤：麻黄（去节）三两　　杏仁（炒）半升　　桂枝三两　炙甘草一两半

小白虎汤：石膏如鸡子大　　知母八两　　粳米六合　　炙甘草二两

小青龙汤中麻黄、杏仁皆味苦性温，桂枝辛温，炙草甘温，温为春之气，青龙温能祛寒；但杏仁为杏果之仁，据五果皆酸之理，则可归属金门之酸味药，麻黄亦有味辛之说，则与桂枝、杏仁共成二辛一酸，与炙草同用则为小补肝之局，因其中有酸味之品，则亦可谓其具金木交互之势。

小白虎汤中石膏甘辛微寒，知母苦寒，粳米肺谷味辛性凉，虽有小量炙草之温，仍不失为性寒凉之解表剂。其中石膏性收敛，当以酸味论。

《尔雅》云："咸，苦也。"郭璞注云："苦即大咸也。"邢昺云："咸味极必苦，故以咸为苦也。"据此，则知母亦可称为肺金之体味咸。从而认为此小白虎石膏之酸味，与知母之咸味合化，成粳米之辛味（化味），另加炙草一味以助其和缓之力。其中石膏之酸收同，又有知母之肺体咸味，已有酸咸化辛（粳）调肺之义；同时也具有酸味与辛同用之肝木与肺金气机交流的模式。

大青龙汤系小青龙汤去杏仁，加芍药、五味子、细辛、干姜、半夏共八味组成。大白虎汤系小白虎汤去知母加麦冬、竹叶、半夏、干姜共七味组成。如图：

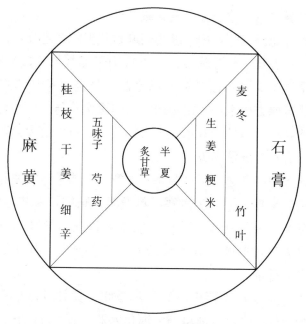

图 11 青龙白虎汤交互图

其中姜、炙甘草、半夏三味（姜虽为二方共同有而有生、干之别）为二方同用之药，姜味辛为肝木之用味（有五行互相含位次之异而暂分别书写于各方中），半夏味咸（后有注解）为肺金之体味，甘草与姜同用为阳能升，与半夏同用除燥可扶阴，故此三味同用有升降阴阳，调和肝肺之气，治疗金木隔离之证的作用，可为大青龙、大白虎方之方根。

关于半夏，一般资料记载为味辛之品，而无味咸之说。笔者据其根块生成时间认为系禀阴气而成，且有咸能软坚的作用。仲景在黄芪建中汤下又有"肺气虚者加半夏"之语，在《〈辅行诀五脏用药法要〉药性探真》中列为味咸（有兴趣者可参考）。此外，辛又为肺金之化味，本来即有扶助肺之气化的作用，但仍不能代替其味咸为阴，以及《辅行诀》

甘咸除燥之意，故仍标出其味咸之性。

大青龙汤八味药中，除主药麻黄气温味苦之外，桂枝气温味辛；五味子气温味酸；与方根中干姜气温（热）味辛，炙甘草气平味甘，已具补肝汤之制，只是以炙甘草之土中火，代替原方中土中木山药而已。何况山药与甘草均为土所主之味，互含属性又有木能生火的关系，可以说大青龙汤中基本含有小补肝汤全方。

该方中有芍药气平（微寒）味酸、五味子味酸两药为肺之用味，半夏气平（生微寒，熟微温）味咸，为肺之体味，细辛味辛为补肺汤中之化味，故也可以视作补肺小汤的变方。可以治疗肝肺失调所致的一些内伤杂病，如水肿、痰饮、风湿等证。

大青龙汤八味药中，除芍药微寒，炙甘草、半夏气平外，均属气温之品，故可谓之温化寒邪，通过肝的宣畅通达功能的加强，与肺阴排泄功用的协调，使凝水湿化以排泄，即汗出或从小便利出湿邪之方。可治外感天行所治的风寒表不解、心下有水气、喘咳等证。

大青龙汤方：

治天行病，表不解，心下有水气，干呕，发热而喘咳不已者方。

麻黄（去节） 细辛 芍药 炙甘草 桂枝各三两 五味子半升 半夏半升 干姜三两

上八味，以水一斗，先煮麻黄减二升，掠去上沫，内诸药，煮取三升，去滓，温服一升，日三服。

大白虎汤为小白虎汤去知母加麦冬、竹叶、半夏、生姜而成。

其中除主药石膏味甘气大寒外，麦冬与竹叶气平（寒）

味酸为肺之用味；方中半夏仍以肺之体味咸而论；粳米为稻谷之米，在《素问·金匮真言大论》被称为肺之谷，味辛，为肺之化味，则具备小补肺汤二酸一咸一辛之制，可称为补肺之变方。而且方中麦冬与竹叶（后有详解）二酸为肝之体味，与粳米及方根中之干姜二辛用味药同用，为二酸二辛可调肝木；再加入方根中之炙甘草，与两酸合则助阴，与两辛合则助阳，并用则有燮理阴阳，解除肝肺两脏相互隔离之用，使之融通交互而正复邪除。也可用于诸如消渴、热痹、烦热多汗等杂病。

大白虎七味药中，除生姜气温或热，竹叶气寒、石膏气微寒或大寒外，其余皆为气平之品，故全方可以气寒而论。气寒可祛热，热除则蒸化之湿气得以凉凝成水而趋下排出，收重可助肺金凉降清肃之权，使暑热蒸湿汗出所致津乏之内燥得除，故可治外感天行之暑热及大热津液虚少之燥证。

方中竹叶，本草书中多记为味苦气平或大寒者，尚未见到称其味酸者。《辅行诀》在五味五行互含位于水中金。

笔者认为，《辅行诀》的五味五行互含，实际上是对药物味属的细化，是五行各自再分五行的形式，其是依五脏的用味为主味，即肝以辛为主，心以咸为主等，其主味所置的五行五味即是兼有之味，竹叶为水中金，即是肾水主之苦味中兼具肺金所主之酸味的功能，在这里称竹叶味酸，实际上是对其肺金味的强调和突出，与陶氏药物理论并不相背。

竹叶是一个神奇的药物，有着许多未被普遍认识的性能，笔者在《〈辅行诀五脏用药法要〉药性探真》中着墨尤重，有近五千字的述说，有兴趣者可参阅，在此仅列出几条相关资料和相关竹的特性，简要说明称其味酸的思路：

《周易·说卦》："震为雷，为龙，为玄黄，……，为苍篊竹，为崔苇……其于稼也，为反生。"

李时珍曰："竹字象形。"许慎《说文》云："竹，冬生草也。"故字从倒草。

"雨后春笋"是一个成语，是指春天下大雨后发出来的竹笋，而且一下子就长出来很多。雨后的竹笋能在 24 小时内生长一米。

"未出土时便有节"，其在未破土而出地面之前，已处生长阶段，其节、节间、节隔、笋箨、侧芽数及居间分生组织已定。出土之后，不再新增节数及笋芽基部的粗细度，长成之后，高度亦不再升高。

竹叶质地较坚硬，叶尖指下而长，四季常青。

如上所述，竹本生于仲冬阳气潜藏地下之时，俗谓"立了冬，萌芽不生"，竹却正是在此时生芽长节，及至春天，万物初种发芽的阶段，它却能破土而出，而且生长有惊人的速度，所以它与春生夏长秋收冬藏的规律有所不同，为冬生春长之物，古人称之为反生现象。

植物的生长，要靠阳气来完成，竹在阳气潜藏于内的时间生发，说明它能利用阴中潜藏之阳生长，就其此种机能可谓之阳气在下，在根。春天得阴雨则借阳气出土之气暴然而出，使其在下在根之阳骤然发挥而迅猛生长。叶生于顶端，有阳在下则阴在上之象，与普通植物叶为阳、根为阴亦反作而称。且其势必叶尖下指，亦为阴下趋恋阳之象，与普通生物阳气下交，阴气上承之序有异。竹叶如人之肺金在上，收降肃清为用，而正合肺金之性，故可谓之有肺金之性用。肺金以酸为用味，竹叶可以清热除烦，治咳逆上气，肃上焦风热浮阳，皆当与其酸收下趋而导阳归根有关，故竹叶亦可称为味酸。

大白虎汤方：

治天行热病，心中烦热，时自汗出，口舌干燥，渴欲饮水，时呷嗽不已，久不解者方。

石膏如鸡子大一枚（打）　麦门冬半升　甘草二两（炙）　粳米六合　半夏半升　生姜二两（切）　竹叶三大握

上方七味，以水一斗，先煮粳米，米熟讫，去米，内诸药，煮至六升，去滓，温服二升，日三服。

青龙白虎二方为《辅行诀》中交互金木之方。所谓交互金木，即是调和金木气机隔离不相协调的状态，此法可使人体的气血津液和燥湿偏颇得以平衡。调和的方法或称形式，是要通过宣发和收重的方剂，使肝肺气机得以相对平衡的势态。

对外感天行而言，温凉燥湿之气亢衰失调都关系到金木的协调与否，无论凉燥还是湿热，都以燮理阴阳为法。又因东湿西燥的地理，和肺为水之上源，水性润下，归于大海，山泽通气特点，故青龙白虎大汤用药亦密不可割，有其共同的方根。无论何种外感天行病程中，随着寒热性质的不同，都会有燥湿的变化，而见到青龙白虎汤适应证。

内伤脏腑之气所致之病是五脏功能形质受损导致的病证，是脏腑气化不能平衡的表现，而肝木肺金是一对阴阳，其肝木有宣发疏散阳气的功能；肺金有收重肃降的功用。因此交互金木，是燮理这一对阴阳，使其正气内存，脏腑之气血津液运行有序，而治疗一些内伤杂病，一切内伤病程中均可出现的一些青龙白虎汤的适应证。

现将青龙白虎大汤兼治内伤肝肺和外感燥湿之邪的分析表列下：

表 1　青龙白虎大汤兼治内伤肝肺和外感燥湿之邪分析表

《辅行诀五脏用药法要》简明三统论

304

交互金木以解除内生之水饮			助益肝肺之生机			交互金木以清内生之热生津液以已内生之燥		
大青龙汤主药	桂枝、五味与方根中干姜、炙草为二辛一酸一甘补肝小方之制	芍药、五味、细辛与方根中半夏为二酸一咸一辛为补肺小方之制	平衡阴阳 阳平阴秘			麦冬、竹叶、粳米二酸一辛与方根中半夏一咸共为补肺小方之制	麦冬、竹叶两酸与方根中干姜共为二酸一辛为泻肝小肠之制	大白虎汤主药
			舒肝降肺 交互金木			补肺小汤	泻肝小汤	
			辛甘升阳		咸甘扶阴			
	两辛两酸调平肝木		辛散宣发	和中	咸润收藏	二酸一辛泻肝之制		
			二方之方根					
苦	辛	酸	酸	辛	辛	甘	咸	辛	酸	酸	甘
麻黄	桂枝	芍药	五味子	细辛	干姜	炙甘草	半夏	粳米	竹叶	麦冬	石膏
温	温	平，微温	温	温	温，热	平	平	平	寒，平	平	大寒微寒
温					微温			寒（凉）			
温属春木之气，其气潮润易随风而入			温凉为寒热之中，水为液体状			凉为秋气，其气燥干，甚则寒燥为沴		
感春温之热或伏寒化热，易挟湿邪至病，治宜宣发之法			宣散可祛湿，收降可利导水湿下排而出			寒可祛热，热除则火煤之燥得润		
青龙汤可宣散风湿			寒热匀则燥湿解			白虎汤可凝收凉降湿热		

六、外感天行伤寒与温病的统一

（一）水火不相射、水火相逮

关于伤寒与温病的关系，在国医理论上，应首先理明水和火的关系。因为寒凉和温热是水和火最显著的形象代表。水火关系的理论为八卦学说的重要内容，但是在先天八卦和后天八卦中有两种不同的记载，而历代易学家们以认识不一，说法丛生。本书内容有伤寒和温病相统一的命题，则水火在易理中的关系是首当其冲而无法避而不谈的。但是对易学中数千年未有定论的重大问题，以笔者的学术水平论其正误，只是痴人说梦。尽管如此，笔者数十年来对此事仍不忘怀，近年也有所心得和发现，自以为能作为伤寒温病统一的理论支持。当然，这或只是使笔者寒温统一学术能自圆其说，对易学理论的论争不会有丝毫作用，但也能表达笔者的易学倾向，冀望易界明哲谅之并教正。

先天八卦讲的是乾坤定位。

《周易》说卦传："天地定位，山泽通气。雷风相搏，水火不相射，八卦相错。"

乾坤定位，就是说我们抬头看到的是天，所以乾卦在上，低头看到的是地，所以坤卦在下。向左看就是东方，东方看到的是太阳初升的方向，那么太阳是离卦。西方看到的

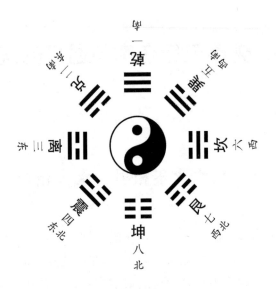

图12 先天八卦图

是坎卦，坎代表月亮初升的地方，代表水，代表恩泽。东南方是兑卦，平时说的阳光雨露，兑卦代表雨露。那么西北方是艮，艮为山，兑为泽。这些先天八卦所言的八卦定位，实际上是地球公转周期中，人们对自然界空间的四方和时间上的四季视角和感知上阴阳对待关系的认定，而不是阴阳交互运动的形象，没有自然变化的意义。只有后天八卦的形象，才是讲阴阳气交导致自然变化的现象。如邵雍所讲"若论先天一事无，后天方须下功夫"。

《说卦传》讲"山泽通气"，就是八卦排成一个圈，在圈直径上的两个点是相对的，通气就是相对的两卦的气是相通的。艮卦最上边的爻是阳爻，兑卦最上边的爻是阴爻，它们正好是阴阳相反，像电磁学一样，异性相吸，同性相斥，所以阴和阳遇到以后，其卦气会相吸引相通。所以兑泽两卦的关系是山泽通气。

"雷风相薄"指的是震卦和巽卦的卦气也是互通的。"薄"字的引申义有迫近、接近之义。自然气象中雷与风相伴，同时来临的情况是常见的，可作为雷风相薄的形象理解。

"水火不相射"，是历代学者分歧较多的地方，主要是与《说文》另一论水火关系的"水火相逮"对看，此处笔者不做详述，仅试抒己见以说之。关于坎水寒阴、离火热阳的类属关系诸家学者无异，意见之分主要在于对"不相射"三字中的"射"字上。

笔者认为，射字始于商代，除有射击之义外，还有猜测、推测、凭想象估计、揣测等引申义。在商代，射为官职名之一，管理六艺之一的射御。商代为巫术最盛行的年代，只有精通于巫者才能任职，如圣相伊尹，是与汤王平级的巫师。巫师的卜术实际就与前述之猜测等义有所接近了。所以尽管笔者没有这类资料可证，此引申义或在商代就有运用了，

至晚在西汉时期，诸如猜测等引申义就已经明朗化了。而此阶段正是淳于意运用《汤液经法》的时代。当时著名的东方朔就以长于射覆而闻名。

射覆是古代一种高超而有趣的游戏。"射"是猜度之意，"覆"是覆盖之意。射覆就是随便将一种物件（或多个同类物）隐藏，让射者通过占筮（或气功遥感）等途径，指出所藏者究竟是什么东西。

像东方朔等这样的射覆大家历史上不少，三国时的官辂，晋代的郭璞及梁元帝萧绎、唐代的李淳风、宋代的邵雍等。

近代仍有长于射覆之术者：如尚秉和（1870～1950），字节之，号石烟道人，晚号滋溪老人，学者称"槐轩先生"，河北省行唐县城西南滋河北岸伏流村人。晚清进士，著名易

学家。尚秉和博学善文，喜玩金石，工于绘事，精通中医，于易学造诣渊深，是象数派易学的代表人物之一。曾有记其射覆之文曰："新年多暇，辄与儿童为射覆之戏，澄孙覆火柴一茎令射，遇雷火丰之震""内含火质（内卦离），上与木连（二至四互巽）。划而动之，则爆发焉（震为动，为爆）。光明闪耀，如雷如电（离为光明，震为雷）。是曰火柴"。其象如见。夫火既与木连，而巽又为直为长为白，是非洋火茎不可。而其用在震，尤非洋火不可。

射字之意除用于射覆外，还用于酒令、射策（用于考试）、射候（用于选士）等，为精简而从略。

总之，"水火不相射"一句，笔者认为，"射"字当作"猜测"讲，即水与火双方不互相猜测、不互相嫌疑的态度。它是阴阳相互气交融合的前提，是阴阳五行合化为一，使某些对立的事物能取得完全统一的基础。

下面谈水火相逮。

后天八卦讲流行。

《周易说卦》谓："动万物者，莫疾乎雷。桡万物者，莫疾乎风。燥万物者，莫熯乎火。说万物者，莫说乎泽。润万物者，莫润乎水。终万物者，莫盛乎艮。"

紧接其后即谓："故水火相逮，雷风不相悖，山泽通气，然后能变化，既成万物也。"

这两段经文是通过八卦的特性，使先天自然现象的八卦，变成后天八卦，这种变化是通过八卦的动、桡、燥、说、润、终的性能，使先天定静之象动作起来，使原来互不猜测的水火变成相交接。所谓的"水火不相射"与"水火相逮"，并非完全相对的意思，而是原有相互不猜疑的思想基础，进行发展为相互倾慕交接的行动。历代所谓"不相射"和"相逮"之间的论争，是没必要的论争；原即相引之山泽变得更加相引而更加通气；使原来即喜相近的雷风，达到紧密相随。这些变化既是万物进展变化的动力和原因，也是卦象形产生变化的过程。也就是说，《说卦》在此段稍前所提出的意思，是滋润万物以水为最，能使万物终结又能使万物开始，没有什么季节比立春节（艮位）更能担当。所以水火相互追赶，雷风不相互违背，山泽共同受风雨、晦明等自然现象影响，然后才能发生变化，是使先天八卦转变为后天八卦的运动现象。读《说卦》者如前后文义互参，如此理解先后天八卦定位与流行之区别，应当是解决理论纠结的有效措施之一。

通过对先天和后天八卦对待和流行的分析，可见自然界中万事万物的存在，只有阴阳的气交流行，才是维持生命活动延续的机理。作为外感天行病互相对待的伤寒和温病学说，只有合而为一，才符合提高和发展外感天行病治疗理论的自然规律，这也是笔者力主伤寒和温病统一的思想基础之一。

（二）伤寒和温病学派的统一

《汤液经法》本来是讲述一切病的经典，没有外感内伤的明显区别。张仲景系《汤液经法》第一个传承人，他的书名亦只名为《伤寒杂病论》，但其内容应是包括内伤、外感、救急开窍三部分。其中外感部分被王叔和分离出来，称之为《伤寒论》。其实《伤寒论》治天行病亦是包容着一切外感病，包括全部六淫所致的病证，包括与"寒"相对的"温"和"热"病，也有对"温"病的特别提醒，《辅行诀》中也有"天行病""天行热病"的区别。

隋唐之后，《汤液经法》传承的失真，学术断层，经方理念渐次淡薄，致使金元医家萌生了古方不能治新病的思维，创立了温病学派，至清代发展成熟。笔者认为，温病与伤寒学派不存在根本的学术冲突，如用《辅行诀》的理论和大一统思想剖析其学术根源和内容，达到两个学派的融合为一，是很有希望的。

《辅行诀》阴阳二旦大汤，是全书理论的制高点，它是阴阳与五行融合为一的产物，在阴阳学说中代表了阴阳两大类，以阴阳二旦为名；在五行学说中代表了"后天之本"脾胃，而在"脾胃"二字上冠以阴脏阳腑而类分之。关于外感和内伤病统一之说已如前述，而寒温派系的统一，可从六气的关系和作用谈起。

阴阳天地之气的升降交互，产生了四季的更迭交替，这种运动变化形成了风寒暑湿燥火六气，此六气是人体新陈代谢正常活动的需要，是天地的正气。一旦天地自然之气的升降失常，导致六气的运行紊乱，失去正气的功能，则被称之为邪气。因有邪盛正衰则成病的规律，故六气运行的失常，则称为六淫。

此六淫之气性各有异同。其中风是空气受气压变化而流动的现象，它无时无位，无所不入，性急速，多变善动。风邪之气为百病之长，故在《伤寒论》三阴三阳各篇均有中风的条文，无固定位置故称"无位"（虽有"神在天为风，在地为木"之说），神为"阴阳不测"，在天亦是无位，在地为木，是借木为位。因风性动，草木风吹则动，故称其"在地为木"；因无时故春夏秋冬四时各有其风，无固定时间；因风邪五脏六腑、四肢百骸无所不到，而有头风、肝风、肠风等病名，故云"无所不入"；病情急速、抽搐、痉挛、等亦称风；另外还有大风苛毒，表示风大而损伤大；或风向特殊，如从下到上的旋风、风力很大的台风、龙卷风，病名可见大麻风、疠风等。

总之，风邪所涉病种太多，不易归类，几乎包容全部病种，故有"在天为神"之说。神有"阴阳不测"之意，不宜与他邪可分阴阳者相提并论，即不可用阴阳来定其名。阴阳即"太极"所生之两仪，两仪是没有运动的阴阳，它是没有气的阴阳，只能叫两仪。"仪"有了运动即有了气，成为能生四象的阴阳。故此风只可以当作具有"神"特点的中土之气，也就是属中土，分阴土脾和阳土胃，此阶段的中土淫邪，已经与四象非同一等级，在天之"神"不宜与它邪并论而计数，如此则六淫变成了五淫，即寒热燥湿暑。

本来由于长夏的设立，在上述五淫之中还存在一个火与暑重合，实际仍为五邪的问题。夏季属火是很好理解的事，却因长夏季节的出现，使夏季的气候特性多出了一个湿热兼挟的暑。夏季之气热是当然的，暑季的湿，是因当时已是太阳之热已达极致，开始日渐向衰减发展的阶段，而且由于热的积蓄作用，实际温度仍在日渐上长，直到立秋。此时的实际热度才是最极点，由于热使水蒸腾使湿气亦达最高点。据此可知，热火为夏季的主要气候，暑只是表达了实际火热的程度，湿虽亦为最重的阶段，但仍是由热极的影响而来，故热不必要分火和暑两种，仅以一火字示之即可。则淫邪数可用五数计，故五淫又变成寒热燥湿四名。这就是五气化四。

这个问题有一点需要说明，即火有君相二名，即火当一分为二的问题。笔者认为，"相火"之说最早见于《黄帝内经》王冰所补运气七篇，之前并无相火一词，《汤液经法》时代尚无君相之分。《辅行诀》两套心补泻方中间有一段话为："心包气实者，受外邪之动也，则胸胁支满心中澹澹然大动，面赤目黄，喜笑不休，虚则血气少，善悲，久不已，发癫仆。"思其义，当为心不受邪，心胞代心行气之义，或亦为火有君相之分的信号。

寒热燥湿四淫可为四象四方二对阴阳的代表，其中寒热为一对阴阳，以南火热北寒水而言温度；燥湿为一对阴阳，以西凉燥东温湿而言燥湿度。四淫中之寒热，决定于太阳照射时间的多少及辐射度的大小，燥湿取决于地势之亢卑，即所谓的"天气只一寒热，地气只一燥湿。"这就是四淫化二。

由于地气从属于天气，水湿的气液冰三态变化，取决于太阳热能的多少，故温度决定着水的三态。水火的盛衰决定燥湿度的大小。另一方面，六淫之邪的变化虽然气象万千，最终不越寒化和热化二种归宿，故亦可统于寒热之下。这就是二淫化一。

如此而论，则六淫之邪可以寒热二邪为核心，风邪可与燥湿相兼而称风燥或风湿，也可与寒热相兼而称风寒或风热；风、燥、湿三邪本身也均可寒化或热化，但寒热为燥湿之主导，热不能兼寒燥，寒不能兼热燥。

寒热二邪为天之气，有气无形，可辨病之性；燥湿为地二邪之气，有形有质，可辨病之位。临床上常见热极生寒或寒极生热，或寒热交叉并见，或热厥往还，寒热去来的现象。寒热二气是以太阳辐射为主导，是一切生物生命运动力的重要根源。无论寒热存在的形式多么复杂，只要掌握了阳热的特点，阴寒的情况亦即了然于心。

很难想象，一个不懂温病的医生，能够精通伤寒的治疗；同样，一个不懂伤寒的医生，也不会精通温病。因为二者不是非此即彼的对立关系。

而且广义的伤寒本来就包括温病在其中,《伤寒论》中已有有关温病的条文。即便以狭义伤寒而论,论中亦当有其鉴别的条文可辨,如程钟龄《医学心悟》谓:"一病之寒热,全在口渴与不渴,渴而消水与不消水,饮食之喜热与喜凉,烦躁与厥逆,溺之短与赤白,便之溏结,脉之迟数以分之。"

因此可以说,《伤寒杂病论》本来就是包括温病在内的著作,乃是综合论述外感天行病的著作,是古人对水火不相射和水火相逮思想的具体运用。从其所承的《汤液经法》来看,《汉书》称其"辨五苦六辛,致水火之齐,以通闭解结,反之于平",笔者认为此"致水火之齐"即是达到"水寒和火热两剂"的目的(《史记·扁鹊仓公列传》谓:"臣意饮以火齐汤,一饮得前溲,再饮大溲,三饮而疾愈。"据笔者考证,淳于意,是《汤液经法》西汉文帝时的最早传承人,可知火齐即清火的中药,水齐当为温阳利水之剂)。而且,《史记》此段文字开始,就指出"水火两齐"的制作,是"本药石之寒温",就病的轻重,借药味之多少,按四气五味来制作的,重点突出的就是寒温两剂,与我们上面所说的"二淫合一"的模式完全吻合。另外,辨五苦六辛,六辛是除肝之用为辛外,还有"新者,辛也"之意,如肺金对应果实成熟之季,果为下一代的种子,更具"生发"之力。此一五行互含中有 5 个苦、6 个辛。苦为阴味,辛为阳味,乃金木交互合而为一,可作为春辛(温)秋辛(凉)的辨证使用法则。所以提出达到伤寒和温病学派的统一,并非空谈,亦非标新立异之举,只是意在恢复方剂经典《汤液经法》的本来宗旨而已。

（三）水火既济和五邪相关两统

水火为一对阴阳，是四季寒热交替最明显的象征，这种运动变化，是地球绕太阳公转形成的。"水火既济"是指心火肾水之气交互济的机理。火性炎上，其气常需下交于肾以温化其水；肾属水，水性润下，其气常需上交于心以济其火；我国地处北半球，南方受太阳辐射强而北方弱，故南热北寒，火为阳水为阴，水火既济则心肾相交。

1. 外感病名的区分及寒温类别

外感天行，是感受不正常气候的风和寒热燥湿邪气，导致人体患病的原因，即为外感天行病。因为四季的变化有显著的分别，故又称时气病，或天行时气病。

然而气候的非正常有轻有重，邪气有单一和兼挟，来势有缓有急，对人体生命的影响和危害亦有大小轻重缓急和流行广泛与否的差异。随着人们认识的加深，又产生了多种病名。诸名之间又交叉互用，繁纷复杂，所指之义亦不尽同。比较统一的认识是，感受淫邪之后，不相染者，是因"正气内存，邪不可干"，皆相染易者称为"疫"。

如《素问·遗篇·刺法论》所谓："五疫之至，皆相染易，无问大小，病状相似""不相染者，正气内存，邪不可干"。此五疫是指五行木火土金水之疫，可与五邪对应，以有传染者为疫，又以天地之气升降失序、刚柔失守者为厉气。厉又称戾气，或杂气，为暴烈迅猛之毒害，传染性强。

三国曹植《说疫气》记载："建安二十二年（217），疠气流行，家家有僵尸之痛，室室有号泣之哀。"描绘了当疫病流行的惨状，并明确指出，"疠气流行"，并非"鬼神所作"，而是"阴阳失位，寒暑错时"所致。

晋代葛洪《肘后备急方》对温疫也有论述，认为"伤寒、时行、温疫，三名同一种。……其年岁中有疠气兼挟鬼毒相注，名为温病"，并立"治瘴气疫疠温毒诸方"一章。

《病源》谓："夫天行时气病者，是春时应暖而反大寒，夏时应热而反大凉，秋时应凉而反大热，冬时应寒而反大温者，此非其时而有其气，是以一岁之中，病无长少，率多相似者，此则时行之气也。"

《素问·热病》言："今夫热病者，皆伤寒也。"

《难经·五十八难》："伤寒有五，有中风、有伤寒、有湿温、有热病。"

《小品方》谓："伤寒，雅士之词，云天行，瘟疫，使田舍号尔。"

《肘后方》谓："贵胜雅言，总名伤寒，世俗因号为时行。"

由此可见，伤寒不但有狭义和广义之分，而且有雅俗名称之异。

大约在 742 年前后，王焘"久知弘文馆图籍方书"之事，以给事中判馆事，为其编纂《外台秘要方》（天宝十一年，即 752 年成书）提供了最有利的条件。对其机理、治则、方药进行系统的整理，精究病源，深探方论，先论后方，对症投药，重视临床施治，是研究唐前天行病的运用和发展状况的重要资料。

《外台秘要》问世时，正是李含光师徒整理藏经洞本《辅行诀》的时期（745～769）。《外台秘要》也特别重视外感病的问题，将外感病列为前六篇，并在第三篇对天行病进行了论述，但未提及二旦四神方，可以看到《汤液》天行病方在当时社会的使用并不风行。

《外台秘要》第一、二卷所论为伤寒，共 33 门，录方191 首，开卷即简述了张仲景、华佗、陈廪丘、范汪、孙思邈、陈延之等伤寒 8 家之说；第三卷即为天行 11 门，录入139 方，其中发汗方 42 首，值得注意的是，其中竟有用鸡子或鸡子白之方 4 首，它卷中则无，可能与《汤液经法》中有鸡子黄的传承有关，并屡用葛根、大青、还有用柳叶、犀角、升麻清热解毒者，可证天行所指系包括温病温疫在内的多种外感病；第四卷为温病专篇，共 20 门，119 方，其中有多个涌吐方和芳香开窍为现代温病家所不常用，当为湿浊毒邪蒙蔽清窍而设，芳香开窍方应是后世所谓温病"三宝"的前驱。第五卷为疟疾，共 15 门，105 方；第六卷为霍乱，185 方，是为两个专病所设。

自从《汤液经法》载外感天行病以来，历代医家对该说的理解和实用对象有所不一，至唐代《外台秘要》时期之前，已有明显的学术分流。从《外台秘要》所引资料数量来看，是以伤寒为主流，外感天行说仍然存在，并非伤寒说代替了天行说；温已经萌生，为后世温病学派的先声；同时，疟与霍乱已从外感天行总体中分离开来，成为独立的病种，这种情况在《伤寒杂病论》中已有显露。

笔者认为，这种状况的形成原因，与外感天行的本身特点有关，是外感天行病因学说发展和细化的结果。

2. 五邪的关系及两统

水的固态、气态随寒热而变化，寒则凝而固结、热则蒸而为气，质皆为水。外感天行的病因为风寒热湿燥，其中湿为水之热化现象；燥有寒热之分，一由火灼，一由寒极；燥湿之邪是寒热二邪的附属。

风为寒热及燥湿之气交流余缺、多少致使之平衡所形成的现象，它为气之啸，善行数变，动而不居，无形无位，行无定处，无所不入，遍一切处，以善与它邪兼并，可胜湿制缓，可柔可刚为性。它这些特点决定着它非寒热燥湿又为寒热燥湿之先导，在五邪中有高于寒热燥湿的地位。如此气过亢则为风邪为害，而为百病之长。

五行正气不得风而失其和则为邪气，木无风则无以遂其条达之情，火无风则无以遂其炎上之性，金无风则无以成其坚劲之体，水无风则潮不上，土无风则植不蕃。在阴阳学说中，它为无形气之啸，属天之气。在五行学说中它属有形之木。在阴阳五行合一学说中，它属人之元气中土，如星宿学中之北斗。在方剂学中则如天地两极之阴阳二旦，分主青龙朱鸟和白虎玄武四神方。故伤寒论中三阴三阳各篇均有阳旦阴旦汤所主之中风证（详说可参拙著《伤寒论阴阳图说》）。

上述天行致病五邪的关系说明，燥湿从属于寒热，寒热燥湿皆与风相兼，故风为百病之长。无风不成邪，寒热与风相兼为天行之邪的代表。

寒热为温度高低之两端，性质有着天壤之别，其邪气对人体的影响必然不同，而有不同的证候。其寒则霜凝，寒极为燥，热则蒸而为湿，极则灼液为燥，故寒热对四气而言可称为两统。

但从总体治疗法则来看，无论是以寒治热或是以热治寒，都是以调平为度，只有动态的平衡才是目的。而此调平法，即所谓驱邪复正法。它与扶正以驱邪都是人类维护健康、延长寿命的举措，是一个问题的两个方面。如此而论，则寒热两种不同性质之邪的治疗，首先要建立寒热的平衡点，或者叫中间状态，这便是我们所说的"正气"。要想建立寒热之间的正气，首先应理解寒热至极的差别所在，作为一个医者，只解其一是不可能做到的。同时也只有知道了寒，才可知道什么是热；只有知道了什么是热，才能知道什么是寒，都是建立正气之事的基础知识。

在建立正气的基础上，无论从寒还是从热开始认识天行病，最终都能达到良好的治疗效果。而且在这个基础上，包括燥、湿两邪问题亦随之得到解决。

有鉴于此，笔者认为《伤寒杂病论》是实践《汤液经法》的典范。《伤寒论》脱胎于外感天行部分，是从寒邪致病着眼，即所谓从狭义伤寒；从兼论温热病及它邪致病着眼论述外感天行，即所谓广义的伤寒。如论中厥阴风木、少阴君火、少阳相火、太阴湿土、阳明燥金、太阳寒水。这种五行六气的说教，本身即是广义伤寒的根本和基础。笔者在《伤寒论阴阳图说》中，明确提出了《伤寒论》以寒为统，兼论它邪的说法。有兴趣者可察其详。

随着对《辅行诀》外感天行方研究的步步深入，笔者发现其二旦四神方的组方用药，竟然与脏腑虚实补泻法则基本相同。这一发现，使笔者不禁愕然，惊叹之余，重温《伤寒论》以寒为统，兼论它邪之说，愈觉仲景从伤寒入手论说外感天行之妙。同时联系后世温病学派的兴起，也应是从与寒

《辅行诀五脏用药法要》简明三统论
318

邪对立的温热着眼而论外感天行的一种方法，对温邪致病较为精细。进一步说，如从湿邪或燥邪着眼论外感天行，亦当未尝不可，也应当能形成不同的学派。但是如此分化下去，是否都可以达到如二旦四神方能统一到脏腑虚实补泻用药法则来呢？

笔者认为，达到这种境界，不是没有可能，而是需要漫长的时日，需要医学理论与实践的进步与发展。因为外感天行致病，无论何邪，损伤的都是人的脏腑气血津液等正气，不过是着眼点不同而有所偏重而已。如伤寒家多重于扶阳气，存阴液；而温病家偏重于救阴气，顾津液；都是据邪气所伤而扶保正气。二旦四神方已达到补泻五脏与驱天行之邪合而为一的高度，要使这一模式得以扩展与进步，绝非一时之功，这期间需要的是更加深入的，包括病因、病理、诊疗等全方位、深层次的研究和总结才能实现。

（四）大小朱鸟玄武方

夏热火之气过亢，则损伤心气，"心气不足"（《辅行诀·小朱鸟汤》条）热盛为火邪（毒）；肾水不能上承以济之，则火邪独亢，伤及心之阴血为燥，神不守舍烦热不安，血燥妄行而下利；如进一步加重，则成为"恶毒痢"（《辅行诀》用名，也是一种疫疠），便次多而见消瘦、腹痛等内伤证候。

若冬寒之水气太过，损伤肾气，《辅行诀》称为"肾气不足"，甚则称为"肾气虚疲"，虚寒而得不到心火下降的温煦，则寒凝水冰而地坼裂，是为寒燥病（或疫疠）。证见肾气虚疲，少腹中冷，小便不利，大便溏泻等证。

水火既济的法则，是治疗水火不济所致寒火淫邪（或疫疬），及其寒热对水湿的不同作用所致的病证。治疗所用方剂，有朱鸟类的清滋法和玄武类的温渗法，是《辅行诀》外感天行三大气交法则之一，以朱鸟玄武两方为代表。

其大方的组织方法如下：

大朱鸟汤：此方为治心火不降而亢盛在上，阴血不得滋润躁动下出，神气失舍而虚烦不安之证。其治当清除亢害之火邪（火毒或疫疬）之气。另一方面，还须滋润火毒灼伤所致之燥，以安神止血，此既济水火之大法，即是用滋润肾水精液之品，上济于心，使其燥除热解，精神相合。《辅行诀》谓"鸡子黄为主"。

然鸡子黄一药，虽有滋补精血的记载，却未见能清热的文献。虽然《外台秘要》治温病记有用鸡子清的方剂数首，但所用均系鸡子清，反而有人认为白凉黄温者。故此方中之清热药，当是黄芩和黄连二种。

据业师张大昌先生"诸畜皆味咸"的说法，朱鸟虽不为畜，但是四神中唯一的飞禽类动物，有血肉之躯，以咸论之当不为过，故鸡子黄亦可与阿胶皆以咸味论，大朱鸟汤中就有两咸两苦之数了。

上述四药中，两咸为心火之用味，两苦为心火之体味，苦咸化酸为心之合化，若为等量，虽不能调平心之体用失衡，却可增其体用化机，化生出助化味药白芍的酸味。

大朱鸟汤由补心大汤变化而来，大汤是小汤加入子脏体用味而来，我们不妨将大朱鸟与大补心并列以观其有何法则的差异：

大补心汤：丹皮、旋覆、竹叶、萸肉、人参、炙草、干姜；

大朱鸟汤：鸡子黄、阿胶、黄连、黄芩、白芍、人参、干姜。

从上述两方的排列次序看，朱鸟汤的前四味，鸡子黄，阿胶两咸对补心之两咸丹皮、旋复，"水中火"黄连和"水中木"黄芩对"水中金"竹叶；"金中木"芍药对"金中火"萸肉；朱鸟汤中用心之用味、体味各两种；并有心之化味用"金中木"白芍，代补心汤之化味"金中火"萸肉；朱鸟为平调心之体用生化之方，补心汤用味与体味之比为二比一，为补心之剂。

此外，大补心为小补方加子脏小补方去化味，用参、草、姜，"用""体"之间比为二比一。大朱鸟汤，只取子脏脾土用味参及体味姜，亦调整而非补。

总之，既济水火大朱鸟汤与大补心汤，在按味取药的原则基本一致，五行互含位次的取舍有所不一。

大玄武汤：玄武为北方水神，其气寒沍地坼，故常欲得心火下降以温化冰凝，然此心火当非是显明之君火，应是代君行气之心胞之火。心包之火为阴中之火，论心为阳显明之火，则阴当为心火下降入肾（阴）之幽居之火。

夏至为一阴生之时，有阴气渐长之势，至立秋一段时间虽仍属夏季，而为长夏。夏火之季中，长夏为阴而湿热俱盛，其火即包络之火；此火之所以能下交于肾，是因为其初生之阴的渐趋势强，阴盛则阳退。初生之阴如秋凉之虎，伏而不出，暂称之为"伏虎"。此伏虎非"忽报人间曾伏虎"的"伏虎"，而是初生的"秋老虎"伏藏于暑期的阶段。立秋之后伏虎乃出阳夏而入阴秋，直至入冬而藏至盛极。这个阴初生到至极的过程，正是包络之火下降至肾水的过程。而此肾水中之阳，即心包下交之火，即所谓"冬至一阳生"之火。即藏冬初生之阳，在冬季中属潜龙勿用阶段。伏虎入冬至极之时，即是"一阳生，潜龙在渊"之时，所谓"见龙在田"即是潜龙上升出土（阳土），所谓"利见大人"，即是有利于寒水凝冰温化为水之事。心包之火下交于肾的过程，实际上即是阴土长夏和阳土藏冬之季，气的阴升至极而转阳气初升的过程。

这是大玄武汤为何用温渗法，即是水土合德，既济水火之剂。同时，通过对长夏湿热俱盛属阴土，藏冬为寒水而藏火属阳土的表述，使火土一家、水土合德等问题的含义，有较明确的认识。

大玄武汤由小补脾汤（参、草、姜、术）和肾着汤（术、苓、姜、草）合并加减而成。有崇土制水之义。

本方取气热味辛之附子为主，取上两方中之姜，以助附子温化冰凝；再取苓、术淡渗利其水湿；参、草另加芍药益气调中，芍、草同用益阴血，参草同用助脾气，有调和阴阳之功，增强其既济水火。其方药如下：茯苓、白术、附子、白芍、干姜、人参、炙甘草。

（五）朱鸟玄武汤用药

1. 小方

小朱鸟汤；
鸡子黄二枚　阿胶三锭　黄连四两　黄芩　芍药各二两
小玄武汤：
茯苓三两　芍药三两　术二两　干姜三两　附子一枚

小朱鸟汤，鸡子黄为主。据血肉有情味皆属咸而论，鸡子黄与阿胶，均属心之用味咸之品。与黄连、黄芩二心之体苦同用，加入心之化味芍药酸，已成咸苦化酸补心之格局；

其中鸡子黄、阿胶味润燥，心之用味，与黄连、黄芩二苦清热，与肾之用味同用，已是心肾气交之势，故此即是水火既济之方。

小玄武汤，玄武为北方镇水之神，其图为龟蛇相交的形象，龟在水中属阴，蛇在地而冬蛰藏于土属阳。龟蛇相交显于肾水，则是阳土潜于阴水之中。此肾中之潜阳，即心火下交于肾以温暖肾水之阳，是心火（长夏之火）经胃土转枢下达肾中之胃阳，同时肾的阴精水谷之阴津，也是循其阴土（藏冬之土）之中转上输于心，以滋润其燥热。因此，龟蛇相交，是肾水中有胃阳，水土同居同德的形象，它是水火既济交互的必然环节和形式。

小玄武汤中，胃阳土在肾水中，说明中土有渗湿、容湿的能力，其阳热可温化肾水之寒互凝结气化而出，即所谓的渗湿利水的作用。故小玄武汤中用苓之甘助肾体、白术之苦以助肾之用，调肾功而渗利水湿；附子、干姜助脾体而温肾水之寒互凝结。另加芍药酸收宣畅，其性酸收，可防姜附之辛散过度而伤其阴，宣畅可助渗利之品除其瘀阻气更得宣畅，更加体现水土合德作用。

小玄武汤，除芍药性微寒外，均性温或热，为温渗之方。

2. 大方

大朱鸟汤系小方中加人参干姜、苦酒而成。所加之人参与所加之干姜同用，有辛甘化苦助阳之效，可调其脾胃对下利、消瘦、腹痛等有效；人参与苦酒、芍药同用有益阴清滋止痛之用，除人参性平或微温外，匀寒凉之品，可称为清滋之方。

大玄武汤为小方加人参、炙甘草而成。人参、甘草为补脾之君臣药，加入方内，对恢复脾土肾水的功能，使气掇力弱好转。全方除芍药微寒外，均性温或热，可称为温渗之剂。

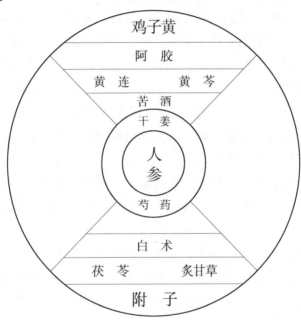

图 13　大朱鸟玄武汤图

大朱鸟汤与大玄武汤为既济水火之方，观其用药，皆涉及"火土一家"和"水土地合德"的属土的问题，有必要对心肾两脏体、用药味的属性进一步研究和认知，才能适应这理念。为此再做进一步探索。

医药学的五味，沉淀着久远的文化信息，蕴藏着先民对五味的深厚而丰富的理性思考。了解五味的意义和相互之间的关系，将会更好的理解经方的组方用药规律。

心肾两脏的用味咸和苦，并非绝对独立的两个味属，有多少轻重先后的差异和变化，了解这些情况，对火土一家之说的本质也就有了明确的认识。

《尚书·洪范》云："水曰润下，润下作咸。"

《尔雅》云："咸，苦也。"郭璞注云；"苦即大咸也。"邢昺云："咸味极必苦，故以咸为苦也。"

《说文·卤部》云："盐卤也。天生曰卤，人生曰盐。"又云："咸，衔也北方味也。"

《黄帝内经·宝命全形论》谓："夫盐之味咸者其气令器津泄。"

上数条文说明咸是由于水之润下性能所形成的。如百川下流，则归于海，海水熬炼，则结盐块而为咸，此即海水味咸可炼盐的原因。

然而，古人对咸味的认识还有一种说法，即先民造"咸"字之据，非始于盐。咸，为象形字，甲骨文，金文中，为一把利斧和一颗人头的形象组成，本义为用大斧杀砍人头。《尚书·君奭》："咸刘厥敌，靡使有余。""咸"即杀绝之义，刘：亦为诛杀之义；厥："其"的意思。全句即砍杀敌人，不剩下一个。砍杀必有血溅，人血，闻之腥，尝之咸，故"咸"字亦有咸淡之咸的意思。

这是把人血的咸腥气味作为咸味。先师张大昌先生在谈虚劳五大补汤时说，诸畜肉皆以咸味论之，当是本此说而来。

至于"咸，苦也""苦即大咸也"，是说咸与苦，是咸味程度不同而分别名称。咸味轻时称咸，咸到极点或咸味太大，即称为苦味。咸与苦是同源异称，同为一味，轻而薄少者为咸，重而厚多者为苦。目前也有据此提出"极咸必苦"的说法。果如是，则可以用低浓度的苦味药作咸药用了。

如此而论则难免令人生疑，既咸即是苦，苦即是咸，而五行中又明确是独立的两种味，五脏归属不一就没有什么价值了。如虽然咸苦同化，但咸有能"令器津泄"的特点，这也是咸味的一个重要特征。运用到医学中即是咸能润燥的根据，苦药无论多低的浓度也不会有这种特性。

既有必要分论，其分辨标准又是什么？二者如何区别？

笔者认为二者完全合一而论是不可能的，那样不符合医学理论和实践。至于是如何区别而分称倒是个关键。按照医学理论思维模式，当然应以其"中"点为界，即由中土脾胃为分水岭。

《灵枢·五味论》谓："咸走血，多食之令人渴何也？少俞曰：咸入于胃，其气上走中焦，注于脉则血气走之，血与咸相得则凝，凝则胃中汁注之，注之则胃中竭，竭则咽路焦，故舌本干而善渴。血脉者，中焦之道也，故咸入而走血矣。"

咸为心之用味，苦为肾之用味，二者一水一火；心主血脉，肾主水液；心火炎上，肾水润下；心在上而血色赤而流动不息，肾在下为水积蓄之处而色幽暗（黑）；心（脏）血藏营而敷布周身，肾（腑）储尿而排出；心气焦，与香类而清爽，肾气腐，与臭近而污浊；如此诸多上下清浊阴阳之差，全赖中土脾胃的升降出入，散精排废以成之。咸为苦之轻薄而在上者，故为心之用味；苦为咸之重厚而极下者，故为肾之用味。

心肾之用味差别，以中土脾胃为枢，而脾胃又有脾主升清、胃主降浊、胃主纳谷、脾主散精的不同，而各有其责。要达到心肾的互相交济，必须有脾胃功能的协调始克完成，在完成过程中，就形成了咸与苦本质的差别。脾胃功能的协调即是中土的正常气化，中土的气化之味，在《辅行诀》中为苦。而此苦，是肾之用味；另一方面，中土的用味甘，也是肾的体味，说明中土的作用也是肾功用的根本。这两方面的关系是水土合德在生理上的根据，即脾土的气化功能与肾的功用是相通的。

鉴于上述咸味与苦味的同源异性和咸味的名实关系，笔者仍将朱鸟汤中二味动物药鸡子黄与阿胶的味属归为甘兼咸味。尽管鸡子黄无血腥臊味，但毕竟为血肉有情之品，仍遵先师之说。至于阿胶，虽绝大多数本草书均记为味甘，但亦有从咸而论者，不过当代尚不为主流而已，如：

曹炳章（1877～1956，字赤电，浙江鄞县人）《增订伪药条辨》曰："阿胶出山东东阿县，以纯驴皮、阿井水煎之，故名阿胶。色黄，光洁，其味甘咸，其气清香，此真阿胶也。"

《素问·脏气法时论》谓："心欲软；急食咸软之补之""肾欲坚；急食苦坚之补之"。手足少阴同气，故心食肾之化味以咸软养脉；肾食心之体味以坚闭水液。此条是朱鸟玄武二方水火既济的重要理论根据。其中朱鸟汤寓有心属火土皆交济于肾之说，玄武汤则是以水土合德而论的学说。

大朱鸟汤系小朱鸟汤加人参、干姜、苦酒，共八味组成。大玄武汤系小玄武汤加人参、甘草共七味组成。

其中芍药、人参、干姜三味为二方同用之药。谓之朱鸟玄武大方之方根。方根中人参与芍药同用，甘酸益阴水；人参与干姜同用可扶阳火，故此三味同用有益阴阴扶阳，调和心肾之气，治疗水火不济之证的作用。

大朱鸟汤八味药中，除主药鸡子黄气温味甘之外，黄连和黄芩两种苦药为心火之体味，阿胶味咸为心火之用味。两苦一咸正是泻心小方之制，可以清泄在上不下之心火，使火得以清下以济肾水，热除则不灼伤津液营血而燥不生。

方中有黄芩、黄连二味苦药为肾之用味，与炙甘草味甘为肾之体味，阿胶以咸味论为肾之化味，合成二苦一甘一咸之制，可称之为小补肾之变方。可补肾水以上济心火，以助其清热宁血安神。

黄芩味苦不重，可以咸味论，与胶共二咸为心之用味，与黄连心之体味一苦、心之化味酸之苦酒同用，则合成二咸一苦一酸补心之制，可以补心用气之不足，致使所主之血得以安宁而不外溢，所主之神内守其舍而不浮不躁，神气内潜而得眠。

方中阿胶以味甘论，与甘草共二甘，为脾土之用味，与干姜脾土之体味一种，与脾土化味苦药黄连一种，合成二甘一辛一苦为补脾之制，可止下利腹痛，是行施心亦属土，火土一家，及水土合德，斡旋心肾交济，调和水火失位的转枢之机。

由于大朱鸟汤具备上述诸多调整脏气的功能，所以可以用于内伤杂病中出现的一些相关病证，如失眠、出血、下利等。

大朱鸟汤中，除鸡子黄、干姜、苦酒性温外，余药多性平或微寒，不敌黄连、黄芩、芍药之寒或微寒，全方综合而言，仍以性寒为主。因寒可清热，故无论感受温热之邪还是风寒之邪，或是伏寒化热之邪，只要有热灼津液，血热妄行，或津血虚动而生风，或烦躁不宁等水火不能既济之证者皆可对证用药。故陶氏谓之清滋之剂，清滋即清热滋阴，除热润燥，定风安神，交通心肾之剂。

大朱鸟汤方：

治天行热病，重下，恶毒痢，痢下纯血，日数十行，羸瘦如柴，腹中绞急，痛如刀刺者方。

鸡子黄一枚　阿胶三锭　黄连四两　黄芩　芍药各二两
人参三两　干姜二两

上药七味，以水一斗，先煮连、芩、芍、参、姜，得四升讫，纳苦酒二升，再煮至四升讫，去滓，次内胶于内，更上火，令烊，取下，待小冷，内鸡子黄，搅令相得，温服一升，日三夜一服。

大玄武汤七味中，除主药附子气温热，味辛之外，炙甘草味甘，与茯苓味甘为脾土之用味，干姜味辛为脾土之体味，再与白术之苦为脾土之化味，共成补脾土小方之制，可谓之小补脾之变方。此方中有崇土制水之意，同时，茯苓、炙甘草两甘药又为肾之体味，与白术味苦为肾用味同用，又正是小泻肾之制（以术代芩），有泻肾水的作用。它与小补脾之变方均含二甘一苦之味，而泻肾中无姜之辛，二方甘、苦用药之品有别，则名称有变。如此情况正说明了水土同德的理念。

补脾泻肾，既是淡渗利水之法，又是交济水火，治疗水火失位不能既济的方药，因为脾土尚有火土一家的职位，水土合德，实即上即是心肾交济的重要内容。因为无论是从脾土克制肾水，还是从利尿泻水即是泻肾实而言，其甘淡可治水液积蓄为患是一致的。

至于可称为交济心肾之方，即便不依火土一家面论，仍可看出这一道理。因为大玄武汤为温渗之方，其证病机主要在于水火失位，即水失润下而在上，火失炎上而在下，即所谓的水火失位的未济状态。治疗上一方面用姜附性热之品，以祛阴寒之邪；另一方面即是淡渗利湿即可畅阳。如拨乌云可见睛日；叶桂所谓通阳之法不在温，而在利小便；张仲景所谓厥而皮水者，蒲灰散主之，皆是利水畅阳法。而大玄武汤温渗可以祛水，则水去即可畅阳，心属阳火，温煦之用得以通达，自然可使水火各复其位，恢复水升火降天地之交，而成水火既济之功。因此内伤杂病中见有水火不济之证，如水肿，寒湿等证者，亦可用大玄武汤治之。

大玄武汤中，除主药附子气温或称大热之外，仅芍药一味气微寒，其余均是气温或平，故可称之为温剂。

在外感天行病中，温可祛寒回阳，故无论感受何邪，只要是由寒邪不祛，或病程日久，肾气衰疲，阴液势盛，水火失位而不相接济之证皆可用大玄武汤治之。

大玄武汤方：

治肾气虚疲，少腹中冷，腰背沉重，四肢清冷，小便不利，大便鸭溏，日十数行，气掇力弱者方：

茯苓三两　术二两　附子一枚（炮）　芍药　干姜二两　人参二两　甘草二两（炙）

上七味，以水一斗，煮取四升，温服一升，日三夜一服。

朱鸟玄武两个大方，均为既济水火之方。无论是内伤心肾，还是外感天行日久，只要有水火失位，不能交济的证状即可随其证而用之。

现将朱鸟玄武大汤兼治内伤心肾及外感寒热之邪的分析列表如下：

表2　朱鸟玄武大汤兼治内伤心肾及外感寒热之邪分析表

	既济水火 水土合德			正复邪除	既济水火 水土合德		
	补心(脾)肾，泻心火			心肾协调	泻肾，补脾(火)		
主药	制黄芩、黄连二苦，阿胶一咸，合成小泻心之	成小补肾之制 黄芩、黄连二苦，阿胶一咸，苦酒一酸，合	方根中芍药一酸，合成小补心之制 黄芩以咸论，与阿胶共二咸，黄连一苦，与	既济水火 / 燮理阴阳 : 甘酸益阴（人参、芍药）/ 辛甘扶阳（人参、干姜）	合成小补脾之制 甘草、茯苓二甘，白术一苦，与方根中干姜	制 茯苓、甘草二甘，白术一苦，合成小泻肾之	主药
	二方之方根						
甘咸	甘咸	苦	苦咸	酸	酸	甘	辛	甘	甘	苦	
鸡子黄	阿胶	黄连	黄芩	苦酒	芍药	人参	干姜	炙甘草	茯苓	白术	附子
温	平	寒	寒	温	微寒	平微寒微温	温	平	平	温	温大热
寒					平			温热			
寒能清火、保津、除烦、凝血				保津扶阳	热可祛寒、扶阳化水		
热除则不耗津液而滋润，血不妄行				阳生阴长	寒祛则水不沍凝而渗利		
清外感之热，滋人身之阴，神气安宁				生机益然	阳气复则阴邪除		
大朱鸟汤可清热滋阴，交通心肾				邪除正复	大玄武汤可温阳化水，既济水火		

331

下篇　详论「三统」

（六）再论火土一家与水土一家（合德）

在阴阳和五行合一的推衍过程中，难免出现一些理念上的更新和变化，这可能是在实用医学方面，出现心五行有属火和属土不同的根本原因。笔者试以邹衍时代的天文气象学背景，推演心属火属土的证结所在。

《周易·泰卦》谓："天地交而万物通也，上下交而其志同也。"

天是最大的阳，地是最大的阴，"天地交"是说阴阳二气交通往来，双向互动，由此而促使万物生长发育，调适畅达、永葆蓬勃的生机，这是宇宙自然所遵循的普遍规律，称之为天地之道。

天体上的太阳，是世界光热之源，化气而无形，是温度和光明的主宰，太阳光热照射于地的多少，决定寒热温凉的四季变化，是地上万物生长所必须，即所谓"万物生长靠太阳"，是以阳为尊。太阳的视运动是循赤道而转，二十八宿的运行出没亦随之，故二十八宿体系属阴阳学说体系。

地球上以水面积最大，水有质而成形为阴，是燥湿度的先决条件。古人以中国为地上之中心，又有"天不足西北，地不满东南"之说，即西北多高山高原，东南多海洋沼泽，江河起源于西北，下流至东南的特点，而呈东湿西燥的特点。地有形质亢卑的不同，决定了燥湿度各异，且水的液、气、冰三态变化是由温度为主导，故属阴，从阳而卑。

由于北斗七星（以及木火土金水五星）是地球之对应星宿，所谓斗建系统研究是以四方加中央之地理为导向的，故可以说此体系属五行学说体系。

笔者认为邹衍所倡之阴阳五行合流的"阴阳五行说"，实际上即是两种哲学理论之融合在自然科学领域中的体现，是天气下降，地气上升之交。更具体地说，是古代天文学中二十八宿与北斗七星两个体系之"交"。

《素问·天元纪大论》谓："气有多少，形有盛衰，上下相召，而损益彰矣。……上下相召奈何？鬼臾区曰：寒暑燥湿风火，天之阴阳也，三阴三阳上奉之。木火土金水火，地之阴阳也，生长化收藏下应之。"

笔者认为，此段经文以在天之寒暑燥湿风火无形六气下降，与在地之五行木火土地金水火上升而"相召"，其五行之气用了两个"火"，是为了弥补地之五行对六气有方枘圆凿之嫌，以五行之奇服从阴阳之偶的方法。

在天之气与在地之形相召而交，如前引经文所述，木与金、水与火各为一对阴阳，而土无对。此处另立一火成为偶数二，为方便叙述，姑且将在天之热下降于地者称为"火1"，以长养万物；将所增五行之火称为"火2"，使万物得以备化于土。

此"火2"非是来源于太阳之热，而是在地球形成之时即有，它与所受太阳无形之热不同，是地球有形之质所能发出之热。由于土有形质，在五行中孤而无对，本属"阴阳不测"而为神者，由于与阴阳合一，故既可与五行中之火热上以配天为"火1"，亦可与在天之暑热下以配水为"火2"，"火2"乃寓于有形质之水（或称湿）中。这种水中有火的思想，绝非玄虚空谈，而是由来已久，有事可征的。

周代的《易经·革卦》："象曰：泽中有火。"

《汉书·地理志》："高奴（延长一代），有洧水可燃。"宋代沈括在《梦溪笔谈》中第一次使用"石油"这一名称。

液态的石油与固态可燃冰的存在，尤其火山爆发，均可说明地球确实有至热之源，甚至直接是火。为区别其与源于太阳之热，在提出天地之气"相召"的《天元纪大论》中，又创立了一个"相火"之名，太阳主宰万物生长的火则称为"君火"，并提出了"君火以明，相火以位"的命题。

火能长养与备化于万物，在四季之中正是夏火与长夏之季。所谓夏，是从立夏到立秋三个月的时间，长夏则是由夏至到立秋之间一个半月的时间。也就是说夏季中包含着长夏，长夏在夏季的后一个半月。这与《黄帝内经》长夏主时之说的模式完全相符。

天之气主宰四季之气寒热温凉，因冬夏两至，是太阳辐射于地光热强弱多少的极点，由于"物极则变"，故亦即所谓"冬至一阳生"和"夏至一阴生"之时。以此而论，本应夏至最热而冬至最寒。但是地球上的实际情况却并非如此。因为还有一个寒热的积蓄效应的问题。

太阳的光热下交于地最强最多和最弱最少的时间的两至日，并非地上最寒和最热的时间。夏天热属火，但最热的时间要到夏至到立秋才是最热的时间，而且地上水之液态化为气态之湿，需要的是热量，热度越大，湿气越大。故此长夏之气是湿热俱盛的暑。湿热俱盛，发生在天阳之气开始衰减的时期，而地所主之水湿之气却强盛至极，故其五行属性属土也是合乎情理的。自立夏到夏至天阳热之极为"火1"，由夏至到立秋渐衰之天阳之热，即兼湿极属土中之热为"火2"。

同理可推，冬至到立春是地球上实际温度最低时期，是由于所谓"冰冻三尺非一日之寒"，水液凝固为冰所需是地闭藏之作用，可以暂取名"藏冬"之季，在冬季的冬至到立春阶段，在五行属性上亦可属土。

此"藏冬"之季之气化特点为寒燥，水液固态化即是水因寒而燥之象。但是历代书著却无提及者，或是因崇阳卑阴思想之统治而然。但是它是确确实实存在的问题。它与长夏各主一个半月（45天）说并列，共90天，与四季各主90天，却寓于冬夏两季之中。长夏之土，在阴气开始渐长之时可暂称之为阴土，藏冬之土可暂称之为阳土。

分析至此，大概我们可以明白了本文"火土一家"的道理，同时推导出的还有一个"水土一家（合德）"的存在，而且这个"水土一家"的命题，正好是《汤液经法》寓有"水土合德"理念的说明。陶氏所说外感天行三大法则中的水火既济，所用之玄武汤非是水火相济，而是水土交互的温渗之药，原因概出于此。

火热源于天，水土出于地，火土一家由天阳而来，水土一家由地阴而成，火与水都有统治它脏而为君的作用，因此可以进一步认为"火水一家"，它们之所以能成为一家，是有土作为媒介才能完成。《周易·说卦》谓"水火不相射"，又谓"水火相逮"，此之谓也。

笔者认为，在藏象学说中，心为君主之官，其五行属火属土之异，是邹衍的阴阳五行合一思辨过程中出现的正常现象。两汉古今《尚书》学者，在此问题上所主各异，是囿于现象而未穷本溯源，以达到互相理解，实为无所谓之争。现世通行心属火之说，当为尊阳卑阴思想所致，虽然其说貌似统一，但也因之丢失了"藏冬阳土"学说的内容，有损于藏象理念的完整性。

（七）元气学说与二旦气交升降用药

前述五脏虚实与外感天行病的统一，和伤寒与温病的统一，是四季分两对阴阳的统一。而四季中春木夏火为上半年，阳热之气趋升而属阳，秋金冬水为下半年，寒凉之气趋升而属阴，这是一年中阳气升降的阴阳类属。此阴阳升降，即两汉盛行的元气学说中所谓的两仪。两仪中阳方为四季中在天之阳升之气，阴方为在地之阴升之气。此阴阳升降之气的交互气化，即金木和水火两对阴阳的大气交变化，即天地上下为四方四季中土的概念。而此五行的中土，与元气说的太极所指是通同的。在元气说中称"混沌之气"，在五行说中称"阴阳不测谓之神"。在《汤液经法》外感天行三大气交法则中，阴旦和阳旦，在天与古观象授时的斗建系统对应，在地与日月初升的方位相关。

1. 混沌元气汤及二旦汤方根

太极由无极而生，无极中空空无物，只是清浊不分、混混沌沌、朦朦胧胧之气，即元气。清浊之气经过像粮食酿酒一样的氤氲，渐见清浊，清者为天，浊者为地；在此过程中，化生出现了清浊二气的分界，即是"太极元气，涵三育一"的理念。此清浊之分界"一"有两端，上为天，下为地，既不属清阳之天气，又不属浊阴之地气，因此它仍是"厥中惟虚，厥外惟无"，"空"而无所指者，即一元之气开始而仍混沌者，谓之混沌元气。

混沌本系古代神话传说中中央之帝，又称混沌，最早出自《史记·五帝本纪》，为自然淳朴的状态；另有记载为四凶神之一的神化生物名称，见于《左传》和《老子》。

天清地浊二气的交互运动，化生为阴阳二气，阴阳二气的交互运动，以太阳与月亮的升降为象。《辅行诀》所谓之阴阳二旦，乃是以太阳与月亮初升为象。分析阴阳二旦小方中均有芍药、生姜、炙甘草、大枣四味药物。其中：

芍药味酸（《别录》），苦（《本经》），微寒（《别录》）。气为凉，味属阴，性凝收而趋降，乃象地之药，用量三两；

生姜味辛（《本经》），温（《本经》）。气为温，味属阳，性宣散而趋升，乃象天之药，用量三两（《辅行诀》二旦汤用量均为二两，《伤寒论》桂枝汤即阳旦汤、小建中汤用量均为三两，从之）。

炙甘草在阴阳二旦诸方及《伤寒论》桂枝汤、小建中汤中均用二两，《辅行诀》虚劳建中汤用量为三两，暂订二两。

芍药生姜两味，一象地一象天，一凉一温，一收一散，一降一升，相互调平，则与清与浊均无所损益，仍是混元状态。

其中炙甘草，味甘，平（《本经》），解百药毒，为九土之精。味甘有淡味之意，有中土立极之义；气平为不寒不热，不凝不散；中和诸药，九土之精则有"惟精惟一，充执厥中"之义；用量二两，则是主天、地之药（芍药、生姜）总量的三分之一，与"太极元气，涵三育一"中的中界"一"相对应。

上述三药可对应太极元气清、浊、中，构成混沌化生之义，可称之为混沌元气汤，简称混元汤。

此中土是"太极"所生之"两仪"，是阴阳的分界线。

是太极图阴阳鱼中"S"形连线伸展（阴阳分开）而成。此"S"线是以两"鱼眼"为圆心的两个开放的相切圆，它们又与太极圈之大圆相切，两鱼尾点在对冲的圆周上，未伸展时圆而开放，无两端两仪之分，是混沌状态它无时无位无方，隐于金木水火之中，分属四季之末各十八日，即土主四时之说而属神的概念。

只有以两鱼尾点为切开点，将"S"线伸展，拉直，形成一个有两端的"一"字，此"一"才有了阴阳分明的含义，才是太极元气所育之"一"；它标志着虽在数学中读为"零"，从着眼点出发，却已有了"两"仪（阴阳）的含义。只有清浊分明之后，天地之交中界"一"才得以形成，地面"土"，就有了阴阳之分，也就有了后天五行之气的意义。

伸展后的一，以上端为胃阳，统肝春木和心夏火，下端为脾阴，统肺金秋和肾冬水；此阴阳二土，是其他四行之母，即所谓之"两仪生四象"，同时中土也是其他四行之所归。此土与金木水火非同一层次，高出一级，在四季五行图中是夏至到立秋的长夏，和冬至到立春的藏冬（依在主藏的冬下半季而暂定名）阶段。

为此在原混元汤的基础上加入一味大枣为土，以表达五行之阴土。大枣味甘（《神农本草经》《灵枢·五味》同），平，安中养脾，平胃气，和百药（俱见《神农本草经》），在气味性能上与甘草有诸多相同之处，亦可为中土之药而有些微之异。

由于此阴阳两仪之土，已是阴阳交互的运动模式所成，即是太阳光热气下射于地，地水湿之气上升于天而成就万物。甘草药用根在地下，枣为树果生在树上，二者均外赤内黄，甘草根之赤，乃禀地温之热而成，其根上输水液出地面到茎干，再随阳气之升上行致枝叶，有治上焦燥而止渴之效，故为升阳土之药。

大枣果皮之深赤因于阳光，其果收天湿之气而性滋润，可随阴气之凉降入地面之下而渗入土中，但不易外渗而出，故枣肉虽多津，水煮可吸水分，但挤压不能泌出而为泥，有水土合德之象而保津存液，故为扶阴土之药。

此中土分阴阳之论，乃是两仪层面之土，阳土统木、火；阴土统金、水。故上四药为阴阳二旦小汤方之方根。

在阴阳二旦小汤方根四味药中，生姜、大枣为寻常食品，大枣为《素问》五果中之脾果，《灵枢·五味》谓为脾病宜食之果；生姜虽非五菜之一，但孔子《论语》中有"不撤姜食"之说，可证当时生姜已经成为寻常菜类食品，它与枣同用有充养助益水谷之气的作用。插生姜于枣树针上，则姜遇寒不冻，天热不腐，色变浅绿，味更鲜美，可证二者同处，大有振奋生机，增强中土（脾胃）造化的玄机。它们与酸味白芍同用则益阴液而收降，与甘味炙甘草同用则升阳气而宣发，有阳平阴秘之功，乃升降中土之根基。

2. 二旦小汤

阴阳二旦小汤方根中加入升阳宣发之桂枝三两，名小阳旦汤。

桂枝辛为阳味，与方根中味酸之芍药同用，可化生属阳之甘味，更加强了生化阳气之机而有升阳之用。

煎服法后谓"服已，即啜热粥饭一器，以助药力"，《伤寒论》桂枝汤后谓"服已须臾，啜热稀粥一升余，以助药力。"均说明阳旦汤为助水谷之气之方，恐药力不逮，故加"热"饭，其用热以助桂枝之温；粥由米和水煮成，米为谷，水为液，二者为发汗之必须，热粥饭未说明饭之浓度，不如《伤寒论》"稀粥"二字水谷并重更好；当然在阳旦汤下不用"稀"字，是说明了患者阴液不太缺乏，热饭是取其谷气为主，亦无可厚非，但仍不如"热稀粥"三字可表达小阳旦汤方阳虚者阴亦有损之义。"热"即温升阳气，"稀"即水饮之气，"饭"即谷、菜、果之气，合之即升发胃阳水谷之气；药治源于食疗，信而有征。在饭的用量上，《伤寒论》之词更为精确。

小阳旦汤方后谓："若加饴一升，为正阳旦汤。"笔者认为此句之"正"字，为偏正之"正"，非是小阳旦汤外另有一个正阳旦汤，主治另外一些病证。本来小阳旦汤加味甘气温属阳之饴即是"正方"，但饴为谷类加工酿制而成，为水谷之精华，制作不如热稀粥简单方便，即（也就是）啜热稀饭也可，但这是"偏"方。

此小阳旦（正阳旦）汤与虚劳建中小补脾汤所用药味同，只是补脾建中汤有桂心无桂枝，生姜用量为二两，大枣用量或为十五枚之不同，却是为救劳损病而设。

二旦小汤方根中加入味苦（《本经》）气大寒（《别录》）属阴之黄芩三两即小阴旦汤。味苦气寒可以扶阴，苦与方根中之炙甘草、大枣之甘味合化生咸，咸为阴味，更能增强扶阴之机。

小阴旦汤后谓"服汤已，如人行三四里，令病者啜白𧖢浆一器，以助药力。"白𧖢浆味酸气凉属阴，可扶阴气，为米汤酿成，但较饴稀薄，亦为水谷之精气而更增益阴水。对比阳旦用饭之例，则可加饮水一升为偏阴旦汤。

3. 二旦汤用药法探微

二旦汤用药，本四神方而来，它在表中是四神方中之土、日、月三列诸药，即黄色线条圈起部分。对应二旦汤为北斗天地两极之方。其中日、月为天、地的代表统领四神，土为四神中非阴非阳而又统领四神，为五行中之"神"，在天则为北斗之象，它与天地之日月可并称为三才。月虽为在天之象，与太阳并列称太阴，却是地球的卫星，与北斗不同，所代表的是地球上属阴的水。用三才说可以认为日为阳天，月为阴为地，北斗为人。此"人"有天地两极，即方剂中之阴旦和阳旦。

《晋书·天文志》："北斗七星在太微北，七政之枢机，阴阳之元本也……又曰，斗为人君之象，号令之主也。又为帝车……一至四为魁，五至七为杓。枢为天，璇为地，玑为人，权为时，玉衡为音，开阳为律，摇光为星。"石氏云："第一曰正星，主阳德，天子之象也。二曰法星，主阴刑，女主之位也。三曰令星，主中祸。四曰伐星，主天理，伐无道。五曰杀星，主中央，助四旁，杀有罪。六曰危星，主天仓五谷。七曰部星，亦曰应星。"又曰："一主天，二主地，三主火，四主水，五主土，六主木，七主金。"

因此二旦方之用药可与加粗黑条圈中之药对应，如下图：

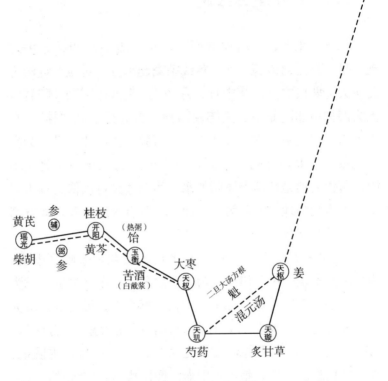

图 14 二旦方用药对应图

笔者在《〈辅行诀五脏用药法要〉二旦四神方述义》中曾提出了以姜、芍药、甘草为外感天行混元汤，再加大枣一味为方根的说法，与此图中四药为魁星的说法略通；同时与此图中天、地、人为枢、璇、玑对应也是理相同而稍有差异，即此以璇为地，彼则为人；此以玑为人，彼则为地。均以魁为帝出巡时之座处；此以天权为魁星之一，彼则以权位在魁与柄结合部，兼具魁、柄两用，且多用一位则不符"太极元气，涵三育一"之说，故仍宗《〈辅行诀五脏用药法要〉二旦四神方述义》说而论之。

魁为元气所在，如国家之权力机构所在地，是反映国家综合能力之处，是帝王君主之位，故即所谓正气的代表而行使权力。但是外感天行乃如受到外族侵入，需出兵征战以平定。此事尚无需帝君亲自出马，派员帅兵挥师即可，帝君仍可坐镇中宫以安内，谨防敌军深入侵犯。如此布置，即是二旦四神方用药方略。其派出之军队，如斗柄三星，总领可称帅称王，但非帝非君，因为他们是唐初的李世民，而不是李渊。从这个意义上说，治外感之方的主药，不可称君，称主也只有主军事的权力。这才是天行方能兼治内伤的道理。

北斗七星之柄端摇光星，是天文学中指方向定四季的直接指挥者，它所统领的军兵，以第六星开阳为代表。第五星为主天仓五谷的玉衡星，是此军队的后勤，保证抗敌军用物资的供应。

摇光星又有破军星之称。因道家多视其为具有勇于实践，敢于创新，励精图治，吃苦耐劳，不畏强暴，敌我分明，坦诚直率的象征；但也常有逆反心重，以自我为中心，耐心较差的不足，易致损破军队的战斗力甚至失败。故又常设左辅右弼以助其文韬武略之不足，必要时由原北斗九星中之辅弼二星任之。

总之，二旦方组成是由天枢、天璇、天玑、天权四星所构成的魁，与摇光、开阳、玉衡、天权及辅、弼二星构成的柄两大部分。用魁以养生扶正，柄以除邪疗疾，是内外兼顾，两全其美的结构。

其阴阳二旦分别而立，是根据北斗天地两极而设。养生扶正的魁，为二类方剂所共有，但在除邪疗疾的方面，根据

下篇　详论「三统」

受邪类别的差异，方的主帅、将领、军需用药有阴阳类别的不同。对辅弼药的应用，本来当根据主帅的不同弱点，所取当有文辅武弼的区别，但《辅行诀》中所用为气津两补之人参，可谓本身即具有阴阳皆宜的特性，故亦为阴阳二旦方中所共有。

阴阳旦方的组方格局如上所述，再对其具体药物功能试述如下：

首先我们看一下二旦汤用药表：

表3　二旦汤用药表

阳旦	小	桂枝三两	芍药三两	炙草二两	生姜二两	大枣12枚	热粥饭一器		
	大	桂枝三两	芍药二两	炙草二两	生姜二两	大枣12枚	饴糖一升	人参三两	黄芪五两
阴旦	小	黄芩三两	芍药三两	炙草二两	生姜二两	大枣12枚	白蔹浆一器		
	大	黄芩三两	芍药四两	炙草二两	生姜三两	大枣12枚	半夏一升(苦酒)	人参三两	柴胡八两
		寒温分治	混元汤		菜类药	果类药	谷类药	辅弼药	主药(大方)升降
			二旦方根						

从上表不难看出，二旦小方与大方均是在二旦方根（包括混元汤）中加味而成；其中小汤症状轻微，致病范围较小，病理变化单纯，正气损伤不重，只需用方根（混元汤在内）扶养正气，加强自身抗病能力即可痊愈甚至是自愈，无需大张旗鼓、兴兵动师。病情稍重者，可在方根中加一味针对病邪之药，即因于寒凉之邪气者加温升之桂枝即小阳旦

汤，小阳旦汤证尚有热粥饭，《伤寒论》中作热稀饭，不过是增强水谷之气以利扶正而已；因温热邪之气者，加入性平或曰大寒有坚闭之气的黄芩，即小阴旦汤，其中有白截浆，用意同于热稀饭，而气凉降温。关于混元汤及方根之组成依据，笔者在《〈辅行诀五脏用药法要〉二旦四神方述义》中已有详说，兹不赘述。

关于二旦大汤，《辅行诀》云："阳旦者，升阳之方，以黄芪为主；阴旦者，扶阴之方，以柴胡为主。"并称二旦方为"升降阴阳"之方，"乃神明之剂"。其中黄芪在《神农本草经》中记为"味甘，微温"之品；《本草别录》主治有"益气，利阴气"之文；《本草纲目》引甄权（约生于南朝大同七年，即541年，卒于唐贞观十七年，即643年）临终之年所作《药性论》所载黄芪有"别名王孙"之说。黄芪之名是取义色黄，"芪"字古写为草字头下一个"老"字，再下为一"者"字构成，是具有"如老者受人尊重的一味草药"之意。

黄芪味甘属阳，其气温和，可助阳气之升发之性，而且有贵如帝王后代的地位，用来作为治疗因阳气升腾之力不足的大阳旦汤之主帅是当仁不让的。况且其为李东垣升阳补气倡用之品，为补气第一要药已是临床家之共识，称升阳之方之主药是不难被人接收的。

但是，陶氏称柴胡为扶阴方之主，又有"升降阴阳"一词，当是以柴胡性降而论的。这与现代所称柴胡"性升"之普遍认识，及有些温病家谓劫肝阴之说有所龃龉。我们不妨申言其详，以正视听。

《神农本草经》谓柴胡："味苦平。主心腹，去肠胃中积气，饮食积聚，寒热邪气，推陈致新。久服，轻身明目益精。一名地熏。"

《本草别录》谓其："除伤寒心下烦热，诸痰热结实，胸中邪逆（一本作气）五脏间游气，大肠停积水胀及湿痹拘挛，亦可做浴汤。一名山菜，一名茹叶，一名芸，辛香可食，生宏农山谷及冤句，二月八月采根暴干。"

张志聪《本草崇原》说："二月生苗甚香，七月开黄花，根淡赤色，苗之香气直上云间，有鹤飞翔于上，过往闻者，皆神气清爽。古苑从草，今柴从木，其义相通。柴胡春生白蒻，香美可食，香从地出，直上云霄。其根苦平引太阴坤土之气，而达于大阳之药也。主治心腹肠胃中结气者。心为阳中之太阳而居上，腹为阴之太阴而居下，肠胃居心腹之中，柴胡从坤土而治肠胃之结气，则心腹之正气自和矣。治饮食积聚，土气调和也。治寒热邪气，从阴出阳也。从阴出阳，故推陈浊而致新谷。土地调和，故久服轻身。阴气上出于阳，故明目。阳气下交于阴，故益精。"

《说文解字》在"芸"字下引淮南王说："芸草可以死复生。"段玉裁注："淮南王，刘安也。'可以死复生'，谓可以使死者复生。盖出《万毕术》《鸿宝》等书，今失其传矣。"

许氏原文"芸草可以死复生"，只是说，"芸草可使殊死尸恢复生命"，或"芸草可借尸还魂""芸草有起尸体而使之复活之效"。

晋代成公绥《芸香赋》曰："美芸香之修洁，禀阴阳之淑清。"

从上述有关资料来看柴胡，古有芸苔之别名，其味苦，其气平，以味论，苦者坚闭，其气平，可治心脘肠胃之饮食积聚，痰水湿痹，除寒热邪气，心胸烦热逆气，五脏间逆气，五脏间游气，其味美而芳香，推陈致新，并可久服，能轻身益年，明目轻身，采根干暴燥而为药用。二八月采根曝干备用。幼苗可做菜食之，辛香清美，久服轻身延寿。

其味苦，坚闭而收下，使其气平而势趋下，惟其下才可使心胸烦热逆气、寒热邪气、使肠胃饮食积聚，痰水湿痹、五脏间逆气、游气、下而得排；惟其芳香，才可使其在上在中之诸痰水食积所生之污浊陈腐，引导化解推陈而出，达到益精明目，延寿益年的目的。可以说诸证的病机在于肺肾气之不能下降，而非胃肠之清气不能上升，因为那不是它们职责的范围。且即使病情深入日久危重者，也可用柴胡挽回生命，因为它的芳香纯净洁白之气，是禀受日月阴阳的淑清而形成的，可以启动人体的阴阳开始有序的升降运动，而恢复正常的新陈代谢。

通过上段表述可知，柴胡所能治诸证，主要靠的是排废的作用，而不是升清的作用。诸证皆是诸气上逆积聚不下者；若谓其有升清的一方面，主要是因其气芳香，其机理亦非升发正气之清而使浊下降者，而是以其香美化解其污浊，或称中和污浊。故论其升降之性时，应称其能降气方妥。

从《辅行诀》之学理而论，其升降之枢在于脾胃中土，其中脾为阴土，统一年中之下半年，即从立秋到次年的立春，在脏腑为肺金和肾水。这是阳气潜收，阴气趋升的时期，一旦阴气不得其势而政令不行，则患者病而用阴旦汤治疗。故陶氏称阴旦者扶阴之剂，以柴胡为主，同时又使用了"升降阴阳"之词。其义为扶持阴气之势，使之得以施行。这个问题，笔者在《伤寒论阴阳图说》《〈辅行诀五脏用药法要〉二旦四神方述义》等书中，已有多次、不同角度的阐述，敬请读者参考。

值得深思的是，对扶阴之阴旦汤主药，提出有损阴之弊的，正是泄热邪，救阴气，顾津液为法的温病家。且柴胡有与其"三宝"类同的芳香之气，与毒邪之气的驱除亦当有利，也当是温病之对证良药，却有如此不经之谈，难道忘却了苦能下热燥湿，芳香能化浊宣窍之说？虽然近年持此说者，因已有不少学者的醒悟而有所动摇或收敛，但余风尚在，仍需再度提高认识。

当前对柴胡性能升提的说法仍是盛行于学界，其原因是，对藏象及阴阳升降有不同观点，而且富有经方理论的《辅行诀》学术传承断层为时太久，大有陈陈相因，积重难返之势，有待业内学者的认真思考和体验，发扬革新精神才能纠其偏差之时弊。

总之黄芪和柴胡是二旦汤中升阳扶阴之主药，而且此二方在《辅行诀》主治文中皆冠以"治凡病"字样，是已标明此二方非专为外感天行而设，亦为治内伤杂病之方。同时对《外台秘要》治温病方119首进行统计，有黄芪者4首，有桂者9首（其中有小阳旦汤加黄芪一方），用柴胡者4首，用黄芩者17首，用二旦汤中其他药物者更多。可见唐前治温病者并不轻视柴胡及二旦汤，尚不乏经方治外感天行的传承特色。

下面继续谈二旦方中其他药物。

桂枝和黄芩分别是阴阳二旦汤大方中之将军之位，对应开阳，是小方中之首领。其中桂枝在《神农本草经》经中记为"味辛，温"，《辅行诀》中位列木中木，为补肝木中之主药。其气温则为治寒邪之药。黄芩在《神农本草经》谓"味苦，平"《本草别录》谓"大寒"。此二者中之桂，气温可助芪以升阳；芩气寒可助柴胡扶阴，为主帅之得力将军。

阳旦小汤中谷菜类所用为热粥饭，大方所用为饴，饭简便而饴精致，且功力有大小之别，均可称味甘，为肝木之化味，亦脾土之用味；阴旦小汤所用为酸味之白酨浆，与阳旦汤对比而言，大阴旦汤当是苦酒，苦酒与粳所制之白酨浆，均为谷制酸味品，而苦酒或以豆为原料，豆为肾谷，苦为肾之用味，而称为苦酒。但《辅行诀》所用却为半夏，半夏非谷菜类，何以能代苦酒以充军中之食？岂不知方中设谷菜之味，是为能充养人之正气，阴旦扶阴之方，其正气所指必是阴气。而肺金肾水之气即一年中之阴气，酸为肺金之用味，自然可助阴气而用苦酒，即所谓五谷为养，五菜为充。其实半夏虽非谷非菜，但其充养正气之功亦较显著。《金匮要略》黄芪建中汤云："疗肺虚损不足，补气，加半夏三两"，已明言半夏能补肺气之不足；《〈辅行诀五脏用药法要〉药性探真》视其半夏为火中火，又为火中木药（详说可参原书），认为其味当是咸或咸辛。咸为肾水之化味，辛则为肺金之化味，此乃肺肾二阴脏气化之味，用于扶阴之大阴旦，恰当其用。苦酒补阴功在肺用，半夏则补肺肾两阴脏之气化，故又当胜于苦酒，而以半夏代之。

半夏在《神农本草经》中记为"味辛，平"，辛为《辅行诀》脾土之体味；《本草别录》谓其"生微寒、熟温"。是在《神农本草经》气"平"的基础上以生熟进一步辨别说明。

摇光、开阳星之间左有辅星，右有弼星，为主帅之左相右将，二旦方中皆一"人参"任之，人参还有土精和地精之别名。《神农本草经》谓其"味甘，微寒"，《本草别录》谓其"微温"。二书同出陶氏之手所订，对人参之气则有寒温之差，又不以"平"字折之，应该是有其苦衷的。或者是因人参在临证中，既可治微温又可治微寒之证，难以用既不治小寒又不治小温的性"平"标示。从而具备了在五行中属土的特点，而且被称为土精和地精，具有文武兼备的特点，可以兼相将之职。

《春秋斗运枢》谓："摇光星散而为人参，废江淮之利，则摇光不明，人参不生。"

《礼斗威仪》云："君乘木而王，有人参生""下有人参，上有紫气"。

此两条笔者在《〈辅行诀五脏用药法要〉药性探真》人参条上均有所引用，但书名及内容皆有错误之处，今据有关学者考证，当改为如上文字，皆以此为准，特此声明并致歉意。

上述文献记载表明，古人认为摇光星的光辉照射到大地上，才能生长人参。但摇光又名破军，化气为耗，在五行属水，其财聚来得快耗散得也快，有千金散尽还复来之势，可使江淮之水不足润泽万民之厄，而光辉暗淡不明，致人参不能好好生长。若君主金气盛乘木而旺，则生水气足而摇光星明亮，而人参生长的好。人参为土地之精而似人形，是被人尊崇为神奇之品，有野参的地方，有象征至尊的紫色之气。据说现代仍有人真的体验到过此事，并说此紫色圆柱状气的出现，不是经常有，是在参经多少年长成之后，才有短暂时期的出现，出现此情况的原因至今仍是个谜。这是笔者个人据有限资料的臆测之解，恳望读者讨论指正。

二旦方为《辅行诀》中升降阴阳之方，所谓升降阴阳，即是调和阴降阳升气机有所紊乱，这种阴阳失调的状态，即我们前面说过的风证。调和的方法或称形式，是要通过升阳和扶阴的方剂，使阴阳升降得以相对平衡的势态。对外感天行而言，风是寒热燥湿之气亢衰失调致病的媒介，无论风寒还是风热，祛风均是必要的方面，又因寒热决定着燥湿，故治风也是治外感天行病的重方法。

阴阳二旦大汤对应日月为治风之剂。无论何种外感天行病程中，都有它们的适应证出现。内伤脏腑之气所致之病，是五脏功能形质受损导致的病证，是脏腑气化不能平衡的表现。而五脏由肝木肺金和心火肾水两对阴阳及中土构成。其中土有统领木金土水的地位；同时五脏四时分阴阳，春夏属阳，秋冬属阴，亦是以中土为中枢。因此调中土，是燮理两对阴阳和上、下个半年阴阳的共同中枢。由于五脏属有形之体，而味归形，故燮理五脏以药之味为主。二旦大汤属土，一切内伤病病程中均可出现的一些二旦大汤的适应证。

表4　阴阳二旦大汤兼治内伤五脏和外感天行分析表

补脾土之制				建中和谓、通调三焦、扶正祛邪				水土合德			
脾土之体味一种 脾土之用味三种				加强新陈代谢				调脾土之制		补肾水之制	
				调整升降出入之气机				脾土体用化味各一种		肾水用味二种，肾水化味一种	
				辛能升散	甘能缓中	酸能收降	甘能缓中				
甘	辛	甘	甘	辛	甘	酸	甘	甘	辛（咸）	苦	苦
黄芪	桂枝	黄饴	人参	生姜	炙甘草	芍药	大枣	人参	半夏	黄芩	柴胡
温	温	微温	微温	温	平	微寒	平	微寒	微寒	大寒	平
温				温		微寒		寒			
温属阳，性宣发，升阳				温属阳		微寒属阴		寒属阴，阴趋下，能扶阴			
温能祛寒，可治风寒证				燮理阴阳				寒能祛热，能治风热证			
温能化水寒凝坚之燥，散水湿以润泽，除风寒运水湿				阴阳平衡则风熄				寒则收蒸化之水湿，收津液而滋濡，并可除风热之燥			

此阴阳二旦为用药共八种，主上半年之阳旦和主下半年之阴旦，共主四季即主四象，因此具有后天八卦的意义。天八卦对应四时八节，则震为春分，巽为立夏，离为夏至，坤为立秋，兑为秋分，乾为立冬，坎为冬至，艮为立春。

后天八卦各卦位上的对应药物，艮、震、巽、离四卦对应太极元气汤所加组成大阳旦汤之药物；坤、兑、乾、坎四卦对应太极元扬汤所加组成大阴旦汤之药物。其中坤阴土和

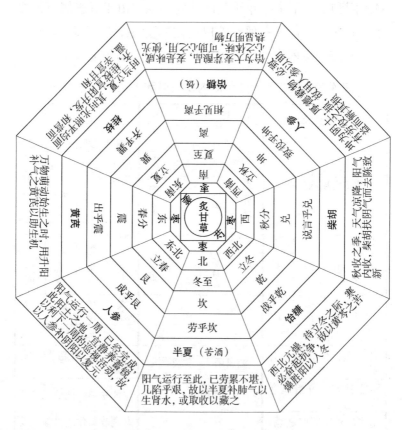

图 15　后天八卦药物对应图

艮阳土，是上半年和下半年之标的，均以既补阳气又滋阴津的人参对应；春分之万物萌动，生机旺盛之时所用之黄芪，与秋分之万物收成，阳气内收之时，所用推陈扶阴之柴胡相对；立夏巽卦时气温寒热平齐，而渐趋炎热，用桂之宣阳和营，可对应立冬乾卦时亢燥而渐趋冷，故用黄芩之苦坚阳气以解阴阳刚柔之争端；离卦属火面光明，万物茂盛显明易见，故用味咸之心谷大麦所酿之饴（或饭）以养心用，与其对应之坎卦，阳气运行至此已疲，故用补肺气之半夏助肺气（或用苦酒之酸收助肺用）以收藏而止耗散肾水之气。

七、经方制剂用药法则的统一

经方作为中华民族智慧的结晶，为人们抵御疾病、维护健康做出了巨大的贡献。其组方用药的法则，是经方的魂魄，是国学文化精髓的积淀，但只至"科学"昌明的现代，尽管近年有研究《汤液经法》择要之作《辅行诀》已在学界初露锋芒，五脏虚实病用药法则基本完善，但天行病二旦四神方的用药法则依然迷茫不清，有待进一步发掘提高。

笔者认为，天行病组方用药的法则，是基于五脏补泻方法则之上的，它们的不同之处，在于所取药的气味之偏，五脏病属阴，属地，用药重在五味；天行属阳，属天，用药重在四气，即所谓"地食人以味""天食人以气"之理。至于《辅行诀》详于地而略于天的成因，是陶氏没有发挥尽致，还是所见原始资料的残缺，则需要考证《汤液经法》的发展过程，才能准确判定。为此笔者据多年考证情况，简编其有关情况以初步分析。

（一）伊尹《汤液》创作之初
即具有用药法则

一般认为《汤液经法》为商圣相伊尹的托名之作。《吕氏春秋·五味》伊尹答汤王说："……调和之事必以甘酸苦辛咸，先后多少，其齐甚微，皆有自起。鼎中之变，精妙微纤，口弗能言，志不能喻，若射御之微，阴阳之化，四时之数……"《资治通鉴》载："伊尹作《汤液本草》，明寒热温凉之性，酸苦辛甘咸淡之味，轻清重浊，阴阳升降，走十二经络表里之宜。"

上两史书所载，所记均是伊尹与汤剂有关的问题。前者是伊尹用丰富的烹饪知识与汤王讨论治理国家的策略，说治理国家和烹饪技术，五味配合的多少、先后、分量，在制剂过程中，有很微妙的变化，有很深奥的道理，不是一下能说清楚的。后者主要说伊尹汤液本草，有药物四气五味，清轻重浊，升降阴阳和经络表里的理论。

《吕氏春秋》系战国末，吕不韦及其门客所著之杂家名著；《资治通鉴》为北宋司马光（1019～1086）等在 1084 年编成。二者都说明伊尹具有高深的药物制为汤剂的理论。尤其是前者，是先秦著作，《汤液经法》的问世，应稍晚或同时，即便《汤液经法》是托名之作，亦应有组方法则在其中，否则与战国末已有伊尹精于"调和之事"及奥妙变化的说法不一致而令人生疑。如此可以断定，无论《汤液经法》是否为托名之作，其问世之初，都应当具有严密的组方用药法则。

（二）淳于意时期尚有用药法则之余晖

以下，我们依照时间顺序依次推导《汤液经法》问世过程及其社会境遇情况，直到被封闭于藏经洞，一切迷茫将会云开雾散。

战国末，稷下学宫（临淄，今之淄博）阴阳家学者邹衍，倡导阴阳五行合流学说，《汉书·刘向传》载，他著有一部医药养生之书《养性延录》，他应当是国医理论奠基者之一。他是当时的齐国人，即现在的济南章丘区，生于公元前324年，卒于公元前250年。在他去世当年或稍早数年，临川（今之山东寿光市）一个男儿出生，名叫公乘阳庆。此人家甚富，无子，虽有较高深的医术，却不经常为人看病。到西汉高后八年（公元前180），阳庆约已70余岁，无子，其同胞异父的弟弟公孙光，介绍一个25岁的人跟他学医。光亦精于医，传古方，学秘方，已将自己的技术尽传此人，因见此人很有发展前途，故又把他介给兄长，收之为徒。此人叫淳于意（约公元前205～约公元前140），祖籍临淄（今之寿光）人，少而喜医方术，阳庆遂以禁方予之，又传黄帝、扁鹊之书，五色诊病，知人死生，决嫌疑，定可治及药论。受之三年。然左右行游诸侯，不以家为家，治病人必先切其脉，顺者乃治之。败逆不可治者，即不为人治，病家多有因此而怨之者。

西汉文帝四年（公元前176）中淳于意31岁，（有人考证当文帝十三年即公元前167年，当从）被人诬告，判肉刑。其五女缇萦，随父西去长安，诉讼获准，其父免刑获救。文帝在审理此案时，将意所供保存，后来被编入《史记·扁鹊仓公列传》中，后人名之曰"诊籍"，业内称之为最早的医案书。其中文帝问仓公收徒教学情况时，其中有一句话是说冯信学的内容是"案以逆顺论药法，定五味及和齐汤法"共十五个字。这不正是《汤液经法》之意吗？淳于意之师公乘阳庆生于战国末，历秦汉，家乡曾是稷下学宫的所在地，同乡兼稷下主要学者之一，阴阳五行合流的倡导者和完成者邹衍，虽无缘长期共处，却可以有文化底蕴的一脉相承，从《辅行诀》火土一家和水土合德的理念来看，正是邹衍学术的发光点。尤其是在先秦文章一般无正式书名的潜规律下，淳于意此十五个字，视为《汤液经法》对待，是完全合情合理的。

但是遗憾的是，公乘阳庆虽得先秦黄帝扁鹊所传之"禁方""传语法""药论甚精"，但"庆家富，善为医，不肯为人治病"，因而实用这本书的经验不足。且公孙光亦"善为古传方"，淳于意虽得二师之传，却"诊之时不能识其经解""心不精脉，时时失之"。同时，他又"常不以家为家"游走于诸侯之间，诊治病的时间有所减少，其师公孙阳庆也因不常为人治病而所传经验不多，形成对该书的运用没达到"有验""精良"的程度。造成经脉技术（应当包括《汤液》在内）传到淳于意名下时，尚有余晖，之后即暗昧失传了。当然这种情况必然包括经方用药法则这一核心问题，当时的尚有余晖，是言《伊尹汤液经》的使用已不甚荣耀，但理论的传承还是存在的。（本段所引文字皆据《史记·扁鹊仓公列传》）

（三）用药法则的暗昧失传

缇萦救父案后 13 年，即汉景帝三年（公元前 154）其子刘余（？～公元前 128）被改封为鲁恭王，在他拆除孔子故宅时，从墙壁中发现了古笔体的经书，被称为古经文。与它对称的今文尚书，是指文帝时（有人认为是文帝三年，当从），求有能治《尚书》者，闻伏生（济南今之邹平市人，又名伏胜，字子贱，生卒年不详）能治，但伏生时已九十，不能行，诏晁错往受之，由伏生背诵，晁错用隶体记之，被称为今文尚书。

刘余发现古文尚书之后约五年，今文大师董仲舒任博士，掌管经学讲授，古文尚书不为官方承认，而流传在民间。

无论今文或古文，都是源于春秋战国时期的《尚书》，六国字体的古文比隶体的今文所记的篇数较多，具体多多少，无完全一致的说法。重要的是，它们有内容上的差距，如在五行学说中，对心的五行属性，二者就不一致，古文家以心属土而论，今文家以心属火而论，造成两汉数百年古今两派的论争，最终虽然论争缓和，但是以二说并存的形式告终。其实这种论争是无所谓的论争，争论的焦点火的五行属性问题，本是邹衍阴阳五行合流过程中出现的现象，属火属土都有其天文气象学的根据，在医学的《汤液经法》中，本来就是二者并存的。

汉文帝时期（公元前104）曾有一次改国运水德为土德的风波，之后虽仍尚水德，但主土德的余波一直没有平息。汉景帝五年（公元前152），主水德之老臣张苍去世，至汉武帝太初元年（公元前104），经过酝酿六十多年的改制正朔和服的色问题，又由太史令司马迁等再次提出国运之德的问题。

有资料认为董仲舒也参与了此事，当年董即去世。笔者认为，当时董氏已辞职二十五年，闭门写作而不问他事，但朝廷每有大事，仍派员前去咨询，如董氏身体情况允许，也有表态可否的可能。

无论如何，武帝最后宣布易水德为土德，服色尚黄，并编定新历法即《太初历》。从此开始了西汉及新莽皆尚土德的时期。

这一变化亦会影响到《汤液经法》的内容。它表现在西汉不言火，而《汤液》治胸痹所取是火土一家的理论；四象中龟之图腾为龟蛇相交之象，龟为水陆两栖动物，潜藏则可水中游，上行则可与蛇交配；龟主水性，蛇可蛰伏，二者交配实即水土合德。此龟蛇交合体，是河南曾出土汉武帝建元四年（公元前137）墓穴文物。可证至晚在汉武帝时期，《汤液经法》中即有水土合德这一理念，应该是公乘阳庆所得先秦遗书中所固有。因为在淳于意之前，还没有古今尚书之争，也没有心属火属土之议。

汉成帝河平三年（公元前26）下诏，使谒者（官职名）求遗书于天下，又委任光禄大夫刘向（公元前77~公元前6）总领校勘。命刘向校经传，太医监李柱国（疑为官职名）校方技。刘向之子刘歆（公元前50~公元23）亦参与其事。其原始资料除除当时"采访""求遗"所得之外，还汉包括百多年来积存之遗书。如《史记》所收入之《诊籍》。但此时古文经学仍不为入官学，被今文学者问难。

汉哀帝建平元年（公元前6）刘向去世，由其子刘歆继其事。先后共20余年，校出了最早的书籍分类和目录学，即《七略》和《本草别录》。

此时刘歆是古文家的主要代表。哀帝让刘歆与今文家们交流意见，但今文学家们"不肯置对"，激起刘欣愤怒，刘歆在当年即呈"移让太常博士书"，指责他们"抱残守缺，挟恐见破之私意，而无从善服义之公心"。因此受到权臣的打击和排挤，被迫离京六年之久。这是第一次古今文论争。

汉哀帝去世后（公元前1）刘歆之密友王莽被举为大司

马，独掌朝政，把刘歆召回京师，先后任命为羲和、京兆尹，继续管理校书事宜。

汉平帝四年（3）七月，王莽还在全国网罗天下散佚经典，包括医术、本草在内的各类异能之士上千数人，"皆诣公车"来京师朝廷上记录他们的学说，更正错误，统一编撰成书。

幸好刘歆与当政者王莽（公元前 45～公元 23）为同事好友，刘歆也正为王莽以古文说教夺取政权，可谓之尚属得势。王莽先后辅政、在位共 24 年。王莽辅政到称帝的九年中，刘歆的职位步步上升，成为文化领域的领军人物，尤其在王莽称帝的前一年（公元 8 年），刘歆率博士七十八人，上书追述伊尹放太甲和周公诛管叔，居摄使殷、周兴盛的历史，为王莽称帝制造与论，这对校书工作中遇到的一些难题，能够得到恰当的处理。此时期应是古文经学地位有所提高，有所发展的阶段。

而此次校书者，精于天文气象和古文尚书的刘歆主持，身为柱国（国家管理医事的高级官员）的李柱国作具体工作，位同国君的王莽当政，其校订命名的《汤液经法》必然精细正确无误的记载了其中的组方用药的法则。

王莽称帝之后，与刘歆的关系渐至破裂，同时由于社会上推行土地兼并，农民起农义风起云涌，一些豪强势力也趁机作乱。起义军形成绿林、赤眉、铜马三大势力，新朝已处于内乱外扰的形势，最终在 23 年，王莽战死，25 年刘秀称帝，建立东汉。

东汉初，刘秀倡今文，与王莽古文相对，取火德为国运，谓之五行相生序。实质上是迎合刘邦为"赤帝子"之说，使心火为"君主之官"。尚火德之说一直延续到东汉最后。

城门失火殃及池鱼，东汉和帝时期成书（80）的《汉书》问世之后，到三国张仲景（约150～219）时期，《汤液经法》销声匿迹，"仲景论广汤液数十卷"，在书中对此只字不提，反被与几乎同代的皇甫谧（215～282）指出。在这130年中销声匿迹的原因，自然是《汤液经法》中有心主火主土并存，心属火之外，这是东汉早期政权所不能容忍的，更不可能使刘歆李柱国校订之书中的经方组方用药法则得以传承和推广。

除此之外，《汤液经法》为托伊尹之作，而伊尹是一代最大的巫师；其基本理论是天人合一和阴阳五行合流思想，是稷下学宫阴阳家邹衍所倡；古代医源于巫，道家脱胎于阴阳家，而东汉正是张道陵（34～156）创立道教时期，而此教又是富有造反意识的民间组织，这几个方面的因素，使得此书只能在民间或道教内部传承，从而形成了百余年无声息的现象。

从《汉书》所载"汉兴有仓公，今其技术晻昧，故论其书，以序方技为四种"的评语看，《汤液经法》的技术在西汉有仓公得到传承，但并非特别显耀，不如先秦时期风行，还是把它列入方技类传承下去，以期后人发扬光大。说明了当时该书的流传现状。当然其中就有对火土和水土与脏属关系认识的困惑。

（四）经方术有所传而法则隐而不彰

郑玄先习今文，后习古文，混糅今古两派，长达200多年的古今经派系论争渐趋缓解，古文经学得到了发展。在许慎（约58～约147，一说约30～约121）《说文解字》中，心属火与属土并列而存。

此后，刘表（142～208）治荆期间，受当时张角太平道的发展及张鲁政道合一治理汉中的影响，兼取道家思想，开创了具有特色的王氏古经学派，开办官学三十余年，成为全国文化学术的核心。对魏晋玄学的形成和发展起到了重要作用。

刘表自176年任荆州刺史不久，即开办官学教育，直到去世。所聘主讲教官宋衷（生卒时间不详）和司马徽（173～208）均为南阳古文经学家。其师王畅（？～169）亦为古经文家，会曾在南阳任太守，而诸葛亮（181～234）、徐庶（生卒年不详）、庞统（178～214）等南阳或客居南阳的名人，亦是刘表官学的学子。当时南阳为荆州辖区，张仲景（154～219）生活时代的青壮年时期，有接收荆州古文经兼道家学思想的便利，至少有受其熏陶的环境。而且其写成《伤寒杂病论》，成为第一位传承经方的人，关于张仲景长于实践略于理论的特殊环境问题，前已详述，不再重复。

在此只提出两个问题是研究经方用药法则者需要注意的。

一是依皇甫氏之说，仲景"论广《汤液》"而为书，又自称系"勤求古训，博采众方"之作，则《伤寒杂病论》中，哪些方是"论广"《汤液》之方，哪些是"博采"而来的"众方"，恐怕也是一笔糊涂账，无法把它们明确的分离开来。如此则《汤液》难以显露其全貌。有博采之"众方"充斥其间，要想总结出经方的组方原则，恐怕是无从谈起。因此《伤寒论》本身不具备经方组方用药的法则。尽管如此，笔者早在二十世纪八十年代初，曾就《金匮要略》方剂组方用药，与《辅行诀》体用化法则对比，符合体用法则者占百分之四十五。当然这也有可能与统计方法的设计有关，但二者对比，从根本上讲，仲景之作就不具研究的条件。

二是《伤寒杂病论》序中说："观今之医，不念思求经旨，以演其所知，各承家技，始终顺旧，省疾问病，务在口给"说明当时学用经方之风并不浓厚，不是使用经方为主，而是各承家技，始终顺旧，当时的学术界已经有了学术分化的趋势和苗头。要达到用药法则的统一是有很大阻力，甚至是根本不可能的。

（五）《辅行诀》是经方用药法则的总纲

陶弘景（456～536）南北朝时人，为一代道教领袖，茅山宗创始人，三教合一思想奠基者之一，在天文历象等多种自然学科方面有深厚的造诣，史书称他"性好著述，尚奇异，顾惜光景，老而弥笃，尤明阴阳五行，风角星算，山川地理，方图产物，医术本草"。所著医书有《神农本集注》《名医别录》《药总决》《效验方》，增补葛洪的《肘后救卒方》为《肘后百一方》《合丹法式》《辅行诀五脏用药法要》等。

陶氏早年从儒，三十六岁官修道，梁天监三年（504）即开始了专职炼丹的准备，开始了长达二十年度炼丹实践，追求炼出长生不老天的丹药。至525年，第七炉丹药开炉，第一次宣布炼丹成功，但仍不能达到使人长生不老，结束了炼丹活动。

　　二十年的炼丹虽没达到最终目的，却积累了不少冶炼金属的经验，对药物的化合作用，写成了《合丹法式》。同时也增强了药物离合性能的认识，对早年药物养生的经验和教训，进行了深刻的反思，写成了《辅行诀》以教后人。《南史》谓其"所著《学苑》百卷……《合丹法式》，共秘密不传，及所撰而未讫，又十部，唯弟子得之"。《辅行诀》当为此"又十部"中之一。其成书年代可以锁定在 525 年至陶氏去世的 536 年这十一年之间。

　　《辅行诀》是陶弘景从《汤液经法》中"检录常情需用者六十一（此'一'字是笔者据补）首"，并"约列二十五种（药），以明五行互含之迹，变化之用"。是通过所检录的六十一首方，列出二十五味常用药的五行五味互含属性，归综组方用药的法则和规律的工作。其内容是在天人合一，阴阳五行合流思想的指导下，继承《老子》《论语》《荀子》《论天象要指》（汉代司马谈著）等稷下不成体系的体用说教；吸收魏伯阳（151～221，会稽人）《周易参同契》"春夏据内体，从子至辰巳，秋冬当外用，自午迄戌亥"的四季体用观和其"一故神""二故化""穷神以知化"的观念，使《汉书·艺文志》中的《汤液经法》在《黄帝内经》道、儒体系的基础上，渗入佛、玄思想，形成新的学术体系，加强了《汤液经法》组方用药的理性化、规范化。这在经方发展史上，有着重要里程碑的作用。

　　遗憾的是，《辅行诀》问世不久，陶氏去世，战火连连，国无宁日，乃至书有残缺。

　　直至唐代，茅山宗第十三代宗师李含光（638～769）、十四代宗师韦景昭（693～785）极得唐宗室的尊崇，数次奉诏为散佚经法残卷予以整订，其中包括对《辅行诀》的一次或多次整订。但整订的结果，诸方仍不能完全符合陶氏所定之学理。时逢安史之乱，遂将或包括前此有人整理结果，以并列的形式保存下来，形成了藏经洞本"多层次文本"的形象。可以初步认为藏经洞卷子本《辅行诀》，是由李含光师徒在天宝四年（745）至大历四年（769）这25年之间在茅山紫阳观整订而成。

之后李唐朝渐衰，整订未果的多层次文本《辅行诀》一直密藏在道教内部。直至赵宋一朝，真宗奉赵玄朗为道家之祖，与赵宋为同族，道教重心有所偏移。当时茅山宗第23代宗宗师朱自英，将李含光多层次文本封闭于藏经洞。一般认为时间当在宋真宗在位的998～1022年，也有认为在1002年者。

在《辅行诀》沉睡在藏经洞的漫长岁月里，学术界发生了诸多变化，正因为经方典籍《辅行诀》的与世隔绝，历代学者们失去统一的理论支柱而门派林立，各种学说蜂拥而起，不一而足。诸如金元四大家，及治外感天行病的伤寒和温病学派，尤其伤寒学派更是数不胜数。在二千年笔者作《伤寒论阴阳图说》时，就有四十多种学说。这种情况是国医理论经方用药法则不能达到统一的根本原因。特别是百年来新文化运动对传统文化的否定，中西医和社会动荡的双重战争环境下，虽然《辅行诀》出洞于是时，亦无缘得以研究和利用。更没机会探索和发扬其组方用药的法则。

1900年农历五月二十五日晨，藏经洞破封，1918年张偓南从敦煌重金购得，世代相珍密藏于威县家中。至张大昌时期，毁失于1966年秋。1974年，张大昌先生将背诵稿献于中研，1987年载于马继兴主编的《敦煌古医籍考释》公开刊行。1995 年，张大昌去世。2005 年，钱超尘、赵怀舟与张大昌众弟子们互动合作研究《辅行诀》，补足了因社会人文因素导致张大昌先生未将部分补泻方条文和金石方献出的部分。搜集了现存世传抄本 21 种，开始了以历史辩证的观念整理《辅行诀》，在辩伪、整订复原稿、藏经洞本稿、校证讲疏、药物、临证医案、研究心得、二旦四神方用药法则、《伤寒论》与《辅行诀》的异同等方面，都有专著问世。1977 年被河北省审定为传承医药文化项目，载入非物质文化遗产名录，在全国业界崭露头角，影响渐大。

回顾一下经方的历史，西汉公乘阳庆得先秦皇帝扁鹊传承之书以来，由于公孙先生家富无子，善医术而不常为人治病，七十余岁时授徒淳于意，意亦常不以家为家，治顺不治逆，故技术暗昧而有余晖。随后即发现古文经学，与今文对垒，并反应到校书工作中来。致使该书随古文家刘歆的兴衰而兴衰，以王莽称帝时（9 年）达极盛时期。《汤液经法》的命名与发展，皆在此期或稍前。之后刘秀建东汉，早期以今文为主，中晚期古今并立。但心为君主之官的地位一直延续致汉亡。

汉末张仲景出，为《汤液经法》第一个传承人。他有机会实践运用《汤液》，更多的是用于疫病，有丰富的经验，也很难作出经方用药的理论总结。导致后世医家以自己的认识分析理解其中道理和意义。造成虽然后世伤寒学派林立，却所宗不一，家家有自家的张仲景，人人有各自《伤寒论》的局面，至今依然如此。

其间南北朝虽有陶弘景晚年对其养生治疗经验和失败的反思，所著《辅行诀》问世，内容主要是总结《汤液经法》用药法则的专著，正好弥补仲景著作之不足，却又屡遭战火伤残、不被人支持和重视，甚至被人责难，或被遗弃而封存，或被人倒卖，又曾因世事而损没，再生后仍遭少数人四十余年的质疑问难，甚至诬蔑系伪作等等。

自仓公起，至今二千一百五十多年中，一直是厄运在身，灾祸连连，身长受烽火战乱，夷匪掠抢，社会动乱，文化思潮逆流的影响等等，能够传承延续至今，实属不易。其中多少文人志士，贤达义勇，为她的传承延续，临证实践耗尽心血，如仓公险遭肉刑，刘歆父子、李柱国终生以校书为业，又力挺古文经学；张仲景则是把《汤液》运用于瘟疫的实践大家，史学家班固不顾《汤液》"技术暗昧于世"，仍选入史书以便后人研究；"汉晋以还，诸名医辈，张机、卫汜、华佗、吴普、皇甫玄晏、支法师、葛雅川、范将军等皆当代名贤，咸师式此《汤液经法》愍救疾苦，造福含灵，虽各擅其异，似乱旧经，而其旨趣，仍方圆之于规矩也"；陶弘景在晚年仍不忘将养生治疗得失写入《辅行诀》，并增入金石方剂以充实《汤液》，将《汤液》知识上升到理性阶段，与张仲景一起完善《汤液》、弘扬《液液》；王远知、潘师正、司马承祯、李含光、韦景昭、朱自英等道教宗师，为保护、整理、收藏相关文本，代代相传所作的努力；王圆录从夷人手中留出《辅行诀》而免遭流落海外；张大昌祖孙三代相继传承、保护、研究、发扬《辅行诀》，甚至使之亡而再生，再生而荣耀；王雪苔、马继兴、王淑民、陶广正、钱超尘、赵怀舟、曹东义，河北省、邢台市文化厅、局以及张大昌先生的亲传弟子们都为传承和发扬《辅行诀》做了不断地努力和卓越的贡献；一切中医、传统文化爱好者的各种方式的支持和帮助者；一些善意的提出学术质疑，和曾有过反对言论的同志朋友们，都作了大量有益的工作。

《辅行诀》以先秦阴阳五行合流古朴的先天气质，历经两汉古今经文论争的洗礼，若隐若现的心属火属土并存、和水土合德理念，造成研究经方的逻辑思维短路，产生不应有的困惑与迷茫。相信热爱经方的同道们，能够深入领会，克服现代学术的不足，会更加深信《辅行诀》确是国医史上的《红楼梦》，是养生诊疗的金字塔，是复兴国医的学术根砥，是一部穿越一千六百多年时空的伟大传奇之作。因此我们有理由提出学习《辅行诀》，研究《辅行诀》，发挥《辅行诀》，运用《辅行诀》的口号，使研究经方的同道和热爱传统文化的同志，团结一致，齐心合力把经方用药规律统一至《辅行诀》的学术上，为国医的复兴和世界医学的发展作出贡献。

（六）陶弘景经方用药法则条辨

1. 元气理论是经方用药法则的指导

经方用药法则，是陶弘景据方剂典籍《汤液经法》择录的六十一首，研究总结出的用药法则。它是依自然对待的先天八卦到流动运行的后天八卦过程的规律为模式，发挥其大一统思想，使春木与秋金、冬寒水与夏火热，在两大统一的基础上，进一步使金木交互的东西燥湿度纬度，与南热北寒的寒热经度相交叉，形成具有我国独具特色的自然时空之象。这种时空之象即汉代盛行的元气之象，也是当时已成熟的五行学说的中土之象。

在阴阳五行合流的理念中，元气为太极未分阴阳两仪者，更不是春夏秋冬四季之象，它是地球公转的一周之期；

五行为地球纬线上的赤道为中心，分为南北各有寒温两带。但地球的自转运动，只形成昼明夜暗的交替，而无两寒两热和以赤道为南北分的中线上的寒热区别。基于在天之太阳为万物主宰，地球的运行之气为从的道理，我国地理所主的燥湿差别，也在于经度的差别，而是东湿为木，西燥为金，仍以南热为火，北寒为水，而以察觉者所在地为中土。此中土在地所主的燥湿中是五行中有名无位的，称之为"阴阳不测谓之神"。在元气学说中被视为"太极元气，涵三育一"中的"一"。此"一"是阴阳两仪气交而生化的"一"，是有形有质的"一"。它在元气学说中，是与地球公转形成四季之气有相同意义，而又多出一层系五行中"中土"的含义。可以认为此"元气"为地球公转时是同时在自转的另一"元气"。也可以认为，此元气是两仪气交所生化的下一时位的元气的形象。

其实两种元气学说并存的学说，在历史上有过一个相当长的时代，它们就是古天文气象学的斗建系统和二十八宿系统。它们都是研究天文气象学和历法学的学说，一个是以二十八宿的运行观察四季为一年的方法，一个是以观察北斗七（九）星斗柄所指方向定年周期的方法，都是元气学说的范畴，不过元气一词的提出，是在斗建系中开始应用。经过长时代的磨合和渗透，后来二者合一，成为汉代元气学说的根据。所以把两大体系的元气视为上下两个时间上的元气是完全可以的。

而且斗建设系统之元气，是北斗指向北极星运转形成圆圈的太极元气形象，但北极星非是固定不变的星宿，每隔若干年，要改为另一个星宿，为北极星，如此进展若干年之后，形成多个北极星的现象。这多个北极星又是一个圆，这个圆即无极，由太极而无极的反复循环，即是无极生太极，从无到有的规律。多个太极元气就有了先后时间上的不同。因此即便不用两大体系论先后的差距，仅以斗建体系论先后元气也是合情合理的事。

笔者研习《辅行诀》至今已近五十年，近二年才发觉《汤液经法》是以元气学说作为整个方剂学为基础的。并曾提出研习《辅行诀》历史辩证唯物主义和古天文气象学为两大法宝的说法。这种认识来源于汉代据当时的天文气象学中月绕地球一周为一个月，十二个月为一年，所形成的历法，一直在与太阳历共存使用，而且与已经进入宇宙飞船时代的公历历法几乎完全相同，可以互相换算；还有连现代高科技也无法理解的古金字塔现象，竟也存在金字塔是与古天文气象学数据相同的建筑结构，是破解金字塔之谜的线索，也说明了古天文气象的元气学说，是穿越时空的传奇理论，作为经方方剂用药法则的理论，是完全可以的。还认识到经方典籍中五味的气质，即是元气二字的代理词或同义语。换言之，方剂典籍中的五味，是其学理的一元之气，是统治全书的理念。

2. 五味理论是经方用药法则的核心

民以食为天。处于蒙昧时代的人类为生存与大自然搏斗，"衣食，蔽体果腹而已"，食物仅是人们充饥、维持生命的必需品。"仓廪实而知礼节，衣食足而知荣辱"，当风调雨顺、丰衣足食后，饮食的目的除了果腹外，就逐渐产生和形成了与果腹关系不大的饮食礼仪制度，这才是食文化之根本。食文化的本质在于文化，而不在于果腹。《吕氏春秋·本味》篇中伊尹对汤王讲的是食医道政四法一贯的道理，是本于食疗的五味而及道政文化，是在烹饪和疗养的滋味理论基础上，扩展致"治大国若烹小鲜"中"烹小鲜"哲理及政治领域。

《尚书·洪范》又提出了："五行：一曰水，二曰火，三曰木，四曰金，五曰土。水曰润下，火曰炎上，木曰曲直，金曰从革，土爱稼穑。润下作咸，炎上作苦，曲直作酸，从革作辛，稼穑作甘。"使五味与五行发生了联系。

《洪范》此段文字的记载，为周武王克殷之后，问箕子以治国之道，箕子答武王之问的内容，其中有"昔鲧堙洪水，汩陈五行"之语。也有些人以五行说出自夏书的《甘誓》，为夏出兵作战的誓词中。无论如何，在《吕氏春秋·本味》中已有"五味三材"之词。而且伊尹为烹饪之祖，首作医典《汤液》，"治大国若烹小鲜"被道家典籍《道德经》承袭，也为助汤王建国治国之策，都是以五味而论的。无论五行最早起于夏或周，伊尹以实践了五味理论适应范围之广之大，有几乎可包容一切的势头，在当时是无可非议的。但是毕竟《本味》所述只是以五所计的味数，而不是五行。五行由五形发展而来，《本味》之五味与三材并列，或即是五形之意，即五行的前驱名称。如此而论，则五味不是五行下的味别，而五味反倒是分别五行的根据。如以能润下的咸味特点，来确定是否是五行之水的根据，其他四行可以类推。

但是有的学者认为《尚书》所载五行的顺序为水火木金土之序，既不符合五行相生序，也不符合五行相克序，而对《尚书》五行颇具微词。应当知道现相存《尚书》本于汉代，而无论今文和古文皆是先秦所遗文化，而汉代正是邹衍阴阳五行合流盛行，五行中之土，被提升至阴阳不测而为"神"的时代，见到不合五行生克之序的记载，即有所怀疑是不够公正的，起码是不够严肃的。在没有标点的汉代资料中，更容易引起偏差。

笔者认为《尚书》五行之序完全适应阴阳五行合流及五行中土为"神"的需要，应以"水火、木金、土"句读。如此理解，可以说《尚书》之五行序非但无误，还是对具有当时领先思想的表述。

由此可知，五味在三王时代有与五行类同的意义，不仅是现代所说的口尝的滋味之义。笔者同意近代贤达梁启超先生主张五行一词为周代首先提出的观点。可理解本书将五味作为全书统治的含义，是汤液经典创作时期的通行理论，这是研习《汤液经法》必须了解的问题。而且五味可为五行之前驱之说，还可从《礼记·礼运》中发现根据。

《礼记·礼运》："五味、六和、十二食，还相为质也。"

《淮南子·原道》："无声而五音鸣焉，无味而五味形焉，无色而五色成焉。"

《礼记》这段文字的意思，是说药物和食物的滋味不止五种，辛甘酸苦咸是五种最基本的滋味。此外还有淡味、涩味。由于长期以来将涩附于酸，淡附于甘，以合五行配属关系，故习称"五味"。故有古人饮食讲究"六和"之说。《礼记·礼运》：谓："五味、六和、十二食，还相为质也。"郑玄注："和之者，春多酸，夏多苦，秋多辛，冬多咸，皆有滑、甘，是谓六和也。"孔颖达疏："以四时有四味，皆有滑有甘，益之为六，是为六和也。"而《淮南子·原道》所述之"无味而五味形焉"一句，正是伊尹五味是五行说前驱的注脚。

伊尹向汤王进言中，即有"调和之事"之说，是将食品五味结合药物来谈的，认为药食动物可分为三大类：生活在水里的有腥味；食肉的有臊味；吃草的有膻味。尽管它们原来的气味都很不好，但都能被制成美味可口，而关键在于针对不同的原料采取不同的调和制作方法。调和滋味的诸因素中，水是最基本的因素。要凭酸、甜、苦、辣、咸这五味和水、木、火这三材来进行，鼎中多次沸腾，多次变化，是靠火候控制调节的。有时要用猛火急烧，有时要用微火慢烧。消灭腥味，去掉臊味，除净膻味，烹出美味，全在于掌握火候，千万不能违背火候运用的规律。调味的学问，在于五味的巧妙配合。投放食药之品，先后次序和用量的多少，都是有讲究的，鼎中的变化，微妙深奥，用语言难以表达。心中有数也更应悉心去领悟："鼎中之变，精妙微纤，口弗能言，志弗能喻。若射御之微，阴阳之化，四时之数。故久而不弊，熟而不烂，甘而不浓，咸而不减，酸而不酷，辛而不烈，淡而不薄，肥而不腻。"

《五味》还是《灵枢经》中的第五十六篇文章，主要论述五谷、五菜、五果、五畜中的五种性味，对人体所起的不同作用，阐明了五味对于五脏疾病的宜忌，这些宜忌，都是药物治疗、饮食疗法以及饮食调补的基本原则，是三王时代五味说的表述。《素问·脏气法时论》指出："辛散、酸收、甘缓、苦坚、咸软。"这些都是对五味属性和作用的最早概括，也是《辅行诀》五味功用学法则的根据。在诊断治疗、遣方用药等方面广泛的运用。而《辅行诀》用五脏体用观对肺肾二脏的苦欲做了相应的调整，使五味体用功效更加符合实际。关于陶氏五脏五味体用化的具体内容前已详述，兹不复述。

3. 陶氏用药特色条辨

第一条：五脏虚实辨证与药味离合十法

《辅行诀》是修道的"辅行"之作，其目的是欲使学道者脏气平和，否则"五精不续，真一难存，元景不入耳"。观该书五脏补泻方例前小序中此意，可知该书之宗旨是"守真一"。

"守真一"是道家修炼方法。"守"是保守之义，"真一"即一元之气。《太平经》说："一者，元气之始也"；"一者"，"其元气沌沌之时也"；"古今要道，皆言守一，可长存而不老，人知守一，名为无极之道"。"真一"即是先天元气。此气得之先天，为五脏精气的综合。人之生命，要靠五脏精气的和合接续而维持，否则先天之元气不能固存而病生于内，延年益寿就无从谈起。因此道家的养生方法就是通过"守真一"，以固守元气，使五脏精气和合，一元之气得到接续而疾病不生。

这种观点与《黄帝内经》"正气内存，邪不可干""邪之所凑，其气必虚"的观点是完全一致的。其"正气"与"五脏精气"似异实同。五脏精气似乎是狭义的或者局部的精气，然而五脏乃是整体的代称，是五行学说派生而出的代名词，对五行学说已臻完善而且盛行时代的著作，更应作如是观。

陶氏认为，疾病的发生是由脏气不平所致，所谓"脏气和平"即五脏的体用相对平衡。由于体和用的相互制约关系，用虚则体耗减少，而所藏之物质积蓄，此积蓄（过剩）的物质亦可致病而为邪；体虚则用无制而虚张，这种虚张的现象也是"邪"的表现。

由于"用"是顺脏"欲"的方面，是脏腑气化活动的表现；"体"是与"用"对立的方面，是脏腑气化活动的物质基础。体和用任何一方有余和不足，都是失其常度而为病态，从这个意义上说，无论体不足或者用不足，都要是虚证。所以陶氏才规定以用不足为虚，体不足为实证。突出了他的辨证特点，以方便辨证用药。

"正气内存，邪不可干"是国医的通用防治机理，而经方之特点，主要是用药物的性能养护正气，使邪气不能干扰人体生理活动的养生术。整理方剂理论的《辅行诀》，论方剂组成法则，以药理学为基础，且作者本人即《神农本草经》的最早整订者，对经方的研究更为精准。

《辅行诀》中五脏各分体用，其体用交互生化的过程，即是五脏的正气，五脏各自的正气能量，集合为一则是人体一身之正气。它有如现代所谓的免疫功能。而五脏体用的作用，亦如免疫超常和抑制有互相调节作用。如肝的用味是辛，能散，体味是酸，能收，二者互相调节，可化生出化甘味来，此甘为下一时位之正能量，辛和酸如即时状态之免疫超常和免疫抑制作用，都是正气。它脏的体用化，以此类推，则为心之咸苦化酸、脾之甘辛化苦、肺之酸咸化辛和肾之苦甘化咸，称之为五合化法。

五脏正气体用化的五味配置根据，是从《素问·脏气法时论》药物五味功用的辛散、酸收、咸软、苦坚、甘缓，以及五脏的苦欲、宜食而来，故这种配置具有人体五脏之气、天地自然之气和药物所具气味属性的统一性，是天地人三气合一的模式。因此经方模式的方剂，是治疗人体疾病的最佳选择。

此五种体用合用生化之法是调节化生五脏正气，扶养病人生命活力，也可称之为"养生五合化法"。

然而药之两种味属者合用，有离有合，其不合化者在《辅行诀》中亦有五法，谓之"除病并行法"。实际上此五味并行，是相对五合化而言，指药物五味功能学说中，除五种两味相合化的模式可以产生出化味外，还有五种两种药味相离而而是其性并行，却有消除病证作用的模式，它们分别是：

辛苦除痞：肝用味辛之宣散与心体味苦下同用，可开中焦脾胃升降失常之痞，又可称除痞并行法；

咸辛除滞：心用味之咸润与脾之体味辛散同用，可软坚润燥，消磨饮食痰血，以除肺胃肠之积滞，因肺腑大肠与阳明胃经，均属燥金之经，又可称除滞并行法；

甘咸除燥：脾用之甘味缓与肺体味之咸润同用，燥为金西肺甩主，有热寒之别。南火热灼津之燥，得甘之缓和则火之急躁减，得咸之润则液之耗得以滋而燥除；北水寒而坚凝为冰而地坼，甘之弛缓，可使闭藏于内的肾气得以松解而化水结；咸可助水之化而不冰凝，所谓咸水不冰则寒燥除。总之，无论寒燥热燥，均可用甘咸法除之，又可称肾体味化味并行；

酸甘除逆：肺用味之酸收与肾体味之甘同用。逆是因体脏腑经络水液气血及五行阴阳之气交互升降的方向，趋向于反向于生理常规的一类病证。

段注《说文》谓："厥者，逆也。"

《素问·方盛衰论》谓："雷公请问：气之多少，何者为逆，何者为从？黄帝答曰：阳从左，阴从右，老从上，少从下，是以春夏归阳为生，归秋冬为死……气多少，逆皆为厥。"可见逆、厥二字义理相通，故逆证也称厥证或厥逆证。

逆为运行方向与正常者相反，《景岳全书》谓："厥者尽也，逆者乱也。"厥为尽，尽，为终极的意思，凡物极则变，在方向上也会有所转变，转为原来的反方向，或反的方面。如肝之经称为厥阴，是寒水阴气达到最盛极点，是将要转变为阳热之气的开始时期，阴阳之气不能顺接则为病，故此时的气化特点，与厥逆病相似，有上下不交之寒热厥，阴阳胜复之阴阳厥逆证亦多，《伤寒论·厥阴篇》是以酸收味之乌梅为主的乌梅丸为代表方剂，《辅行诀》以芍药甘草为除逆之法。

肝之体味酸，功用在收，收有接到、收回、招回之意，治疗逆证，乃取其能收回违背正气运转方向的邪气，或称能控制和扭转事物极则反，转变趋向的局势；用肝之化味甘，是取其能缓，以缓和逆乱之局势，又可称为除逆并行法。

苦酸除烦法：肾用味苦与肝体味酸同用可除烦。《说文》谓："烦，头热痛也"；《礼记》谓："烦，劳也"。烦为劳役过度，阴精阳气不能上承，心火热乘之而失养，神不得舍而胸失其安宁的证状。药用心之体味苦以坚闭其耗散之心血阳气，以复其精神；用心之化味酸以收降浮越于上焦之火热，则心神归舍而烦除，故又可称之为除烦并行法。

以上五种相并而行法，为祛除五脏病证的法则。此五类病证，基本包涵了常见杂病的病证，可谓之药味并行除五证法。

此养生合化五方法与并行除病五法共十种，是《辅行诀》组方用药诸法的基础，是最方便的养生和除病的药对。

第二条：五味五行互含

《辅行诀》谓："陶隐居云：依《神农本经》及《桐君采

药录》，上中下三品之药，凡三百六十五味，以应周天之度，四时八节之气。商有圣相伊尹，撰《汤液经法》三卷，为方亦三百六十五首。上品上药，为服食补益方，百二十首；中品中药，为疗疾祛邪之方，亦百二十首；下品毒药，为杀虫辟邪痈疽等方，亦百二十五首。凡共三百六十五首也。实万代医家之规范，苍生护命之大宝也。今检录常情需用者六十一首，备山中预防灾疾之用耳。

《汤液》药本五味。味同者功有殊，亦本《采录》形色。味、形者，禀天地之气化成，皆以五行为类，又各含五行也（上四十字，藏经洞卷子传抄本空缺，为笔者据文义所补）。检用诸药之要者，可默契经方之旨焉。经云：在天成象，在地成形。天有五气，化生五味，五味之变，不可胜数。今者约列二十五种，以明五行互含之迹，变化之用。如下：

味辛皆属木，桂、琅玕为之主。生姜、伏龙肝为火；附子、阳起石为土；细辛、礜石为金；干姜、雄黄为水。

味咸皆属火，丹皮、凝水石为之主。大黄、禹粮石为土；葶苈子、芒硝为金；泽泻、磁石为水；旋覆花、硝石为木。

味甘皆属土，人参、赤石脂为之主。甘草、石膏为金；茯苓、乳石为水；薯蓣、云母为木；甘草（炙）、石英为火。

味酸皆属金，麦门冬、石绿为之主。枳实、白矾为水；芍药、硫黄为木；萸肉、皂矾为火；五味子、曾青为土。

味苦皆属水，地黄、滑石为之主。黄芩、代赭石为木；黄连、丹砂为火；术、黄土为土；竹叶、白垩土为金。

此二十五味，为诸药之精，多疗五脏六腑内损诸病，学者当深契焉。

又有药十三种，宜明其五行互含之事，以备心病方之用。如下：

通草为木中土，又为木中水；淡豆豉为木中火，又为水中木；升麻为土中金，又为土中火；栀子为水中木，又为水中火；戎盐为火中土；酢为金中水；瓜蒌为土中土，牡桂为土中火；干姜为木中水；薤白为水中土，又为水中金；白酨浆为金中金，又为金中火；五味子为金中土，又为火中木；半夏为火中木，又为火中火。"

上述五味五行互含，是古代药物学和方剂学的理论渊源，以及五味五行互含学说的理论根据。

① 古药物学和方剂学辨析

《神农本草经》和《桐君采药录》都是中药学最早的书籍，它们都是把药物分成上、中、下三个等级，这是古代天地人三才学说的体现。《本草经集注》云："上品药性一百二十种为君，主养命以应天，可应寅卯辰巳之月，法于万物生荣；中品药主养性以应人，应于午未申酉之月，法于万物成熟；下品药一百二十五种为之佐使，主治病以应地，有毒，应戌亥子丑之月，地体收杀，法万物枯藏。"而且还引用了《药对》五条，认为此五条"义旨渊深，非世所究，虽可遵用，而是主统领之本"；陶氏认为，此《药对》五条为至高至深之理论，虽然不必完全遵照使用，但仍然有指导和统领的意义。其五条原文为：

立冬之日，菊、卷柏先生时，为阳起石、桑螵蛸，凡十物使主二百节为之长。

立春之日，木兰、射干先生，为柴胡、半夏使，主头痛四十五节。

立夏之日，蜚蠊先生，为人参、茯苓使，主腹中七节，

下篇 详论 [三统]

保神守中。

夏至之日，豕首、茱萸先生，为牡蛎、乌喙使，主四肢，三十二节。

立秋之日，白芷、防风先生，为细辛、蜀椒使，主胸背二十四节。

古代药物的三品划分，是以药物对人体有无补益作用和有无毒害作用，分为三个等级，然而药物对人体的利弊，又与其生成及四时气候影响有关。四时之气，春生、夏长、秋收、冬藏，药物在生成过程中，禀受了寒、热、燥、湿、风之性，或为求生存，而具备了抗拒五气淫盛之功能，于是形成了药物的特性，得具生养之气者谓之上品，得具收杀之气者谓之下品，性能冲和者谓之中品。可以认为古代的药物学即是功能学。

在《神农本草经》记载单味药物性能的基础上，随着医学的发展和医疗实践的需要，秉承《神农本草经》思想，由多种药物合用治疗的方剂学的典籍即《汤液经法》应运而生。

自《汤液经法》问世以后，历代医学家，对它都是推崇遵用，如持规矩，如张仲景即"论广汤液"而为《伤寒论》，历代诸家，均有宗法于《汤液经法》，对继承发扬其学术，解除人民疾苦作出了巨大的贡献，可见该书的宝贵价值和深远的影响。

陶氏择录《汤液经法》中常用方剂六十首，其实现本《五脏用药法要》共载方91首，即草木药大小补泻方24首，救误草木泻方5首，救虚劳草木大小补方10首，金石药大小补泻方20首，金石（救误）大泻诸散、汤方5首，救虚劳金石药大小补方10首，外感天行大小神方12首，神仙开窍救卒死中恶方5首。其中救虚劳草木大小补方后有"今所录者，皆小汤尔"，故知加五畜脏器之五补大方为陶氏所录"六十一首"之外者，以此推测，金石药救虚劳中之有畜肉之大方亦当为"六十一首"之外者，其录小方舍大方之原因，很可能是因当时陶氏已接收了佛救思想，有戒杀生食荤的观念所致。另外衣抄本中金石大小补泻方20首，仅有表格，疑为陶氏据前草木补泻方例用金石药之对应者互换而成，亦非陶氏所录"六十首"中之方，如此计算，则现本所记，当有61首为陶氏择录《汤液经法》者。本节小序中言《神农本草经》中载药三百六十五种，而《汤液经法》三卷，为方亦三百六十五（此句中有"亦"字，可知脱一"五"字）首，陶氏云检录六十首，乃约略之词，所录此六十一首，适得《汤液》之六分之一。

陶氏在所择录《汤液经法》方中例具有代表性，既有务使"脏气和平"的脏腑补泻方例（养生方），又有救误治、虚劳的补泻方例（治坏病方），还有治外感天行病方例（调病方）及救急开窍方，同时还有用峻猛"毒药"攻病之金石补泻方。只要理解了这些方剂的组方规律，就可以使读者默默体会到《汤液经法》的组方义旨了。

② 经方组方用药义旨

对《汤液经法》的用药组方意旨，陶氏作了高度的概括和简要的说明。他讲了三层意思。

一是"在天成象，在地成形"。此语出《周易·系辞》，是讲变化的，陶氏引以为处方学的宗旨，说明用药组方的规律应遵循自然界一切事物变化的规律。

"象"是描什么呢？《周易·系辞》说："圣人有以见天

下之啧，而拟诸其形容，象其物宜，故谓之'象'"。可见"象"即是能用眼看到的东西，用来对奥秘难以用言语表达的事物形容和比拟。所谓"在天成象"即是天上有象，此象是什么呢？即人们所见到的，天上日、月、星、辰的有序运行，因为日、月、星、辰的有序运行规律，与一年四季更迭，寒暑往来，昼夜交替等一一对应，故可以用来比比拟这些事物。因为世界一切事物无不在这些客观环境中生存和毁灭，其生、老、病、死或生、长、化、收、藏，与客观环境息息相关，因此一切事物都与"天象"有一定的关系，并且有其规律，可以用"天象"比拟，形容世界万事万物。如北斗七星的运转，可以比拟四时，所谓"斗柄指东，天下皆春"即是见到北斗七星的斗柄指向东方，必然是春天的时间，这时天气渐暖，植物开始发芽、成长，一些冬眠动物结束蛰藏，开始活动等，因此"斗柄指东"可以作为这些事物状态的比拟和形容，即"象春"。

所谓"在天成象"即是天上有一切事物变化规律的形象和比拟。

"形"是什么呢？《周易》释乾坤时说"形乃谓之器"，又说"形而下谓之器"可见"形"即是器物的形状。器物是客观存在，能用感官觉察到的，并非凭空幻想的物质。所谓"在地成形"，地上有哪些容现存在的形体物质呢？古代哲学家们把地上无数物质分为五类，用木、火、土、金、水作为它们的代表，因此这五种物质的形状，代表了在地上器物之形。这些器物的形态是如何形成的呢？它们的形成要靠在天之气作用于地上五类物质，才能实现。如地上的水，受天气之热，则蒸发为气体之云雾；受天气之寒，则可凝为冰霜固体；木得天之热则茂盛，得天之寒则凋零等。

所谓"在地成形"即是地上一切物质在天气的作用下成就了其形态变化。

由于"在天成象，在地成形"是一切事物变化的原因和基础，因此药物和方剂的认识也必须以此为法。于是陶氏又阐述了第二层意思，即"天有五气，化生五味"。

天上日月星辰的循序运行，产生了四季更迭变化，夏季太阳光强，其气热，对应五行之火；冬季太阳光弱，其气寒，水为其应；长夏之季，湿气重，故长夏对应湿；秋季天气转凉，湿气凝结为燥象，故以秋对应燥；风为空气流动之象行于四时，但风性动，有风则草木摇动，故以春木应之。此寒、热、燥、湿、风为天之五气，故云"天有五气"。的根据，

寒、热、燥、湿、风五气的交替出现，影响着地上五类物质的形态和质量，因此天气运行对物质性质改变和形成有巨大的作用，五味可以表示五行物质性能，故云："天有五气，化生五味。"实际上这种说法与前所述五味是区分五行并不矛盾，因为在三王时代它们本来是同义词，不过有时间不同的称谓变化罢了，五味成为五行所属，是在五行盛行，地位提高之时的事。

五味作为五行物质的性能，它是五行运动的产物，而五行运动是在天气运行行的影响下进行的。关于五味与五行的关系，一般认为《尚书·洪范》的文字前已经详述，兹不复述。

最后一层意思是陶氏所说的"五味之变，不可胜数"。

由于"味"是五行物质运动与在天五气运动相互影响而发生性质改变的现象和结果，五行所指乃五类物质，并非五种物质，每类物质的各自差异，其性质必然有异，如同是木

类，有草木、树木、灌木、谷类之不同，其生长区城，或环境不同，则其性质亦异，如淮南之橘，在淮北则为枳，因此五味之中，又可以分出无数种类来，故云："五味之变，不可胜教。"

"五味之变，不可胜数"是陶氏企图在把众多不同物质归类为五的前提下，据五类物质的不同进行再分类的认识。

大概陶氏受《素问·阴阳离合论》"阴阳者，数之可十，推之可百，数之可千，推之可万，万之大不可胜数，然其要一也"，和《灵枢·阴阳二十五人》"天地之间，六合之内，不离于五，人亦应之，故五五二十五人之政……"思维方式的启示，在五味问题上，提出五味类分五行，每行又分为五行的理论模式。这种理论模式，解决了相同味的多种药物之间，功用特异的问题，把高度概括药味五行分属，更加细致化、具体化、个性化，是中医药物性味学说由宏观走向微观的初步尝试，对推动中药性味学的发展具有进步意义和启示作用。

序文最后，提出了下文的内容，即选择常用药物二十五种，以明确其在五行互含分类方法中的归属，为五味理论增加了灵活性和实用性，同时也昭示了药物同味不同质问题的理解和具体使用。

表5 5·8草木金石药五味五行互含位次表

	辛 木	咸 火	甘 土	酸 金	苦 水
木	桂枝 琅玕	旋覆花 硝石	薯蓣 云母	芍药 硫黄	黄芩 代赭石
火	生姜 龙肝	丹皮 凝水石	甘草炙 石英	黄肉 皂矾	黄连 丹砂
土	附子 阳起石	大黄 禹粮石	人参 石脂	五味子 曾青	术 黄土

	辛 木	咸 火	甘 土	酸 金	苦 水
金	细辛 砒石	葶苈子 芒硝	甘草 石膏	麦门冬 石绿	竹叶 白垩土
水	干姜 雄黄	泽泻 磁石	茯苓 乳石	枳实 白矾	地黄 滑石
土 用	甘	白酒 火硝	瓜蒌 矾石	豉 曾青	
土 体	辛	栀子 戎盐	龙胆草 卤硷		半夏 礜石
土 化	苦		薤白 姜石		

表6 5·8表中有关从土火论心部分的更改续表

	方从		辛 木	咸 火	甘 土	酸 金	苦 水
心兼属土火	木	土		半夏 卤硷			栀子 朴硝
		火		五味子 曾青			淡豆豉 石胆
	火	土	淡豆豉 石胆		牡桂 理石		
		火		半夏 卤硷	升麻 石蜜 牡桂 理石	白截浆 硇砂	栀子 朴硝
	土	土	通草 铁落	(玄参) 戎盐	瓜蒌 海蛤	五味子 曾青	薤白 姜石
		火		(玄参) 戎盐	瓜蒌 海蛤		
	金	土			升麻 石蜜	白截浆 硇砂	
		火					薤白 姜石
	水	土	干姜 雄黄			酢 矾石	
		火	通草 铁落 干姜 雄黄			酢 矾石	

下篇 详论 [三统]

第三条：大小补泻方法则

《辅行诀》在《汤液经法用药图表》注文中说："主于补泻者为君，数量同于君而非主故为臣，从于佐监者为佐使"，对补泻方剂的组织结构及月用量比作了概括的说明。

但是这段文字只是明确了君药的意义在于主补泻，对臣药则只提供了与主药的鉴别在于"非主药"而且在数量上与君药同。对佐使药的说明倒是提及了其意义为"从于佐监"，即是服从，或顺从"佐监"的药物，是为"佐监"服务的。但什么是"佐监"则没有说明，因此"佐使"之义亦甚为渺茫。

分析该书大小补泻方例，补方中之君药，均为五行互含说中本味之主药，如木中木、火中火等；泻方中均以克本脏中同本脏者为君，如泻肝汤用金中木，泻心汤用水中火等。如此泻方之君药，有恩威兼施，泻不致虚之义。补泻方中之臣，有佐监之分。补方之佐臣为本味中具君之母性者，有助生源不竭之意，如补肝之佐臣为木中水药。监臣为体味中受本脏所克者，有监制用过生弊而不攻伐之意，如补肝之监臣为金中土药。补方中之佐使为本脏之化味中与本脏同气者，有化生繁衍不息之意，如补肝方中之佐使为土中木药。小补方用药皆是四味。

泻方之君，为克本脏味中与本脏属性同者，有泻而助之，伐而不伤之意。泻方中之佐臣，为本脏体味中生本脏者，可泻而生源不竭，如泻心用水中木药。监臣为本脏味中具子气者，可防过泻而绝之弊，如泻心用火中土药。泻方所治为实证，化机未衰，故无需佐使之品而药只三味。

关于佐、监之臣和使佐之义，该篇云："数量与君同而非主为者为臣"，而与君数量同者，每方均为二种且味有别，则与本脏用味同者为佐臣，与体味同者为监臣，从属于佐臣和监臣者之谓佐使。可见陶氏的"臣"即"佐、监"。从字义上看，"佐"有辅佐、帮助之义，"监"有监察、监视之义。因此，"佐"和"监"都是为君服务的，都可称之为"臣"，不过其职责不一而已。这和现代中医学所指的"佐"有不尽相同之处。现代医学中的"佐"乃佐制，为"制约"之意，倒与陶氏的"监"相似。"佐监"之义明，则"佐使"的问题亦迎刃而解。不过其"使"的作用是"从"（与《黄帝内经》之"应"相同，"应"之义为顺应、答应）于佐监，即从于臣，服从于臣的需要。它虽然与臣一样，都是为君服务的，但它要从于臣，与臣有等级上的差别，在小补方中用量为君臣药之三分之一。"使佐"对"臣"也可以有"佐"和"监"两方面的作用，但小泻方中不用佐使。如此则"使"也非如现代一般概念中的引经报使，因为引经报使实际上应当是君药的功用。试想，若君药所归经络脏腑与其症状所属之经络脏腑不一，如何能称君而主病？譬如以夷人为君，必国将不国。

下篇　详论［三统］

从上面比较和分析，可见为《辅行诀》的方剂小补泻方组织结构为：

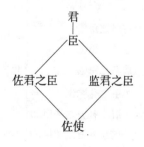

图 16　《辅行诀》的方剂组织结构

　　小补泻方是全部陶氏补泻组方法则的基础，一切方剂都与小补泻方用药模式相关，是在小补泻方组方理论基础上的加减变化所成的五脏补泻交合、重组、类分、变通而来，其中蕴涵着诸多全部经典方剂一统于小补泻方用药义理之中，是本书中提出经方用药法则统一的根据之一。这种情况，使笔者认识到陶氏的"汤液用药图"所谓"学者能暗于此，医道毕矣"一语非浮夸之语。

　　因此诸补泻方在此仅简略说明大补泻、救误大泻和虚劳五补草木用药法则，在以下各条中详述，以突出显示大一统思想。把经方用药法则的大统一落到实处。

　　治疗病涉整体之大补方，系由本脏小补汤加入本脏之子脏小补方之君臣（佐、监之臣）而成，而子脏小补方之君药在本脏大补方中迁降为臣，此臣药乃他脏助援之格，暂称之为"援臣"；其臣药（佐臣）则亦迁降一级而为（佐）使药。这即如《本草经集注》所云诸侯分封，"虽得君制，而犹归宗周"。因为子脏小补方所治，乃本脏病的继发证或并发症，不是主要的方面，故其君臣在其母脏大补汤中，也迁降一级。大补方用药七味，为君一臣三佐使三之制，其组织结构如下：

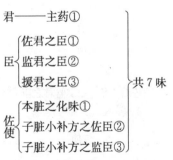

图 17　大补方的组织结构

大泻汤的组织结构，亦如大补方，仍以本脏小泻方之君臣为君臣，另加其子脏小泻方之佐、监臣及本脏化味药（本脏之母脏小泻方之佐臣）为佐使。大泻方共用药六味，为君一臣二佐使三之制。其组织结构如下：

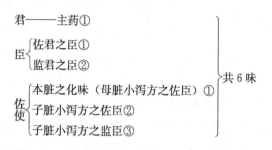

图 18　大泻方的组织结构

救误五大泻方所治，均是因误治致本脏邪气未除，触犯子脏之生机而致子脏亦病之证，是缘五行相生序发病的轨迹。故用药皆仍用本脏泻方之君和佐臣以祛邪，加入子脏补方之君臣（包括佐监二臣），意在助益子脏功用，以驱误治所受之邪。

救误五大泻汤证，泻肝汤证为肝气机上逆；泻心汤证为中焦气机痞塞不得升降；泻脾汤证为肺气不降；泻肺汤证为气结血燥而不下；泻肾汤证为阴水逆升；皆是气机升降失调之证。同时各方证的加减例，亦无不是以调其气机升降出入为法，且所加之药，各有子脏之果实类（肾条所加为子脏果类的根皮）一条，体现了"五果为助"之养生法则。

故救误五大泻汤的治疗均是以调理气机之升降为法，即"知犯何逆"，所除之证，概括了药味不合化的并行所除之五脏病证，与《伤寒论》误治之法，理事若一而更全面。

虚劳五补方用克制本脏之泻方君药为代君之药，而以其补方之君药为监臣；用泻君之量倍补君来体现助体为泻之意。同时仍用本脏补方中之佐臣为佐臣，而此佐臣皆是本脏主味中具母脏之气者，如补肝用其主味辛中之有水性者，即木中水干姜。

从另一角度来看，从"制以所官之主，承以所生之同"的三味草药之间合化或不合化关系而论，各方中代监臣之药与佐臣合化生成之味，正是本脏之化味，有补益本脏气化的作用；代君与代监臣合化所生之味，正是本脏之用味，从而起到了补益本脏的作用；其中代君药与佐臣不合化而除某病，即可产生除病邪的作用。以五行相生序排列，依次是肝为除滞，心为除燥，脾为除逆，肺为除烦，肾为除痞。

各方中除上述三味草药类外，所用均是谷类的酿制品以养其正；菜类之品以补充其所损；果类药以助其力；畜类药以益其精的食疗法则。

在具体食物的选择上，却又是根据《黄帝内经》各类谷物类属五脏的记载，取为本脏所属者。如养生补肝汤用肝之谷麻之酿制品麻油，果、菜、畜类则采用了金木交互、水火既济的方法。即肝与肺之果菜畜交互使用，心与肾之果菜畜交互使用，唯脾土是本脏体味之菜与用味之果同用以迎合自身体用交互的方法。其他各类食品的味属均为本脏用味，体现了虚劳五补汤亦是五脏用味为补的基本方法。他们在方剂中均是使佐之位。

第四条：营气运行与元气二旦

营气营气运行路线图

《灵枢经》第十六篇"营气"载黄帝曰：营气之道，内谷为宝。谷入于胃，乃传之肺，流溢于中，布散于外，精专者，行于经隧，常营无已，终而复始，是谓天地之纪。故气从太阴出注手阳明，上行注足阳明，下行至跗上，注大指间，与太阴合；上行抵髀，从髀注心中；循手少阴，出腋中臂，注小指，合手太阳；上行乘腋，出（出页）内，注目内眦，上巅，下项，合足太阳；循脊，下尻，下行注小指之端，循足心，注足少阴；上行注肾，从肾注心外，散于胸中；循心主脉，出腋，下臂，出两筋之间，入掌中，出中指之端，还注小指次指之端，合手少阳；上行注膻中，散于三焦，从三焦注胆，出胁，注足少阳；下行至跗上，复从跗注大指间，合足厥阴，上行至肝，从肝上注肺，上循喉咙，入颃颡之窍，究于畜门。其支别者，上额，循巅，下项中，循脊，入骶，是督脉也；络阴器，上过毛中，入脐中，上循腹里，入缺盆，下注肺中，复出太阴。此营气之所行也，逆顺之常也

这段经文所讲，是每昼夜营运在人体经脉轨道中五十周的营气，之所以能够正常运行的根本的推动力和最宝贵的支撑，在于人每天都要正常食用谷物。谷物进入胃中之后，通过脾胃消化吸收，将最精微的气运送到肺中，通过肺的呼吸运动在人体内流溢，在人体外而散。滋养脏腑，颐着形体。

营气中最精专的部分，运行于经脉的隧道中，也就是运行于血管系统和血管外各种系统中，恒常运营不休，终而复始。这体现了天地运转的规律性和法则。

具体讲，气从手太阴肺经出来，先注入手阳明大肠经，完成第一次表里相合的运行。

接着从手阳明大肠经上行注又足阳明胃经注入足从入足阳明胃经，下行到足背，注入到足大趾间，太阴脾经，完成第二次表里相合的运行。

接着从足太阴脾经上行到髀骨部，再上行注入手少阴心

经，顺手少阴心经的路线，从腋窝出来到臂中，注入小指，与手太阳小肠经脉相合，完成了第三次表里相合的运行。

手太阳小肠经中的营气上行从腋窝外侧中穿出，上行到颧骨到达目外眦，再上，再上巅顶下项与足太阳膀胱经相接，足太阳膀胱经经气顺脊中下行至尾窍，再下行至足小指，顺行至足心涌泉穴与足少阴肾经相合，完成第四次表里相合的运行。

营气在足少阴肾经经脉中运行，上注于肾中，从肾中注入心经之外，散布于胸中，接入厥阴心包经，顺手厥阴心包经路线从腋下出来下行臂中，从两筋之间出行至掌中，出中指之端。再注入小指次指无名指之端与手少阳三焦经相合。完成了第五次表里相合的运行。

营气在手少阳三焦经中从无名指上行，注入膻中，散于三焦部位。从三焦出行注入胆中，与足少阳胆经相接。足少阳胆经经气又下行至足背部，重新注入大趾间与足厥阴肝经相合，完成了第六次表里相合的运行。

足厥阴肝经中的营气上行至肝，又注入于肺。上行喉咙至鼻内窍。它的分支又从额部运行到头顶，然后下行脊中到腰骶部，这是督脉运行的路线，接着又上行通过阴部毛际，向上运行时入到肚脐中，再向上进入腹内，再向上直抵缺盆，自缺盆流注到肺脏。又一次进入手太阴肺经，将开始下一个周次的营气运行。

以上就是营气运行的路线，这是气血运行所遵循的规律。

《灵枢经》第十五篇"五十营"运用地球自转一周，反映在天球上，是天球大圆二十八宿绕大地旋转一周的规律，来说明营气在人体二十八脉的周流往复，同时以铜壶滴漏的方法来合和经脉长度：天球大圆二十八宿，每宿占三十六分，共计一千零八分。

《灵枢》对营气的论述是以地球自转和公转周期的运行规律，说明人体营气循一定轨道运行全身的速度和长度。天人相应观认为，天地间气即一元之气，人体一身之气即人之一元之气，在方剂学中，经方是五脏补泻用药二十五种，外感天行用药三十种，共用五十五种，恰合天地之大数。

何为天地之数？《系辞》明言之："天数二十有五，地数三十，凡天地之数五十有五"。天为阳，阳为奇数；地为阴，阴为偶数。若将从一到十的所有奇数相加之和则为二十五，即以此奇数看作天数；所有偶数相加之和则为三十，即以此偶数看作地数。两者之和五十有五即为天地之数。元气为天地之间的一元之气。

故经方的用药法则与营气运行的法则都是一元之气的范畴。在营气运行过程中，厥阴心包经，顺手厥阴心包经路线从腋下出来下行臂中，从两筋之间出行至掌中，出中指之端。再注入小指次指无名指之端与手少阳三焦经相合。完成了第五次表里相合的运行。这一次表里相合的运行，却与阴阳二旦的名义和内容有直接联系。

众所周知，手厥阴心包络为阴之尽处，阴尽则阳出，故所交之处为手少阳三焦经，而二者之交接点恰在丑寅之交（后天八卦方位上的艮位）的新年立春阳气初始起和夏至日太阳升起之时位，而立春日又是为一上一年下半年为阴的结束，阳气的初始，自然即是阳旦。结合之前多次提起此处阳旦的命名含意，可更深层次的得以认知。

阳旦之名得到认证后，我们不免对阴旦的问题进一步申述。

从营气运行程序第二次表里相合的运行，是从足阳明胃经注入足太阴脾经的表里相合的运行。正是未申交点（后天八卦中坤位）时位的立秋日，也正是每月纴日新的弯月初升之处。立秋日是一年中的半年和上半年的分界点，之前为一年热度最高之时，热极则寒，故也是寒凉渐加，阴气趋重的时节而称为阴旦。不过有一点必须说明，即是此处之太阴为三阴之长而阴旦之名乃言初月发光之事，月本无光，是以太阳之反射光为光，故只有借属阳的手经太阴肺之名而说之，才能合乎理事。

总之，经过对营气运行的规律在天文气象学人体营气经脉学和经方药剂理论都要是一脉相承、息息相通的天人合一思想。这种思想的内涵是博大精深的，只有深入地探索和追求，才能继承和发扬国医文化，使古老国医焕发青春，展现养生疗疾的神奇优势，独立于民族之林。

笔者从事经方典籍《辅行诀》的研习已近半个世纪，最近几年才发觉"汤液经法用药图"与外感天行病中所说的二旦四神方的三大气交法则，竟也与上图息息相通。这一发现，也是笔提出三大统一的思想根源之一。以下对陶氏三大气交与五脏补泻方用药法则交叉对比分条论之。为适应大一统的需要，其中难免在有些方面，对前说有所充实或取舍，但基本可证经方用药法则的统一，是客观存在和可以发挥利用以求学术进步的途径。

陶弘景的三大气交法则文字为："阳旦者，升阳之方，以黄蓍为主；阴旦者，扶阴之方，以柴胡为主；青龙者，宣发之方，以麻黄为主；白虎者，收重之方，以石膏为主；朱鸟者，清滋之方，以鸡子黄为主；玄武者，温渗之方，以附子为主。此六方者，为六合之正精，升降阴阳，交互金木，既济水火，乃神明之剂也。"

第五条：二旦汤用药法则

阴阳二旦方名，意旨广博高深而幽远，富有经纶济世的理念，因历史的原因，方名已被含黄芪、柴胡、桂枝、黄芩这些"大众化"的名称所代替，还被某些人称之为这是"好理解，易接受的良好改革"，殊不知其中传统文化的奥义，已被弃无遗，此风之漫延，为国医学术之败落有密切关系，岂不令人扼腕?！其实二旦汤之组方法则与传统方文化的元气学说和儒道典籍理论紧密相连。

据此笔者在前阴阳二旦与北斗图的基础上，为适应经方用药法则大统一的需要稍加改进，用来简释二旦汤的用药法则，图如下：

下篇　详论「三统」

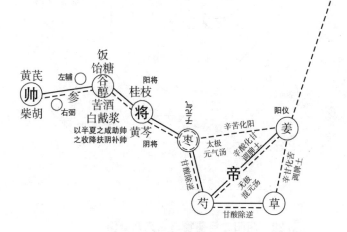

图19　二旦方用药对应图（修改后）

　　北斗七星从斗身上端开始，到斗柄的末尾，按顺序依次名称作：天枢、天璇、天玑、天权、玉衡、开阳、摇光。加上摇光和开阳之间两侧的辅、弼二星，共为九星。

　　此阴阳二旦为用药共八种，主上半年之阳旦和主下半年之阴旦，共主四季即主四象，因此具有后天八卦的意义。为适应经方用药法则的统一，亦将原图略做如下：

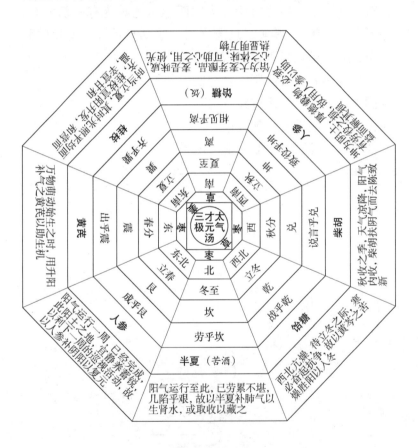

图20　阴阳二旦药物与后天八卦图

北斗七星图中无极圈圆周上的太极，正在斗图甘草与姜相连的射线上，甘草为起始点，终点在无极圈上，可以作为甘草的自身虚线圈，是无极圈混沌元气的象征。此无极圈中一无所有，但向北斗射向无极圈中之太极，则是无极圈中现实北斗指定现代北极而转的现象，即所谓之"无中生有"。此"无中生有"，有混沌之气象而无实质上的两仪生出，及至天地昏蒙之气氤氲，渐见清浊而成两仪。两仪出现的过程，相伴出现的是中和之性的人，此"人"即是（天地）两仪的中点或称分界，即所谓易学的生成哲理"太极元涵三育一"和《道德经》"一生二，二生三"生成之道及三才之理。

《列子·天瑞篇》："一者，形变之始也，清轻者上为天，浊重者下为地，冲和气者为人。"也是以《易》之"三才"，变化而用的《老子》"三气"。

此图是以数形为象：以一虚线圆圈作虚零之数为无极之形，然后无极圆周上任意选一点断开拉直，原来的虚零数变成了有两端的虚线一之形，但此虚圆之一属无极混沌之元气，并无两仪之形，其虚一虽有两端而此两端亦不可称为两仪。此即图中甘草虽为太极指向无极圆周上之现实太极，是无两仪的太极，为表此意，图中甘草用虚实线和实线作两层线圈，也称以混沌元气为名。

甘草混沌元气的天地氤氲，也有现实太极的形象，即无中生有的形象即氤氲分出清升和浊降之两端，以姜之辛散为阳称为阳仪之端，芍药酸收而降为阴仪。无极之无中生出太极实有之一，太极再生出阴仪和阳仪两仪而成为三之数，即是所谓的"道生一，一生二，二生三"。图中阴阳两仪之姜芍连线虚线示混沌中之两仪也是虚无，实线则表示太极实有之两仪之象。

而二仪之间，必有中点作为分界。此中点，即是天阳清升，地阴浊降的中点和分界点，是天道、地道、人道中之"人道"。特别重要的是，人道不仅是天地之道的分界和中点，也是天道和地道的集合点和统一点，天地之道的特性和相互对待的分离，与其相互气交合化而统一，才是此三才之道的全面正解。

图中"无中生有"的三角形混沌无极元气（甘草）生出实质的两仪之后，一方面芍药阴仪与阳仪姜，发生天地之气交合化即陶氏辛酸化甘的作用。此酸辛化甘（枣）是五脏中肝之体味和用味合用化生甘味的三角形太极元气，此化生之甘味，非只是现实太极中辛酸两仪化生调肝之太极元气之味，还是下一五行运动周期中脾土之元气。即"子元气"。在图中即是大枣处所标的子元气之意。然而子元气即脾土体用之味合化而生之苦味，而此太极肝体用之化味之甘无资格当任。但事有巧合，此以味甘称著的大枣，亦有味苦之记载。可谓之大枣兼有苦味，虽只言微苦，而作为具土德之全的枣称之脾土一代之元气还是无何不可的。

陈修园《神农本草经读》："大枣，味甘、微苦、微辛、微酸、微咸，气香。入足太阴脾、足阳明胃经……"

黄元御《用药心法》谓"大枣味甘、微苦、微辛、微酸、微咸，气香"，又言："大枣纯和凝重，具土德之全，气味甘香，直走中宫，而入脾胃，其甘宜胃，其香宜脾。而香甘之外，则四象之味俱备，其辛宜肝，其酸宜肺，其苦宜肾，其咸宜心"。

上图中三角形太极元气和四边形三元气中，各有一条"甘酸除逆""辛酸化甘调脾土"，和二者共用的"辛甘化阳"线，表达了两种元气图都是化生脾土之气和阳气的，体现了重视脾胃和尊阳的养生思想。同时也各有一条"甘酸除逆"线，表达了重视药性相离并行而除病的除逆法。是养生和除病并用，性命双修的行径。

在这里，笔者想对姜枣辛甘化阳的问题多谈一些，以增强读者认识。

笔者家乡流传一种生姜保鲜法。即把生姜块扎于大枣树针上，可使姜夏热不腐烂，冬日不冻不坏，而且味道鲜美，色泽微黄浅绿。此方之传不知起自何时何人。而据笔者所知，尚未传闻他地有类此之传者。

笔者认为，此民间生姜保鲜法，寓有深厚的食疗道理，而经方中姜枣同用，更是屡见不鲜，疗效确切，历试不爽。当是姜枣两者有辛甘化阳助生机之功。也疑此保鲜之秘理，或起源于伊尹。我的家乡威县，地处据说为伊尹家乡现在的山东莘县仅一百多公里，现莘县仍遗有汉代的建设的伊尹躬耕遗迹。而且商帝乙时期曾迁都于邢，据专家考证，当时的商都一是在现在据威县不足 100 公里的邢台城内，一说商都就在我家乡一带，后来又迁到现代的菏泽一带，无论如何，我们家乡曾是商代的文化中心，对伊尹食医道政四法一贯的知识文化流传较广较深，致使传承至今，仍为经方基础理论的重要组成部分的说理依据之一。

综合上义，草、姜、芍、枣四味组成的斗形中，包容着甘草之兼为无极的混沌前元气，姜芍枣（甘）之今太极元气，而且枣（苦）兼后代之子元气，成为时位进展的先无极为天、后子元气为地、今人太极元气为中的三元之气，此三元亦即三才之道，亦称三才元气，其方剂也称之为三才元气汤。

今太极三才元气汤，为天地调和者，它们各有特征可据，又可以因有中点而统一，是经方用药的方圆规矩，是经方方剂组织之君。然此帝君非一味药而是四味药，可以说此君的权力非一药所及，而是四味合一的"**集体领导**"制。

而此"**集体领导**"仍不全是"**民主制**"，是皇宫的君臣佐使组成，如无极之甘草，无极混沌，无中生有，即生一太极，此太极才生出了两仪，也就是说此两仪之姜、芍属于太极所属之阴、阳。此阴阳的分辨与和合，全在大枣之甘之味与中之性，故枣为姜芍拥戴之和尊崇之君王。大枣为君王，与姜合谋则化阳养生，姜为辅佐之臣；枣与芍合谋则除逆而祛邪，姜为监察之臣。如历史上伊尹致味以说汤，协汤王灭夏治商为佐臣榜样，其放太甲于桐，迎帝太甲而授之政，是为贤良监臣的楷模。伊尹乃古代集佐监臣于一身者。

在三才太极元气汤中，无极元气之甘草为君，仍以姜芍为佐、监之臣，而以大枣为两仪合而化一甘味为佐使。在此枣为太极元气之主的职位，改称为子代元气，在三才元气中，被立为太子之职，认定为苦味之枣，是下代之君。这种情况，类似禹王之子开创帝王禅让制，变为世袭制之先。也正因为大枣有如黄元御所谓谓："味甘、微苦、微辛、微酸、微咸，气香，纯和凝重，具土德之全，气味甘香，直走中宫，而入脾胃，其甘宜胃，其香宜脾。而香甘之外，则四象之味俱备，其辛宜肝，其酸宜肺，其苦宜肾，其咸宜心。"有世代承袭太极君主之职的天赋，而成为多太极之无极圈，也是可以的。这个无极圈之太极君主，皆为大枣之嫡亲，但所取的味属则应五味变更，循环有序，周而复始的三才太极元气现象。这也是图中大枣实线圈示其为太极元气之君，内圈虚线示子元气和多个子元气构成三才元气和无极圈的规律。

鉴于古代称北斗为"帝星"之谓，仍称之为帝。即笔者此前所称之经方二旦汤的"方根"。

二旦大小四方的用药设置，均由"帝"派遣而出。由于它是调平元气之剂，而且具备养生治末病和除证驱邪的双向作用，故可用于任何疾病，为诸方的基础方药。其他情况可据辨证所得而选择。

第六条：小大二旦用药物述评

三才太极元气汤由二食品两药物组成，有食疗并重，调平元气，养生防病的作用。一旦有病证出现，则是人体元气不胜邪扰。初起证状轻微，范围不大者，或由春夏之阳热之宣发，温升不利而营卫运行不循常规而逆者，加入桂枝以温升阳气宣散寒邪即可，方名小阳旦汤；若症状如秋冬收藏肃降不利而气液运行不循常道而逆者，加入黄芩以收降扶阴即可，方名小阴旦汤。此两方为三才元气汤中，按天行病主药取药之寒热温凉四气的法则加相应之品，故在《辅行诀》原主治文中，皆冠以"治天行"三字，而又以"发热""身热"区别阳旦与阴旦汤证之异。即病在阳者邪在表之用，有自觉有发热证状的为阳旦汤证，以病在体在内，无自觉热证状者为阴旦汤证。二旦小方是专为天行病所设。但是笔者认为此处主治文提出"天行"二字的意向，是提醒学者，此二方可治天行病，要引起注意，未提示不可治其他非天行的病证，亦未尝不可用于其他证。如《难经·十四难》所谓："损其神者益其气，损其心者调其营卫，损其脾者调其饮食、适其寒温，损其肝者缓其中，损其肾者，益其精"的记载，明确提出了五脏杂病，与营卫精气寒热在治疗上的关系，而且临床实践证明，如桂枝、黄芩均为内伤杂病常用之品，笔者常用桂枝汤或三黄汤治心脏病心悸或脉数，均有捷效。可知虽然此二小旦是在三才太极元气汤基础上，加入按药物四气之温凉所选之药，但仍是天行与杂病同治之剂。治天行病可用，只能说明其方属扶正祛邪的法则，不认为其邪非天行之邪莫属，五脏所生之"内邪"亦可用而除之。二旦小汤所治，应是没有内外和寒温之专用，只有"知犯何逆，随证用之"的通用法则。也是本书三大统一之范畴。

若病证向深广处发展，则非小汤旦方所能愈，则需皇宫之"帝"再派遣人员组织军队以应必胜之需。然而"人马未动，粮草先行"，选出二旦大汤阳方所需之谷之精华属阳之甘味饴，和阴汤所需能扶阴"补肺"之咸味半夏为代谷味之精，与饴分别为阴阳旦军之军需备用。并封黄芪补气升陷者为阳旦之帅，以人参之阴阳双补者辅佐之共成大阳旦之剂。封能扶阴而推陈致新（《神农本草经》之语）之柴胡为阴旦之帅，也以人参之双补阴阳者为其一良弼，共成大阴旦之剂。

阴阳大旦二方，在《辅行诀》原文主治文中均冠军以"治凡病"三字，意为无论因内伤五脏，还是外感六合之淫邪，无论是伤寒还是温病，只要见到阳病七大证状，或阴病七大症状者，均可用阳旦或阴旦大方治之。

大阳旦主治文七大证状为：①汗出不止。②气息掇掇。③身劳力怯。④恶风凉。⑤腹中拘急。⑥不欲饮食。⑦脉虚大者更为切证。

大阴旦汤七大证状为：①头目眩晕。②咽中干。③喜干呕。④食不下。⑤心中烦满。⑥胸胁支痛。⑦往来寒热。

二旦大汤治"凡病"自不待言。从上二旦大汤用药与后天八卦运行图可见，其三才太极汤可平调元气以养生，加入包括小汤所加之两"将"药，共八味（参计为2），配属八卦阴阳运动之序，符合太阳月亮分别初用于阳土艮和阴土坤，阴阳之气皆是极则生变而转的规律。形成阴阳方药分主下半年和上半年，为全年阳气运行一周为圆的形象，而且其中还包容着东震为木肝、西兑为金肺、南离为火心、北坎为水肾，其配属之药物，亦是阴阳交互之局。如震为饴，兑为半夏，为木金交互；坎为柴胡，离为黄芪，为水火既济。阳旦药起用于阳土坎，为主升阳之桂枝；阴旦药起用于阴土坤，为扶阴而清肃下气之黄芩，符合土主升降阴阳之义。陶氏所称治天行六合三大气交的法则，全部体现在二旦大汤用药与四时八节配属的格局中，从更深层次上说明了二旦大汤治疗"凡病"的根据。

二旦大汤与元气和中土的关系已如上述。我们还应说明一下，元气与中土的概念并不抵触，不但如《难经》十四难所倡元气为人之根本，是化生万物的基础，《黄帝内经》还有进一步的拓展，提出气的盛衰、运动变化，主宰了生命过程的始终之说，并且又以升降出入，为气运动化生万物的基本形式，决定了所有生命的存在与消亡。《素问·六微旨大论》云："出入废则神机化灭，升降息则气立孤危。故非出入，则无以生长壮老已；非升降，则无以生长化收藏，是以升降出入无器不有。"而这一升降出入枢纽所指，正是五行说的中土。阴阳学说的元气与五行学说的中土，在这方面有等同的意义。

为此笔者想通过二旦大汤，与五行五脏说的有关的方剂列表对比如下，以证其法则如一：

表7　二旦大汤与五行五脏说方剂对比表

出处	《辅行诀》中方		《金匮要略》中方	
方名	大阳旦汤方	小建中补脾汤方	小建中汤方	黄芪建中汤方
药物组成及用量	黄芪　五两			黄芪　一两半
	人参　三两			
	饴糖　一升		饴糖　一升	饴糖　一升
	桂枝　三两	桂心　三两	桂枝　三两	桂枝　三两
	大枣　十二枚	大枣　十五枚	大枣　十二枚	大枣　十五枚
	芍药　六两	芍药　六两	芍药　六两	芍药　六两
	炙甘草　二两	炙甘草　三两	炙甘草　二两	炙甘草　二两
	生姜　三两	生姜　二两	生姜　三两	生姜　三两
备考	大枣十二枚为以火土一家，以火之生数而论	此治劳损五补汤中方。大汤为此方加牛脾	大枣十二枚是从火之生数而论	大枣十五枚是从土之生数而论

　　阳旦汤本太阳初升于艮阳土之义，故方亦义如中土之方，虚劳五补小汤建中补脾汤药味皆为大阳汤方中之品，而药量不尽同。小建中之"制其所官之主，承以所生之同"的三味药用量皆是芍药倍桂枝，但承以所生之同的炙甘草，则阳旦用二两，建中用三两，菜类药生姜的使用，又是阳旦用三两，建设中用二两，在果品大枣的用量上，小建中补脾用十五枚，是以脾土生成数而论，阳旦汤中用十二枚，是以火土一家而用火之生数；小建中补脾再加牛脾则为大建中补脾汤，小阳旦再加饴、参、芪则为大阳旦。可谓二者义理基本完全相符。仲景小建中汤系大阳旦汤去参、芪，其用药物及用量完全一致；仲景黄芪建中汤，为大阳旦去人参，黄芪改用一两半，余药及用量均相同。

因为建中补脾汤及仲景两建中汤均为治疗五脏杂病（或兼治天行病）的方剂，它们与大阳旦汤组方的关系，足可证实大阳旦汤治"凡病"是符合临床需要的说教。

表8　大阴旦汤、小柴胡汤、小凝息补肺汤用药对比表

出处	《辅行诀》中方	《伤寒论》中方	《辅行诀》中方
方名	大阴旦汤方	小柴胡汤方	小凝息补肺汤汤方
药物组成及用量	柴胡　八两	柴胡　八两	黄连　六两
	人参　三两	人参　三两	牡丹皮　三两
	半夏　一升	半夏　半升	白蔹浆　七升
	黄芩　三两	黄芩　三两	
	大枣　十二枚	大枣　十二枚	李　十二枚
	芍药　四两		五味子　六两
	炙甘草　二两	炙甘草　三两	
	生姜　三两	生姜　三两	韭菜　三两
备考	依陶氏法，半夏一升当为五两	半夏当折二两半	加入犬肺即为大凝息补肺汤

阴旦汤的名义，取决于月初升于坤阴土之地，但月光乃太阳反射之光，为能明而无热的阴光。坤土足经太阴为脾属阴，其手太阴肺经属阳，故阴旦汤之方义，以阴中之阳手太阴肺为依托。基于大阳旦与虚劳建中小汤的密切关系，仍从虚劳五补的凝息补肺汤"制以所官之主，承以所生之同"的用药法则，分析其组方法则的异同是有益可行之举。

同时张仲景《伤寒论》小柴胡汤在《金匮要略》治黄疸、呕吐、妇人产后病及热入血室都有应用，亦是治"凡病"之方，故亦取之为与大阴旦汤的对比方剂。该方与大阳旦汤的用药仅少芍药一味。用量上，只是比大阴旦汤少用半

夏一半，大阴旦用一升，按陶氏法折五两，小柴胡汤用二两半，其余诸药药量均相同（半斤与八两等同）。二者组方法则基本相同不言而喻。

至于大阴旦汤与虚劳小凝息补肺汤之异同，则情况比较隐潜，为清晰条理醒目起见，用凝息汤之药，逐一与大阴旦汤用药逐一对比，其用药法则之异同自然显出。

小凝息补肺组方法则仍是"制以所官之主，承以所生之同"的三味草木药中，加入本脏所属五谷制品，再加入与肺阴阳关系肝所属之果、菜。

方中黄连味苦为泻心汤中君药，用量为六两，倍于方中补心汤君牡丹皮即所谓之"制其所官之主"，大阴旦汤中用苦味药柴胡八两，与牡丹皮对应之咸味补心药是半夏，用量是五两，较泻方之主倍于补方之主的法则，多出一两。此情况虽不严格的遵用了虚劳补方之法，但仍不失泻心火以减克制肺金之法，可称之基本相同。其柴胡用量亦不拘他方之中泻汤之主为六两之规，而是用了八两。笔者认为，这应与柴胡还是治天行病药的原因。因为经方治疗天行病，包括疫疬在内，即现代所谓的烈性传染病，而疫疬的经方治疗法则本来按四气需要而具芬芳香窜之品以避秽解毒防腐（笔者《〈辅行诀五脏用药法要〉疫疬辨治刍议》中提出之观点），柴胡具备这个条件，故舍味苦解毒但无芬芳之气的黄连，而代以柴胡，又因柴胡幼苗芸台又为可食之菜类，而加大用量而为八两。

小凝息中之牡丹皮在大阴旦中为半夏，二者皆味咸。半夏虽味咸，但仍不如牡丹皮，有火中火药，为补心之主的名位（半夏味咸之理前已多次述及，兹不赘述），但其味咸为心之用味，可做补心之药是无可非议的。也可谓之基本相符。

凝息汤中"承以所生之同"药，用的是金中土五味子，大阴旦汤中用的是金中木药芍药。二者虽五行互含位次有别，但同为肺之用味，仍有其同类之宜，也可称之为基本相符。

凝息汤中之五谷制品为白蔹浆，而白蔹浆为粳米所酿，粳米味辛为金之化味，肺本脏之谷，而大阴旦汤中是以半夏代苦酒。苦酒为肾谷豆酿者佳，但不符肺谷之用，反而不用半夏"补肺气"，其生长又与肺气生成过程同步，味属也有肺之化味辛，可代肺之谷使用。

其他草木药中阴旦汤中有黄芩，在凝息补肺中缺如。

凝息汤中所用之果、菜药均符合与肝木之果、菜交互使用之法，而大阴旦汤中所用乃是脾土之果大枣和菜生姜。此当是阴旦扶肺肾阴属之权，和土能包容其他四行之故。故其果菜之用，虽不符劳损五补之义，却也情有可原，不属大误。若小凝息补肺汤中加本脏之畜犬肺则为大汤。

总之，大阴旦汤与虚劳凝息汤之用药法则，是基本相符的，大阴旦汤可以称为小凝息补肺汤之法则类同的变方。

二旦方之用药法规，也体现了陶氏阴阳气交三大法则。阳旦温升宣散，桂枝为主，阴旦肃降收藏，黄芩为主。二旦气机交互，则脾土之升降出入转枢循轨，使生机盎然而治。阴阳二土的气交互接，是金木交互的前提和保证。肝木之青龙汤因之才能温宣寒邪之闭郁而止喘咳，又能开鬼门以率水归海。肺金之白虎汤，才能收藏暑湿蒸腾之热，而止大热大汗，又能通泽气上升于山而为云，使津液生而止烦渴。

阴阳二土的气交互接，也是水火既济的必备条件。心火之朱鸟汤得之，能使炎上亢火下潜水中而为阴中之火，使肾水玄武成龟蛇交接之象，和水土地合德之形，成为生命繁衍生殖之根；又可温渗化水以除寒燥而布津。肾水玄武汤得之，能使润下之水上承于心火为阳中之阴，以清滋火亢扰神之烦热，又可宁息血因热燥动而出之证。

第七条：四神方阴阳气交用药法则

阴阳二旦为太极所生两仪之方，两仪方又各生阴阳而为四象方。其中金木为一对阴阳，水火为一对阴阳。关于二对阴阳方的气交用药法则，前已详述，金木交互方见第298页"金木交互青龙白虎汤"，水火既济方见第322页"朱鸟玄武汤用药"，恕不赘述。

但是四神方中，还有一个重大而又被人熟视无睹的问题，笔者尚未见到相关的提问或质疑的资料，更无认真研究的历史文献。笔者认为此问题不搞通，会影响到对四神方组方用药基本原则的理解和运用。这个问题就是在四神方中，大青龙和大朱鸟汤用药均是八味，而大白虎和大玄武汤用药均是七味，这一奇特而又紧要的事实，定睛一看却又姹紫嫣红，虽拙笔浅墨，亦可令人生趣，不啻为经方用药上的一道绚丽多彩的风景线。笔者曾用药物四气五味，阴阳进退补泻，五行生成数等思路考究，均不得其解。最近又以太极生两仪，两仪生四象，四象生八卦之基本原理，结合经方阴阳气交运动分析，竟然得出自己认为尚属合理的结果，在此推出以抛砖引玉。

① 四象生先天八卦及序数

四神方，是由太极所生的两仪二旦汤所生。四象这里"四象"指"东方之神青龙、西方之神白虎、南方之神朱雀、北方之神玄武（龟蛇合体）"。它们是上一级二旦所生的，即为太阳、太阴、少阴、少阳两对四个名称。也可名为少阳、老阳、少阴、老阴。两仪生四象，两仪就是阴阳，四象是从阴阳二旦产生的子代二对阴阳。

四象生八卦，是金水为一对阴阳，木火为一对阴阳，再生出两对阴阳，而为八卦。但八卦有先天后天两种，四象所生为哪一种呢？四象是如何生出的新二对阴阳呢？

首先，先后天八卦之说，起自赵宋邵雍。它首次年把伏羲所制者称为先天八卦，把周文王研究伏羲八卦，而具体运用的变化所成的八卦称为后天八卦。其特点主要是先天八卦讲对待，即天地定位之说，如人之没生之前，生于何地，何时，父母是谁，是男是女等都不是出生后能确定和改变的。后天八卦如人出生之后，各种环境条件变化流动变化所引起的各种变化，故称后天八卦讲流行。四象为二旦二仪所生，故有先天因素，能生出新的四卦为其子代之八卦，也是再一级子代的先天因素，就新生的八卦而言仍是先天的素质，为先天八卦元素。再将先天八卦应用所产生的变化，总出规律，则是后天八卦，有所谓的讲流行的特点。因此四象所生之八卦只能是先天八卦，不会是后天八卦。

要想搞清四象是如何生成先天八卦的，还要从两仪说起。

两仪本义为天地或阴阳。后世关于两仪，综合历代易学家的理论，共有几种说法，一说为阴阳，一说为天地，一说为奇偶，一说为刚柔，一说为玄黄，一说为乾坤，一说为春秋，但通常是指阴阳。

总之，两仪学说即是阴阳学说，阴阳学说是周易的基础，是周易的根本，关于阴阳学说博大精深，历代易学家各有见解。

四象是我们中国的传统文化当中，指的是青龙，白虎，玄武，朱雀分别代表着东西南北4个方向。在28星宿当中，四象也被用来划分天上的星星，称为四神或四灵。但在《周易》当中，四象主要指的是水、木、金、火，土是介于四象当中的一种状态，因为四象也分为太阳，太阴，少阳，少阴这四象。太阳象征火，太阴象征水，少阳象征木，少阴象征金。同时四象也代表着春夏秋冬，太阳指的是夏至，太阴指的是冬至，少阳指的是春分，少阴指的是秋分。四象在周易当中也承担着4个特别重要的数字，分别是6，7，8，9。这4个数字，太阴代表着6，少阳代表7，少阴代表8，太阳代表9。

六和九代表变动。六代表阴极生阳，六要变成七，也就是老阴变少阳；九代表阳极生阴，九要变成八，也就是老阳变少阴。七和八是不变的，代表中庸。这个过程演绎的是中成极反律。我们看周易的卦辞爻辞，不是六，就是九，看不到七和八。周易讲的就是变动，变化。易穷则变，变则通，通则久。

数的七、八、九、六这四个数，以及相对应的少阳、少阴、老阳、老阴为"四象"。如南宋理学大家朱熹就说："四象者，次为二画以分太（老）少"，"四象，谓阴阳老少。"明末清初大学者王夫之也说："在天，有阴阳；在阳，有老少；在数，有九七。在地，有刚柔；在阴有老少；在数，有六八。于是而四象成。"

总之四象即为太阳、太阴、少阴、少阳。而其又名少阳、老阳、少阴、老阴。从数学角度论四象为七、九、八、六。从方位角度论四象为东、南、西、北。从一年季节论四象为春、夏、秋、冬。从飞禽走兽论四象为：青龙、玄武、白虎、朱雀。

四象还有两种说法。一说为金、木、水、火。一说为阴、阳、刚、柔。

从飞禽走兽上分配四象为秦汉以后的方法，西白虎在秦汉之前称之为咸池。后人因为不能组成一个完整的体系而把咸池改为白虎。东吴时代的《七帝紫庭延生经》里为四象起了名字。分别为：前朱雀为陵光；后玄武为执名；左青龙为孟章；右白虎为监兵。

下面我们看一下四象是如何生出先天八卦及其数的。

四象所生的先天八卦之数，亦称"伏羲八卦数"，北宋邵雍先天易数埋的重要内容之一。邵雍《观物外篇》认为先天八卦数为：乾一，兑二，离三，震四，巽五，坎六，艮七，坤八。实为先天八卦次序数，表示八卦形成乃至宇宙万物发生的次序。

伏羲八卦次序图乃由太极之"两仪"分出阴（偶），阳（奇）；阳上各加一奇一偶，则为太阳、少阴；阴上各加一奇一偶，则为少阳和太阴；太阳上各加一奇一偶则为乾、兑，少阴上各加一奇一偶则为离、震，少阳上各加一奇一偶则为巽、坎，太阴上各加一奇一偶则为艮、坤。依由右至左顺序，则得先天八卦数。

这种顺序的八卦数与卦的阴阳交错，顺逆往来，无不妙合。"乾一对坤八，合九；兑二对艮七，合九；离三对坎六，合九；震四对巽五，合九。四九合三十六。乾阳三画、坤阴六画，合九；兑四画、艮五画，合九；离四画、坎五画，合九；震五画、巽四画，合九；四九亦三十六。"（杭辛斋《学易笔》）相互交错的八卦，其先天卦位数和为九。与它们的笔画数之和相等，且总和为三十六。所以说"三十六宫都是春"（邵雍《皇极经世》）。

今人用二进制检验，以阳爻为1，阴爻为0，推得八卦位数（由下向上）乾为111，即十进制之七，兑为110即六，离为101即五，震为100即四，巽为011即三，坎010即二，艮为001即一，坤000即零，分别以八减之，与先天八卦数合。参见"图12 先天八卦图"。

先天八卦是祖先对世界万物的一个总结，将世界万物分为了虚－实、动－静、刚－柔、高－低八种（四大类），是宇宙的反映、是对世界的描述。

表9 四象生先天八卦示意表

四象的方位、季节和名称	南		西		东		北	
	夏		秋		春		冬	
	朱鸟		白虎		青龙		玄武	
四象的阴阳量级符号	⚌		⚍		⚎		⚏	
	太阳		少阴		少阳		太阴	
	太阳之阳	太阳之阴	少阴之阳	少阴之阴	少阳之阳	少阳之阴	太阴之阳	太阴之阴
先天八卦的卦名、爻、象、序数及方位	乾	兑	离	震	巽	坎	艮	坤
	☰	☱	☲	☳	☴	☵	☶	☷
	1	2	3	4	5	6	7	8
	南	东南	东	东北	西南	西	西北	北

先天八卦中，乾为天，坤为地，是为天南地北。艮代表山，兑代表泽海，两者气势相通。震代表雷，巽是风，有雷就有风，二者相随。离代表火，坎是水，水火不相猜度疑测。它们各是一对阴阳。

先天八卦图循环的过程有顺逆之分，即"由一至四，反时针方向，顺序为乾、兑、离、震四卦，乾象征天在最上方。亦即南方。由五至八，顺时针方向，顺序为巽、坎、艮、坤四卦。坤象地，在最下方，亦即北方"。先天八卦的运转方式是分两种，从一到四逆时针，在从五到八的顺时针，形成了S行。所以太极图用阴阳两鱼来表示。

先天八卦主生，"震巽为一炁（五行为木），乾金生坎水，艮土生兑金，离火生坤土。"（《周易浅述》）震巽在五行上都属木，震一阳生，巽一阴生，故为一炁。乾为金，坎为水，故乾金生坎水。艮为土，兑为金，故艮土生兑金。离为火，坤为土，故离火生坤土。

卦划相对，"乾三阳与坤三阴一对也，坎中满与离中虚一对也，震初阳与巽初阴一对也，艮末阳与兑末阴一对也。"在人事上表现了老与老，少与少相对。老男与老妇相对，长男与长女相对，中男与中女相对，少男与少女相对。

阳极阴生，阴极阳生，阴阳消长。坤顺时针至乾阳长阴消，乾阳盛极，巽起阴长阳消，右顺至坤阴盛极。即为阳极阴生，阴极阳生。二十四节气由此而来。此先天八卦图的运转方式是按顺时针转，现代科技拍摄到的宇宙星系图，也是顺时针旋转。

是故易有太极，是生两仪，两仪生四象，四象生八卦。"两仪"就是"阴"和"阳"。太极生两仪，是宇宙根本力量的第一变。在这一变完成以后，就产生了一个一级的"阴"和一级的"阳"。然而这两个一级的"阴"和"阳"内部仍然存在阴阳的力量的作用，还是会继续演变。这样的结果，一级的"阴"就产生了"阴中之阴"——太阴和"阴中之阳"——少阳；一级的"阳"就产生了"阳中之阴"——少阴和"阳中之阳"——太阳。太阴、少阳、少阴、太阳是第二级的阴阳组合，统称为"四象"。这个过程就叫作"两仪生四象"。

四象是第二级的基本元素，与印度把世界本原力量分为"地、火、风、水"不同，我国古代的四象则是太阴——水；少阳——木；少阴——金和太阳——火。而且还多了一个介于这四象之间的中间状态——土。

水、火、木、金、土就是我国传统上常说的"五行"。五行其实从本质上说，还是阴阳二气的演变和作用。五行的理论基础与真实本质五行即阴阳之质，阴阳即五行之气。

在产生了四象的基础上，由于阴阳力量的继续作用，又生成了新的阴阳组合。太阳分解为太阳之阳——"乾"和太阳之阴——"兑"；少阴分解为少阴之阳——"离"和少阴之阴——"震"；少阳分解为少阳之阳——"巽"和少阳之阴——"坎"；太阴分解为太阴之阳——"艮"和太阴之阴——"坤"。

乾、兑、离、震、巽、坎、艮、坤是第三级的阴阳组合，统称为"八卦"。这个过程则称为"四象生八卦"。八象不过阴阳，四象不过是二物，太极动生阴阳，天地不过一阴一阳而已！

先天八卦与河图是盖天派概括天地自然的一种模式，因为盖天派定义了天为阳，地为阴。所以，先天八卦把天（乾）定位在上（南），把地（坤）定位在下（北）。乾一、兑二、离三、震四、巽五、坎六、艮七、坤八。《易说卦传》说："天地定位，山泽通气，雷风相薄。水火不相射，八卦相错。数往者顺，知来者逆，是故易逆数也。"这是先天八卦方位的理论依据，是讲八卦自身匹配对待之体的，是宇宙形成的过程。

四象生八卦，实际上还是阴阳相重交合而成。阳爻与太阳、少阴、少阳、太阴相重而成乾、兑、离、震四卦。阴爻与太阳、少阴、少阳、太阴相重而成巽、坎、艮、坤四卦。所以，乾一、兑二、离三、震四、巽五、坎六、艮七、坤八，这就是"四象生八卦"。八卦，也代表八方、八节。

总结先天八卦图的特点有以下五点：

A. 先天八卦图的循环过程有顺逆之分。由乾（1）至震（4）为逆时针方向，乾卦象征天在最上方。由巽（5）至坤（8）为顺时针方向，坤卦表示地在最下方。这种排列反映了八卦的阴阳消长，顺逆交错，相反相成的对立辩证思想。

B. 这种图像是古天文学家用以纪年、月、日、时周期的符号，反映了季节的变化，即从乾卦到一阴生的兑卦，再到二阴爻的兑卦，再到二阴爻的震卦，表示了夏至一阴生起于南方。从坤卦到一阳生的艮卦再到二阳生的巽卦，表示了一阳生起于北方。

C. 先天八卦图的各卦卦画均是相对的。乾卦三阳爻与坤卦三阴爻相对；兑卦上爻阴下二爻阳，与艮卦上爻阳下二爻阴相对；离卦中爻阴上下爻阳，与坎卦中爻阳、上下爻阴相对；震卦下爻阳上二爻阴，与巽卦下爻阴上二爻阳相对。

D. 每相对二卦的卦数的相加均为9数。乾（1）＋坤（8）＝9，兑（2）＋艮（7）＝9，离（3）＋坎（6）＝9，震（4）＋巽（5）＝9。这种现象反映了相对二卦有相同的平衡的存在，并且相对的二卦阴阳数均相同。

E. 先天八卦从1至8的排列运行，其路线是S线形，表示了太极图当中的阴阳交际线的S形状，也表示了螺旋形的运动轨迹，表示了从左至右的逆转形式。

先天八卦转为后天八八卦

历史上的先、后天八卦转变的原因和过程，众说纷纭，不一而足，而笔者所倾向的是当代徐子评《中医天文医学概论》的观点，因为它是依天文气象学和《周易》原理为基础的。

徐子评《中医天文医学概论》第287页云"黄道四分为八，乃是先天伏羲八卦的基础，赤道四分为八，是传统后天文王八卦的基础，所以先后天八卦的区分，首先就是区分在这个天地之气的相差三节之上。就是先秦与汉以后的历法，区别也在这个天地之气相差三节上。秦以前，以冬至为岁首，秦之后以立春为岁首，一依天气阴暗之极，一依地气之阴寒之极，虽然都是太阳历，区别就在于三节之差。"

该书第297页还提出现了"三进制"问题：

"随着一分为二的出现，同时产生了三的概念。这可以说是我们民族伟大思维的一个制高点。这个三，就是黄道一分为二的中分线，（或元气一分为二的中分线），无论是上下分阴阳，或左右分阴阳，皆是这个三。没有这个三，就无法分清三与二，故一与二三各为黄道的三分之一，这就叫黄道或元气的一分为三。可是这个三，是一个既存在而又虚设的数。问题是已知一分为二时三是不可缺少的客观存在，为什么又是虚设的数呢？因为三是一条中分线，既不占据空间，也不占据时间，既不属阴，也不属阳，因此它又是虚设的数。邵康节云：易有真数，三而矣！（《皇极经世书》）。就是指的这个象数三，即物理学中的'手势语言定则'"。

笔者认为，徐氏此三进制的问题，其实就是汉代已经通行的易学"太极元气，涵三育一"的法则。

后天八卦讲究阴阳相交、相合、生成，如果阴也顺时针，那么就会保持阴阳平衡，不会相交。所以必一个逆时针。阳主阴从，阳顺时针动，阴就配合逆时针动。可以理解为被吸引，迎上去。

这也是符合天象的。

夏至，太阳落于西北，所以乾入西北；冬至，太阳落于西南，坤入西南。艮顺时针平移 2 位，同时巽逆时针平移 2 位。离顺时针升 2 位，坎顺时针降 2 位。震顺时针升 1 位，兑逆时针降 1 位。然后就形成了后天八卦。

后天八卦与节气相关，则震为春分，巽为立夏，离为夏至，坤为立秋，兑为秋分，乾为立冬，坎为冬至，艮为立春。其中《说卦》对后天八卦的解释也是与节气相关，其内在即为世事的普遍变化规律的反映。

帝出乎震：震卦为东方，春二月之令，太阳东升，普照万物生长之期。启动之意。

齐乎巽：巽卦为东南方，三、四月之令，太阳已经升起，照耀万物而鲜明。意为万物受阳光润泽蓬勃生长，同时此时正为阳春三月，万物生长之时。

相见乎离：离卦为南方，五月之令，正是太阳当空，明显地看到万物生长的情况。太阳当空，光芒笼罩万物，光膨胀至极。

至役乎坤：坤为西南方，六、七月之令，坤为地，养育万物，物之成熟之时。大地的承载收纳之意。

说言乎兑：兑卦为西方，八月之令，正是果实累累，喜庆丰收之时。丰收是将果实收走，意为收尾。

战乎乾：乾卦为西北方，九、十月之令，秋冬相交，太阳西沉，明暗阴阳发生争斗之时。争斗、消杀、日落星沉。

劳乎坎：坎卦为北方，十一月之令，坎为水，不停止地流动，是劳苦之义。太阳在这一方位，完全沉没，万物劳累，应该休息之时。万物劳累、休息意味着沉降与收缩。

成乎艮：艮卦为东北方，十二、正月之令，正是冬春之交，黑暗即将过去，光明立刻来临，万物到此，既是一天的完结，又是新的一天开始之时。如同东山再起一样。

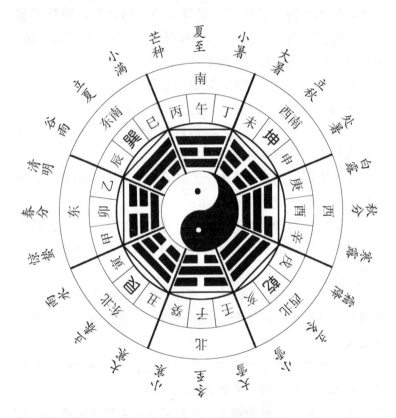

图 21　先天八卦与节气

所以后天八卦说明的是事物运行的特点，按照震—巽—离—坤—兑—乾—坎—艮的顺序反映了事物盛衰互变的特点

（起点可以不同）。其中震代表启动，巽代表蓬勃发展，离代表盛极，坤代表收势，兑代表关闭与终结，乾代表肃杀和消弭，坎代表衰极，艮代表百废待兴东山再起。这个规律不但适用于动态的变化过程，还适用于静态的每个事物，是八卦当中用的体现与解决实际问题的钥匙。

后天八卦数，亦称"文王八卦数"。为坎一坤二震三巽四离九艮八兑七乾六。《周易正义》："若天一与地六数相得合为水，地二与天七相得合为火，天三与地八相合为木，地四与天九相合为金，天五与地十相合为土也。"后无八卦数里没有五、十两个数，杭辛斋解释说："坎一离九合十，中央戊己，而坤艮二八亦合十为丑未，皆五与十土数所分寄。方位与洛书合，而数亦兼符纳甲。"（《学易笔谈》）

先天八卦（伏羲八卦），依次是：坎、艮、坤、震，离、兑、乾、巽。后天八卦（文王八卦），依次是：坎、艮、震、巽，离、坤、兑、乾。

但是，经方所用的八卦既不是先天八卦所用的乾坤定位分阴阳，也不是后天八卦所用的坎离水火分阴阳，它用的是后天八卦中立春艮与立秋坤，各为上半年和下半年为阴阳土的模式，因为土是分别上下半年的标的。立春为上一年中属阴的下半年的结束，为当年属阳的上半年的开始，所以称之为阳土。立秋为当年阳土地的盛极终衰，又是当年属阴的开始，到阴极盛极转阳的时期，故称为阴土。

② 阴阳土的观象授时所属系统及气交数变

首先应当说明，阴阳二土之称应当是战国末至两汉时期的名称，因为在伏羲和周王时代五行学说上萌芽状态，直至稷下邹衍时期才发展成熟，而提出阴阳合一思想，推广完备于两汉。因此无论先天八卦和后天八卦都不会具备五行之中土，一分为二或称阴土地阳土地的情况。中土在原五行中，是一个非阴非阳的概念，是神的概念。它不主四时，在长夏气虽与火为一家而无发光之能，只有蒸湿为暑之气，可谓之有名（暑）无位（从于夏）；土在藏冬虽与水同德，共同渗润水液，却只有寒凝燥坼之象，无有气化而无形之濡润，又是有位（在水中）无名（坼裂而不渗运）。由于五行合流的扩展，五行的中土有资格被引入到阴阳学说中来，表达天阴阳之气。

由于赤道二十八宿分四组即四象，各象有其五行加日月为七政，七政中，日月为一对阴阳，金木为一对阴阳，水火为一对阴阳，唯中星土不分阴阳，故土是五行在天上的代表，而分为阴阳二土以五行阴阳化。

笔者在《〈辅行诀五脏用药法要〉阐幽躬行录》中，二旦大方所用药物时的选择，即是取用四象七政中属土、日、月三类，是符合上述义理的。其中日代表太阳，月代表月亮，土代表地球，是地球公转和自转所参与的地、月、日的整体概念，实际上是把斗建系统的地位提升到了天阳的级别，与二十八宿的赤道系统为一对观象授时的阴阳系统。

在经方二旦四神方中，二旦对应斗建属阳，在先天八卦数序中，艮卦是太阳初升之方，立春是阳气升发之始，艮之卦为奇数7。而四神方，对应赤道二十八宿系统，在先天八卦序数中，坤方弯月初升之处，立秋是阴气渐加之始，坤之卦为偶数8。由于四象分两对阴阳，其肝东木青龙汤与心南火朱鸟汤，均为上半年阳方，故也从艮卦阳奇数7而论。

经方方剂用药治外感天行的法则，是三大阴阳气交，即升降阴阳，交互金木和既济水火，气交的结果，是通过阴阳二土的升阳扶阴（降阳）的作用，达到木火之气下交，和金水之气上承的作用。在这种交互运动的同时，其气的性质有了变化，即由阳变成了阴、由阴变成了阳，此即易学中所谓："天之阳在北，地之阳在南，地之阳在北，天之阳在南"，此为天地阴阳反作之理。因此，原来的艮土序数7反作为偶数8，原来的坤土序数8反作为奇数7。阳土艮和阴土坤的序数在气交变化中的变化，反映到用药味数上，即是艮阳土之剂青龙、朱鸟用药味数为偶数8，阴土之剂白虎、玄武用药味数为奇数目7的现象，一直留传至今，无人过问其由。

第八条：开窍救卒死中恶及金石药方

救卒死中恶开窍门方五首
救卒死开窍五方

① 陶弘景为救卒死开窍五方所作的小序

【原文】

陶隐居云：治中恶[1] 猝死者，皆脏气被壅，致令内外隔绝所致也。仙人有开五窍救猝死之法五首，录如下。

【校注】

[1] 中恶：古人所谓邪恶鬼祟而致病者。

【讲疏】

本条系陶弘景为救卒死开窍五方所作的小序。

中恶卒死诸证，都是脏腑之气被突然发生的原因阻塞其中，致使气机闭塞，不能出入而与外界隔绝，需要的空气、食物、水饮等不能纳入，需要排泄的废气、二便等不能排出，新陈代谢停止而死亡。正如《黄帝内经》所云："由入

废则神机化灭，升降息则气立孤危"，但是此处所说的
"死"，必然不是真正的死亡，古人的死亡标准并非如现代的
死亡标准。见到昏迷不省人事，或呼吸停止，就认为是已
死，这是当时医疗条件所形成的概念，即使近代，偏僻地区
仍有不少病人"死"而复生的说法，甚至有"死"后数小时
或数十小时又"复活"的病人，当然这些病人的"死"，肯
定都不是"脑死亡"的死，甚至连临床死亡的标准也达不
到。不过所谓之卒死，必然是急证，可包括现代的晕厥、昏
迷、休克等。

此五方出自神仙家。神仙家为战国时诸子百家之一，倡
导于齐·邹衍，发展于西汉，即术士、方士之类，以行施巫
术、符咒为主要手段，也用药物治疗疾病，为东汉建立的道
教之前身。他们多活动在民间，在心理、精神治疗方面起到
了重大作用，同时也积累了不少药物治疗经验，对祖国医学
的发展和内容的充实，起到了积极的作用。神仙家的倡导人
邹衍是一位精通阴阳五行的哲学家，他倡导阴阳五行合流，
对中医学的发展和提高起到了一定的积极作用。

该开窍五方，启喉（咽）方与吹鼻方，均见于著名道士
葛洪的《肘后方》，且其熨耳方所治"梦魇"为心神之疾，
当与具有神仙家思想的《素问·金匮真言》（后熨耳方条下
将详述）"心开窍于耳"说有关。陶氏又明言"仙人有"三
字，其方出自神仙术士是可信的。但是我们尚不能就此而确
认此五方非《汤液经法》之原文，因为这五方不一定是神仙
方士所独有，如其中启喉（咽）方，张仲景书中亦用之，而
仲景却非神仙方士之流。所谓经方、神仙方都是当时的医疗
技术，它们应当是据其学术渊源或持有者的不同而人为划分
的，而且可以相互吸取和改进。

西汉末刘向、刘歆父子作《七略》，其《方技略》把医药分为四种，即医经、经方、房中、神仙。东汉初班固的《汉书》据《七略》作《艺文志》，其中记有《汤液经法》，因其与《神农本草经》学术一脉相承，而被列为"经方十一家"之一。它与《黄帝内经》虽被列为医经家，但道家（神仙方士）思想却占很大比重，又与经方家（如《汤液经法》）息息相关一样，可以具有神仙方士学术内容。

至于本条所言"仙人有"三字，笔者认为陶氏在选录《汤液经法》方剂时，认为此五方出自神仙术士，且他本人与道家特有钟爱的感情所致。

② 点眼以通肝气

【原文】

点眼以通肝气。治跌仆，挫闪，气血着滞不行，作痛一处，不可欠呻、动转方。

矾石烧赤，取凉，研为细粉。每以少许，醋蘸，点眼内眦，痛在左则点右眦，在右则点左眦，当大痒，蟹泪出则愈。

【讲疏】

本条为点眼开肝窍方的主治证、方药、使用方法及用后反应。

肝开窍于目，其经脉联目系，肝藏血，其液泪。因跌扑损伤或闪腰岔气，其气血瘀滞，血因出络而不能归藏于肝，变为浊污之血，气聚集某一部位，使经脉塞而不通，发为疼痛。故用矾石之味酸能劫液之聚，澄液之污浊者，配醋之宣畅气机，活血化瘀，从眼窍入之，使所劫之液自肝窍而出，其所郁之气可随之而散，血之结聚亦随之开而痛止。

本方并见于《肘后百一方》，方药主治与此略同。本方流传至今，仍有用此治疗闪腰岔气痛不可忍者，其疗效确实，可收一笑之功。

③ 吹鼻以通肺气

【原文】

吹鼻以通肺气。治诸凡卒死，息闭者，皆可用此法活之。

皂角刮去皮弦，用净肉，火上炙焦，如指大一枚，次加细辛等量之，共为极细粉。每以苇管吹鼻中少许，得嚏则愈。[1]

【校注】

[1] 炙焦、指大、次加细辛等量之、则愈：诸字句在衣抄本中分别为"炙燥""杏核大""细辛根等分""得嚏则活也"，均当从。

【讲疏】

本条为吹鼻通肺气方的主治痛症、方药及使用方法。肺司呼吸，主一身之气，肺开窍于鼻，肺气闭塞不通，或为胶固之痰堵塞，或为异物入于鼻道，或因病卒然呼吸暂停，皆可用此方治疗。方中皂角味咸辛，可开顽固凝结之痰，其味气可刺激鼻黏膜而引起喷嚏，借喷嚏鼻气外出冲击之力，可将因用皂角而变稀薄之痰、涕迅速排出，因喷嚏之力巨，即使坚硬之异物体也可因喷嚏之冲击外移而出。细辛味辛可通肺窍，祛风寒而止涕泪，以减少鼻内之水液，可助皂角开窍通气之力，肺窍开要则呼吸通利，而"死"者"复活"。

此方取喷嚏之力甚巨，对年老体弱，虚阳上亢，或宿有肺疾者应慎用。因喷嚏可使人之气血并走于上，阴虚阳亢者用之易导致中风，素有肺疾者，肺气虚弱，易因气过宣通而振荡损伤，甚或气脱，如现代所谓之自发性气胸。

此乃取喷法，用后有喷者可治，无喷即死。

④ 著舌下以通心气

【原文】

著舌□可通[1]心气。治急心痛，手足逆冷者，顷刻可杀人。看其人指爪青者是。

硝石五钱匕　　雄黄一钱匕

上二味，共为细末。启病者舌，著散一匕于舌下。若有涎出，令病者（随涎咽下必愈[2]）。

【校注】

[1] □可通：据文义当改为"以通"。

[2] 随涎咽下必愈：王雪苔先生著《〈辅行诀五脏用药法要〉校注考证》160页影印件未见此六字，据衣抄本补。

【讲疏】

本条为着舌以通心气方的主治病症、方药及使用方法和急心痛的诊断要点。

心主血脉，为君主之官，本不受邪，由包络代其受邪。若邪气中于心，心脉运行受阻而滞涩，发为急心痛。心开窍于舌，心血运行受阻而舌下脉络瘀而不行，唇舌因气血瘀滞而发青紫色；气血痹结，则易为痰浊，痰浊痹阳，则阳气不达四末。心为火脏，以寒为邪，寒邪入内，阳气遏阻则手足指甲变为青（灰褐）色而且发凉。

本条揭示急心痛的诊断要点。

病名本身就指出了病之部位在心，其痛苦以痛为主。心指胸部和脘部，并说明了其病势紧急；

手足发凉；

病情发展快。"顷刻杀人"，不但发病急而且发展也急；唇舌指甲发青色。

此病之病机以寒邪入内，痰血瘀滞为主，故用药应以咸药开其痰血之结，温通之药以开其寒痹。方中硝石味辛苦微咸，而气大温，其性上行，故能破积散结，祛痰消瘀，推陈致新。陶氏在金石与草本药对应表中对应于旋覆花，旋覆为治胸痹之主要药物之一，故用硝石。雄黄在《本草别录》中谓其能治"中恶腹痛"，《神农本草经》谓"杀精物恶鬼邪气，百虫"，《本经疏证》调其"辛能散结滞，温能通行气血"，陶氏在金石药与草木药对应表中，对应于干姜，干姜乃复阳除血痹之品，故可用于治疗急心痛。

本条方证，颇似现代医学中之冠心病，其治疗所用之药物及用药途径，与治疗心绞痛之常用药物硝酸甘油雷同。足可证明古人用此方治疗急心痛必有其实践基础。

《中医药杂志》2001 年第三期 153 页，载有甘肃中医学院附属医院心肾科刘新等《敦煌医方——硝石雄黄散贴敷至阳穴防治冠心病、心绞痛 61 例临床研究》一文，介绍火硝、雄黄、冰片（用量为 5∶1∶1）加入基脂黄腊香油制成膏状，每用 10g，贴敷患者至阳穴（第七胸椎棘突下），用胶布固定，间隔 24 小时换药一次，十天为一疗程。与对照组（用常规量的硝酸甘油斑贴剂贴敷至阳穴）相比，差异显著（P＜0.01），治疗组有效率 82％，显效率 31.2％，对照组总有效率 46.6％，显效率 23.2％。认为该方具活血化瘀止痛行气通结之效，可改善心电图 ST 段改变，降低血脂，使胆固醇、甘油三酯和低密度脂蛋白降低，高密度脂蛋白升高，能扩张血管，增加冠状动脉血流量，减少心肌耗氧量，降低血脂，改善血液循环，营养心肌，增加心功能，临床运用对肝肾及造血系统未见不良影响。

⑤ 启喉以通脾气

【原文】

启喉以通脾气。治过食难化之物，或异品有毒，宿积不消，毒势攻注，心腹痛如刀绞。

赤小豆　瓜蒂各等分，共为散。每用咸豉半升，以水二升，煮豉，取一升，去滓。内散一匕，顿服，少顷当大吐则差。

【讲疏】

本条系启喉以通肺气方的主治病症、制作及服用法。

本条之"启喉以通肺气"，当为"启喉以通胃气（原文中是'脾气'）"，其理由如下：

A. 此开五窍之方所开之窍，乃五脏对应之官窍，前已有吹鼻以通肺气之方，如此条仍列为通肺气，则通肺气者重复而通脾胃者缺如。

B. 本条主证为伤食诸因所致的心腹痛，心可指胸前或胃脘腹部，而肺之所辖部位可指胸但不可指腹，言通肺气，与病因及症状不符。

C. 《素问·金匮真言论》云："脾"开窍于口，"肺"开窍于鼻，《素问·阴阳应象大论》亦云："脾主口"而"肺主鼻"，喉虽在口，但属肺系，与气管相连，咽亦在口，与食管相连，属胃系。

D. 《灵枢·经脉篇》云："脾足太阴之脉起于足大趾之端……络胃……挟咽……是动则病……食不下，烦心，心下急痛"，"胃足阳明之脉，起于鼻之交頞中，……其支者，从

大迎前下人迎，循喉咙……属胃络脾……"而肺手太阴之
脉，与大肠手阳明之脉之循行均与喉、咽无关。

鉴于以上四条理由，此条应为"启咽以通脾气"为妥。
咽与喉为临近部位，"启齿入口中"，药物难免遍及喉、咽且
足阳明胃经之支者本"循喉咙"，故咽喉并称亦为常情，但
脾肺混称则万万不可。

本条病症由饮食不当，宿积不消，壅阻于中，化生水火
之毒，致气上攻冲于胃，胃气不降，壅滞而病，故取宣通味
苦之瓜蒂治之，与味甘酸（《别录》）之赤小豆同用，成其酸
苦涌泄之制。豆豉为豆郁蒸腐化而成，性轻扬宣发，可解其
壅滞，制以能除"肠胃结热（《别录》）""令人吐（《本经》）"
之盐，则可有催吐之功。且瓜蒂属火，"为土防水之阀"，
"能吸吮寒气，热气，湿气"；赤小豆能"吸火精，防水溢"，
且豆豉能"逐水气"，"宣导阴浊逗留"（以上引文，俱见
《本经疏证》），则由饮食积聚所化之毒顺势而出。

《肘后百一方·卷四》："治胸中多痰，头痛不欲饮食，及
饮酒则瘀阻痰方，用瓜蒂一两，赤小豆四两，捣末，温汤三
合和服便安。欲擿之，不吐，更服之"。又方"先作一升汤，
投水一升，名为生熟汤，及食三合盐，以此汤送之，须臾，欲
吐，擿出未尽，更服二合，饮汤二升，后亦可更服汤不复也"。

《肘后卷一》治卒腹痛，《卷二》治霍乱心腹胀痛，烦满
短气，未得吐下方，均有单用盐汤取吐之方，可参考。

《伤寒论》中瓜蒂散与本方药同用异，系用瓜蒂一分，
熬黄，赤小豆一分，上两味分别捣筛为散已，合治之，取一
钱匕，以香豉一合，用热汤七合，煮作稀糜，去滓，取法合
散，温，顿服之，不吐者，少少加，得吐快，乃止，诸亡血
家，不可与瓜蒂散。太阳篇166条治"病如桂枝证，头不

痛、项不强、寸脉微浮、胸中痞硬，气上冲喉咽，不得息者，此为胸中有寒也，当吐之，宜瓜蒂散"。

《伤寒论》厥阴篇355条，病人手足厥冷，脉乍紧者，邪结在胸中，心下满而烦，饥不能食者，病在胸中，当须吐之，宜瓜蒂散。方药与166条同，但禁忌中又增一"虚家"不可与。

《金匮要略·痉湿暍病脉证治》"治太阳中暍，身热痛重而脉微弱，此以夏月伤冷水，水行皮中所致也""一物瓜蒂汤主之"，其方为瓜蒂二十个，锉，以水一升，煮至六合，去滓，顿服。同篇又云："湿家病，身疼发热，不黄而喘、头痛、鼻塞而烦，其脉大，自能饮食，腹中和，无病，病在头中寒湿，故鼻塞，纳药鼻中而愈"。所用之药即瓜蒂散。

又《金匮要略·黄疸病脉证并治·附方》云瓜蒂散治黄疸，现民间仍传有此方治黄疸者。吹鼻中治黄疸甚效，用于黄疸型传染性肝炎，已有报道，并谓此方有调整免疫功能的作用。临床使用此方治疗黄疸，可有恶寒、低热、乏力、咽痛等类似感冒症状，停药后一两天即解。

⑥ 熨耳以通肾气

【原文】

熨耳以通肾气：治梦魇[1]不寤。

烧热汤二升，入戎盐七合，令洋[2]化已，切葱白十五茎内汤内。视汤再沸，即将葱取出，捣如泥，以麻布包之，熨病者二耳，令葱气入耳，病者即寤也。[3]

【校注】

[1]梦魇：患者常因惊险怪诞之噩梦而惊叫，或梦中觉有物压住躯体，身体沉重，欲动不能，救呼不出，挣扎良久

始醒。

[2] 洋：据义当为"烊"字之误。

[3] 此条：衣抄本作"灌耳方：救饮水过，小便闭，涓滴不通，烧熟汤一斗，入戎盐一升，葱白十五茎，莫令葱太熟。勺汤指试不太热，即灌耳中，令病侧卧，下侧以一盆着汤，承耳薰之，少时小便通，立愈。"其后并有"上五方，救误急之道，若六畜病者，亦可倍用之"。此两条均当补入。

【讲疏】

本条为熨耳方的主治病症、方药及使用方法。

关于心肾之窍，《黄帝内经》说法不一。《素问·金匮真言论》云："南方赤色，入通于心，开窍于耳"；"北方色黑，入通于肾，开窍于二阴"。《素问·阴阳应象大论》云："心主舌""在窍为舌"；"肾主耳""在窍为耳"。《灵枢·脉度》云："心气通于舌""肾气通于耳"。

形成心肾之窍说法不一的原因，是《黄帝内经》诸篇非一人一时所作，它汇集了相当长时期中各家学派的资料，各种观点都兼容并蓄。有的学者认为，《素问·金匮真言论》为东汉《纬书》的观点，《阴阳应象大论》为"运气七篇"体系的早期著作。一般认为《灵枢》成书较《素问》要晚。

根据"七篇大论"的内容中有"七曜"之说，并用干支纪年，可以推测出"七篇大论"学术思想出现的上限。我国用干支纪年始于东汉章帝元和二年（85），七曜之说，史书记载最早的是成书于东汉燕平三年（174）的《后汉书·律历志》，由此可以推知，《阴阳应象大论》成篇不会早于174年，当为东汉末期之作品，或者更晚一些。但是据《伤寒论·序》中有《阴阳大论》之名，很有可能即《阴阳应象大论》的简称，因此《阴阳应象大论》应为174～210年左右之作。即在张仲景时代之前数十年（40 年左右），肾开窍于耳，心开窍于舌之说被医学家提出。

《纬》说出现较早，其书编录于西汉初，其学说盛行于东汉，后为汉末道教所利用，故《金匮真言》"心开窍于耳，肾开窍于二阴"的说法当早于《阴阳应象大论》说。之后由于《阴阳应象大论》学术思想的发展，逐渐被肾开窍于耳，心开窍于舌说所代替。

479 年左右，全元起著《黄帝素问》，其中尚无七篇大论，至 668 年左右杨上善所著的《黄帝内经太素》中，已有七篇大论前两篇的内容，可以看出在这两部书问世相差的 170 年左右是运气思想发展有所成就的时期，因此也有利于肾开窍于耳说的传播及被社会认定。陶氏与全元起为同时人，《黄帝素问》问世时，陶氏 20 岁左右，很容易接受其学说而倡肾主耳之说。

陶氏所录此五方，为神仙家之方。神仙家为道教之前躯，与《纬》之思想有密切联系，因此很容易持"肾开窍于二阴"，"心开窍于耳"之说。观此熨耳方之主治病症，只言"梦魇"，此"梦"即为神、魂之病症，"魇"亦睡梦不醒如鬼扰神之病，实皆"心病"之范畴。陶氏所录此条之原文，很可能"肾"字原文为"心"字。陶氏从肾开窍于耳，主二便说出发，根据用葱灌耳及熏蒸下腹即阴部治疗小便不通的实践有效的经验，又用小字记录下来，作为肾开窍于耳，主二便的说明。

人之睡眠为卫阳入阴之象，小便之通畅为阳气敷布化水之象，若阳气入于阴而不出则梦魇不醒，阳陷阴中则小便闭塞不通，故用药宜通宣阳气，令阳出阴。葱白之性，耐旱而性温宣，虽干燥之甚，只要不至极枯，栽之即活，农家有

"旱不死的葱"之说，其阳气之足可见，此所谓之阳气足，乃指其生机之顽强，其如此耐旱，是有离阴水而存活之特性，故用此使阳气出其阴中。盐制之豉，其咸能引药归于阴气阴波停滞之处，即"阴中"，可使阴中之阳借豉之宣发而出，乃葱之良臣，二药共用，则阳气宣发，生机盎然，梦魇醒而小便畅，使耳窍开而病愈。

第九条：关于金石方

陶弘景自504～523年专职炼丹达19年之久，炼丹"成功"之后所炼之丹，虽未达长生不老天之效，却对玉石药的炮制方法和服用量，起什么作用，达到精熟的地步。对早年手订之《神农本草经》中药物特别是玉石药有了新的认识，更难能可贵的是充实了《参同契》药物的离合思想，以药性的认识加深了一步。为了把自己炼丹所得的经验和教训传诸后人，在此后的十三年中，又写了包括《辅行诀》在内的十部书。

其五脏补玉石方，是陶氏在择录《汤液经法》方后，又辑入的魏晋以来的医家或自拟的玉石方。这些方剂，如《本草别录》附于《神农本草经》，以朱墨区别同一模式，与草木补泻方药味一一对应，有相同的功用和主治。因此与其相对应的草木药五行互含属性是相同的。尽管如此，应该是陶氏深知玉石药品之性能猛烈，难以驾驭，而在书中均未标明炮制方法和用法，因为那是要受到专门严格训练才能做到的事。所以只在道教内部传承。

玉石（石本草称为玉石）的药用很早，"禹贡、周官列其土产，农经、轩典详其性功"（《本草纲目》引李时珍语），《黄帝内经》已有生铁落饮治狂的记载。魏晋以来，道家炼丹术和玄学兴起，社会上盛传服丹养生之说，至陶氏时代正是风行未泯时期，有"服五石散，非唯治病，亦觉精神开朗"（何晏语）者，有因服之致死者，包何晏本人也因大量久服而致死。面对玉石药如此利弊天壤之说，陶氏的见解如何呢？

他在《养性延命录》中说："食谷者智慧聪明，食石者肥健不老，食芝者延年不死，食元气者地不能埋，天不能杀，是故食药者与天地相毙，日月并列。"

《外台秘要·卷三十七》引陶贞白云："昔有人服食散，简古法以冷水淋身满二百罐，登时僵毙；又有取汗，乃于狭室中，四角安火须臾则殒。据兹将息，岂不由人，追之往事，守株何甚！"

从前从段文字看，陶氏是支持服石类药的，认为服石药对人体有益，甚至优于谷食，起码是在写作《养性延命录》时持这种观点。随着其经历的增多，见到因服五石散致死的案例，和亲自炼丹十九年，七次开炉皆未真正成功的经验，对丹药养生的信念有所动摇，形成了如《外台秘要》中所说的看法。但认为致死的原因主要是使用和护理方法不正确而致。

笔者认为陶氏是一位非常注重实证的古代科学家，随着经验的积累，理论的不断提高，对金石药的药用利弊的认识亦日益深化和接近正确，在晚年的作品中记录了其较成熟的结论，推出其辨五脏病证用玉石药的范例方剂，是非常有益之举。

现代医学也已证实，一些金石药对某些顽固疑难病症确有奇效。因此应该深入研究，谨慎使用，不必因噎废食，致使良药埋没。

下篇 详论【三统】

如其中伏龙肝、黄土二品实不属此类，此属诸传抄本所有者，或与李时珍所谓"石者，气之核，土之骨也"的石、土关系的理念相关；至于海蛤属介类，石蜜属虫类，此二品系笔者拟补治心病方中所用，因玉石药较少，选与草木方对应者有一定困难，故取硬坚如石的蛤壳和野生之固体蜂蜜充之。

由于《辅行诀》中玉石方均无炮制法和用法，笔者虽研习《辅行诀》已近五十年，对其所用药物，特有标明剧毒者，更是未尝一用，致使《辅行诀》玉石方不能发挥应有的作用。鉴于古今用重金属药和剧毒药治病的宝贵经验，当前对这些方药不分情况地弃而不用，是令人痛惜的。希望有关人士，尤其是道医传人，在政府或有关部门的组织领导下，制服恶毒，化腐朽为芬芳，拯救这一医典文化遗产，复兴国医，使之做出更大贡献。

附 《辅行诀五脏用药法要》新校正

校正说明

一、据考，《辅行诀五脏用药法要》为藏经洞卷子本，原署名作者陶弘景，于525～536年之间在茅山所撰。该书问世后不久陶氏逝世，继因烽火动乱而残，隐藏于其少数弟子之间。唐代李含光、韦景昭师徒数次奉召整订茅山道经残卷，于745～769年在紫金观整理，后因安史之乱整订未果，形成多层次文本《辅行诀》，宋代被封存于敦煌藏经洞，1900年破封。

二、本次整订力求恢复陶氏原作面貌，符合当时文化背景和原作者学术思想特点，同时考虑唐本中层次较多，包含着陶氏后人使用该书的经验和主治信息，故原《整订稿》为主本，参藏经洞本主治文，以小字注的形式标示，名之曰《〈辅行诀五脏用药法要〉新校正》。

三、卷首图已佚，据原《整订稿》及2018年拙著《〈辅行诀五脏用药法要〉阐幽躬行录》中所绘之三皇图而补，四象图腾化，补入了北斗星宿（图22）。

四、诸补泻方例之药物组成，仍以笔者据考所拟5·8表（草木/金石药五行互含属性表）为准，以原书各类补泻方规律所需校订之。

陶氏在所检录《汤液经法》方后，所增补的金石补泻

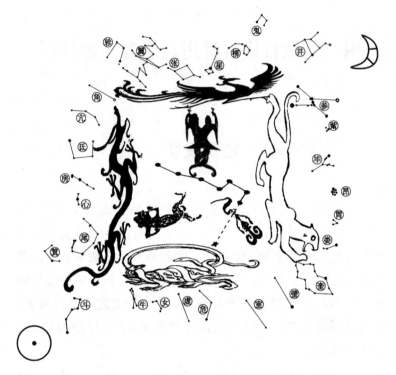

图 22　北斗星宿图

方，用**楷体字**附于检录方相应方剂之后。

　　诸补泻方例药物，均按君、佐臣、监臣、佐使序排定。

　　五、外感天行二旦四神方，其组方规律可依本书中所述。

　　六、诸大小补泻方例用药五行互含规律，仍如前整订稿。

　　其中救劳损大小方中，菜、果、谷、畜类药的使用，诸传抄本无规律可循，乃据《素问·金匮真言论》篇第四、《素问·脏气法时论》篇第二十二、《灵枢·五味》第五十六、《灵枢·五音五味》第六十五诸篇相关内容，参阅其他文献，以陶氏学理为准则抉择而定。五果药的用量，据五行生成数理而定。

七、补泻心方乃据陶氏心兼属土火而论，所用药物的五行互含名位，有所变通者，是根据不同文献，或其功能、形、色、质的特点，或据其所秉特定的天地四时之气而定。由于该类方剂具兼属土火的特殊性，君臣佐使的用量比例也有所变通。详情请参考《从心属土火论心补泻方再重整的思路》一文（见《〈辅行诀五藏用药法要〉研究》，学苑出版社，2009年）。

八、本说明系校正全文之据。随研究的进展和深入，若有新的资料依据，将随时修改和完善。

下篇　详论［三统］

隐居曰：凡学道辈，欲求永年，先须祛疾。或有夙瘤，或患时恙，一依五脏补泻法例，服药数剂，必使脏气平和，乃可进修内视之道。不尔，五精不续，真一难守，不入真景也。服药祛疾，虽系微事，亦初学之要领也。诸凡杂病，服药汗吐下后，邪气虽平，精气被夺，致令五脏虚疲，当即据证服补汤数剂以补之。不然，时日久旷，或变为损证，则生死转侧耳。谨将五脏虚实证候悉列于左，庶几识别无误焉。

辨肝脏病证文并方

肝虚则恐，实则怒。

肝病者，必两胁下痛。痛引少腹，令人善怒。虚则目䀮䀮无所见，耳有所闻，心澹澹然如人将捕之。气逆则耳聋，颊肿，治之取厥阴、少阳血者。

邪在肝，则两胁中痛，中寒，恶血在内，则胻善瘈，节时肿。取之行间以引胁下，补三里以温胃中，取耳间青脉以去其瘈。

陶云：肝德在散，故经云：以辛补之，酸泻之。肝苦急，急食甘以缓之，适其性而衰之也。

小泻肝汤散

治肝实，两胁下痛，痛引少腹，迫急，干呕者方。

芍药 枳实（熬） 生姜（切）各三两

上三味，以水三升，煮取一升，顿服之。不瘥，即重作服之。

呕吐者，加半夏二两，洗；心中悸者，加甘草二两，炙；下利赤白者，加黄芩二两；咳者，加五味子二两；小便不利者，加茯苓二两。

硫黄　　白矾　　伏龙肝各三两

大泻肝汤散

治头痛，目赤，时多恚怒，胁下支满而痛，痛连少腹迫急无奈者方。

芍药　　枳实熬　　生姜(切)各三两　　甘草
黄芩　　大黄各一两
上六味，以水五升，煮取二升，温分再服。

硫黄　　白矾　　伏龙肝各三两　　石膏
代赭石　　禹粮石各一两

小补肝汤散

治心中恐疑，时多恶梦，气上冲心，越汗出，头目眩晕者方。

桂枝　　干姜　　五味子各三两　　薯蓣一两
上四味，以水八升，煮取三升，温服一升，日三服。

心中悸者，加桂枝一两半；冲气盛者，加五味子一两半；头苦眩者，加白术一两半；干呕者去薯蓣加生姜一两半；中满者去薯蓣，心中如饥者，还用薯蓣；少气乏力而目眩者，加薯一两半；胁下坚急者，加牡蛎三两；咳逆头痛者，加细辛一两半；四肢冷，小便难者，加附子一枚。

琅玕　　雄黄　　曾青各三两　　云母一两

大补肝汤散

治肝气虚，其人恐惧不安，气自少腹上冲咽，呃声不止，头目苦眩，不能坐起，汗出心悸，干呕不能食，脉弱而结者方。

治风曾跌仆，内有瘀血，或缘久劳，精气衰少，倦怠无力，常自惊恐，眠息不安，头目眩晕，时多呕吐，此名痹厥者方。

桂枝　　干姜　　五味子　　牡丹皮各三两
薯蓣　　旋覆花　　竹叶各一两

上七味，以水一斗，煮取四升，温服一升，日三夜一服。

琅玕　　雄黄　　曾青　　凝水石各三两
云母　　硝石　　白垩土各一两

辨心脏病证文并方

心虚则悲不已，实则笑不休。

心病者，必胸内痛，肋下支满，膺背肩胛间痛，两臂内痛；虚则胸腹胁下与腰相引而痛。取其经手少阴、太阳及舌下血者，其变刺郄中血者。

邪在心，则病心中痛，善悲，时眩仆，视有不足而调其输也。

经云：诸邪在心者，皆心胞代受，故证如是。

陶云：心德在耎。故经云：以咸补之，苦泻之；心苦缓，急食酸以收之。

小泻心汤

治心中卒急痛，肋下支满，气逆攻膺背肩胛间，不可饮食，食之反笃者方。

通草　　淡豆豉　　升麻各三两

上三味，以水三升，煮取一升，顿服。少顷，得吐瘥，不吐亦得。

大泻心汤

治暴得心腹痛，痛如刀刺，欲吐不吐，欲下不下，心中懊恼，胁背胸膺支满，迫急不可耐者方。

通草　　　淡豆豉　　升麻　　栀子

戎盐各三两　酢六升

上六味，先煮前五味，得三升许，去滓。内戎盐，稍煮待消已，取二升，服一升。当大吐，吐已必自泻下，即瘥。

小补心汤

治胸痹不得卧，心痛彻背，背痛彻心者方。

瓜蒌一枚（捣）　牡桂　　干姜　　薤白各三两

上四味，以水八升，煮取四升，温服一升，日再服。

大补心汤

治胸痹，心中痞满，气结在胸，时从胁下逆抢心，心痛无奈者方。

瓜蒌一枚(捣)　牡桂　　干姜　　白酨浆一斗

薤白　　　　五味子　半夏(洗去滑)各三两

上七味，煮取四升，每服二升，日再。

心胞气实者，受外邪之动也。则胸胁支满，心中澹澹大动，面赤目黄，善笑不休。虚则血气少，善悲，久不已，发癫仆。

小泻心（心胞）汤散

治心气不定，胸腹支满，心中跳动不安者方。

黄连　　黄芩　　大黄各三两

上三味，以麻沸汤三升，渍一食顷，绞去滓，温服一升，日再。

目痛，口舌生疮者，加枳实二两；腹痛，下利脓血者，加干姜二两；气噎者，加生姜二两，切；汗出恶寒者，加附子一枚，炮；呕吐者，加半夏二两，洗去滑。

丹砂　　代赭石　　禹粮石各三两

大泻心（心胞）汤散

治心中怔忡不安，胸膺痞满，口中苦，舌上生疮，面赤如新妆，或吐血、衄血、下血者方。

黄连　　　黄芩　　　大黄各三两　　枳实

生姜(切)　甘草各一两

上六味，以水五升，煮取二升，温分再服。

丹砂　　　代赭石　　　禹粮石各三两　白矾

伏龙肝　　石膏各一两

小补心（心胞）汤散

治血气少，心中动悸，时悲泣，烦躁汗出，气噎，脉结者方。

牡丹皮　　旋覆花　　竹叶各三两　　萸肉一两

上方四味，以水八升，煮取三升，温服一升，日三服。

怔忡不安，脉结者，倍牡丹皮为六两；咽中介介塞者，加旋覆花一两半；烦热汗出者，加竹叶一两半；心中窒痛者，加萸肉一两半；胸中支满者，去萸肉，加厚朴炙，三两；心中烦热者，去萸肉，加栀子打，三两；脉濡者，仍用萸肉；苦胸中冷而多唾者，加干姜三两。

凝水石　　硝石　　　白垩土各三两　皂矾一两

大补心（心胞）汤散

治心中虚烦，懊侬不安，怔忡如车马惊，饮食无味，干呕气噎，时或多唾，其人脉结而微者方治心虚，气血疲滞，胸中烦满，时噫气出，舌上苔如灰酶，口中气如败卵，多悲泣，如中鬼神，凄然不安者方。

牡丹皮　　旋覆花　　竹叶　　　人参各三两

萸肉　　　甘草(炙)　干姜各一两

上方七味，以水一斗，煮取四升，温服一升，日三夜一服。

凝水石　　硝石　　白垩土　　赤石脂各三两
皂矾　　石英　　雄黄各一两

辨脾脏病证文并方

脾实则四肢不用，五脏不安；虚则腹满，飧泄。

脾病者，必身重，苦饥，肉痛，足痿不收，胻善瘈，脚下痛；虚则腹满肠鸣，溏泻，食不化。取其经太阴、阳明、少阴血者。

邪在脾，则肌肉痛。阳气不足则寒中，肠鸣腹痛；阴气不足则善饥，皆调其三里。

陶云脾德在缓，故经云：以甘补之，辛泻之。脾苦湿，急食苦以燥之。

小泻脾汤散

治脾气实，身重不胜，四肢挛急，而足冷者方。
脾气实治，身重不腾，四肢挛急而冷者方。

附子一枚(炮)　　生姜(切)　　甘草各三两
上三味，以水三升，煮取一升，顿服。

腹中痛者，加芍药二两；咽痛者，加桔梗二两；呕吐者，加半夏二两；胁下偏痛，有寒积者，加大黄二两；食已如饥者，加黄芩二两。

阳起石　　伏龙肝　　石膏各三两

大泻脾汤散

治脾气不行，善饥，食而心下痞，欲利不得，或下利不止，胁下支满，足痿不收，肢冷拘急，脉微者方。

附子一枚(炮)　　生姜(切)　　甘草各三两　　黄芩

大黄　　　　　枳实(熬)各一两

上六味，以水五升，煮取二升，温分再服。

阳起石　　　伏龙肝　　　石膏各三两　　代赭石

禹粮石　　　白矾各一两

小补脾汤散

治腹中胀满，不能饮食，干呕，吐利，脉微而虚者方。

人参　　　甘草(炙)　　干姜各三两　　白术一两

上四味，以水八升，煮取三升，温服一升，日三服。

腹中痛者，倍人参为六两；气少者，加甘草一两半；腹中寒者，加干姜一两半；渴欲饮食水者，加术一两半；脐上筑筑动者，为肾气动，去术，加桂三两；吐多者，去术加生姜三两；下多者，仍用术；心中悸者，加茯苓三两。

赤石脂　　　石英　　　雄黄各三两　　黄土一两

大补脾汤散

治腹胀大，饮食不化，时自吐利，其人枯瘦如柴，立不可动转，干渴，汗出，气急，脉微而时结者方。

治腹胀大，坚如鼓，腹上青筋出，四肢消瘦，大便如鸭矢，小便如檗汁，口干，气逆，时鼻衄血者方。

人参　　甘草(炙)　　干姜　　麦门冬各三两

白术　　五味子　　旋覆花各一两

上七味，以水一斗，煮取四升，温服一升，日三夜一服。

赤石脂　　石英　　雄黄　　石绿各三两

黄土　　曾青　　硝石各一两

辨肺脏病证文并方

肺虚则鼻息不利，实则喘咳，凭胸仰息。

肺病者，必咳喘逆气，肩息背痛，汗出憎风。虚则胸中痛，少气，不能报息，耳聋咽干。取其经太阴、足太阳、厥阴内血者。

邪在肺，则皮肤痛，发寒热，上气喘，汗出，咳动肩背。取之膺中外输，背第三椎旁，以手按之快然，乃刺之，取缺盆以越之。

陶云肺德在收，故经云：以酸补之，咸泻之。肺苦气上逆，急食辛以散之，开腠理以通气也。

小泻肺汤散

治咳喘上气，胸中迫满，不可卧者方。

葶苈子(熬黑，捣如泥)　　大黄　　枳实各三两

上三味，以水三升，煮取二升，温分再服，喘定止后服。

胸中满者，加厚朴二两；喉中水鸡声者，加射干二两；食噎者，加干姜二两；喘而汗出者，加麻黄二两；矢气不转者，加甘草二两。

芒硝　　禹粮石　　白矾各三两

大泻肺汤散

治胸中有痰涎，喘不得卧，大小便闷，身面肿，迫满，欲得气利者方治胸有积饮，咳而不利，喘不能息，鼻齆不闻香臭，口舌干燥，心下痞而时腹中痛者方。

葶苈子(熬黑，捣如泥)　　大黄　　枳实各三两
生姜(切)　　　　　　　甘草　　黄芩各一两
上六味，以水五升，煮取二升，温分再服。
芒硝　　禹粮石　　白矾各三两　　伏龙肝
石膏　　代赭石各一两

小补肺汤散

治汗出口渴，少气不足息，胸中痛，脉虚者方。
麦门冬　　五味子　　旋覆花各三两　　细辛一两
上四味，以水八升，煮取三升，温服一升，日三服。
口干燥渴者，倍麦门冬为六两；咳逆少气而汗出者，加五味子一两半；咳痰不出，脉结者，加旋覆花一两半；胸中苦闷痛者，加细辛一两半；若胸中烦热者，去细辛，加海蛤粉三两；若烦渴者，去细辛，加粳米半升；涎多者，还用细辛；咳逆作呕者，加乌梅三两。

石绿　　曾青　　硝石各三两　　矾石一两

大补肺汤散

治烦热汗出，少气不足息，口干耳聋，脉虚而驮。

治肺劳喘咳不利，鼻塞，胸中烦熟，心下痞，时吐血出者，此为尸劳。

麦门冬　　　五味子　　　旋覆花　　　地黄各三两

细辛　　　竹叶　　　甘草(炙)各一两

上七味，以水一斗，煮取四升，温服一升，日三夜一服。

石绿　　曾青　　　硝石　　　滑石各三两

矾石　　白垩土　　　石英各一两

辨肾脏病证文并方

肾气虚则厥逆；实则腹满，面色正黑，泾溲不利。

肾病者，必腹大胫肿，身重嗜寝。虚则腰中痛，大腹小腹痛，尻阴股膝挛，腨足皆痛，取其经少阴、太阳血者。

邪在肾，则骨痛，阴痹。阴痹者，按之不得。腹胀腰痛，大便难，肩背项强痛，时眩仆。取之涌泉、昆仑，视有余血者，尽取之。

陶云肾德在坚，故经云：以苦补之，甘泻之。肾苦燥，急食咸以润之，致津液生也。

小泻肾汤散

治小便赤少，少腹满，时足胫肿者方。

茯苓　　甘草　　黄芩各三两

上三味，以水三升，煮取一升，顿服。

目下肿如卧蚕者，加猪苓二两；眩冒者加泽泻二两；呕吐者，加半夏二两；大便硬者，加大黄二两；小便不利者，加枳实二两。

乳石　　石膏　　代赭石各三两

大泻肾汤散

治小便赤少，时溺血，少腹迫满而痛，腰如折，不可转侧者方。

茯苓　　甘草　　黄芩各三两　　大黄

枳实　　生姜（切）各一两

上方六味，以水五升，煮取二升，温分再服。

乳石　　石膏　　代赭石各三两　　禹粮石

白矾　　伏龙肝各一两

小补肾汤散

治虚劳失精，骨蒸腰痛羸瘦，脉驶者方。

治肾虚，小便遗失，或多余沥，或梦中交媾，遗精不禁，骨痿无力，四肢清冷者方。

地黄　　竹叶　　甘草（炙）各三两　　泽泻一两

上四味，以水八升，煮取三升，温服一升，日三服。

苦遗精者，易生地黄为熟地黄，倍其量为六两；烦热气逆欲作风痉者，加竹叶一两半；小便短涩，茎中痛者，加甘草一两半；少腹膨胀者，加泽泻一两半；大便见血者，去泽泻，加伏龙肝如鸡子大；失溺不禁及失精者，去泽泻，加萸肉三两；小便不利者，仍用泽泻；足胫清冷者，加附子一枚，炮。

滑石　　白垩土　　石英各三两　磁石一两

大补肾汤散

治精气虚少，腰痛骨痿，不可行走，虚热冲逆，头晕目眩，小便不利，脉软而驶者方治小便浑浊，时有余沥，或失便不禁，腰痛不可转侧，两腿无力，不能行走，此为骨痿。

地黄　　竹叶　　甘草（炙）　桂枝各三两

泽泻　　干姜　　五味子各一两

上七味，以长流水一斗，煮取四升，温服一升，日三夜一服。

滑石　　白垩土　　石英　　琅玕各三两

磁石　　雄黄　　曾青各一两

此篇所列大泻汤散法，悉是小方加母脏泻方之佐、监臣，及子脏泻方之监臣各一两；大补汤散法，悉是小方加下方君臣者，上四味俱作三两，余三味俱作一两。所加均为益以其生，即制其所克，助以母气者。如《难经》之义，“母能令子虚”“子能令母实”也。

又有泻方五首，以救诸病误治，
致生变乱者也

救误小泻肝汤散

治用吐法后。其人气血壅阻，腹痛烦满，痈肿成脓者方（据《金匮要略》文补）。

芍药　　枳实各三两

上方二味，以水五升，煮取二升，温分再服。

硫黄　　白矾各三两

救误大泻肝汤散

救误用吐法。其人神气素虚，有痰澼发动，呕吐不止，惊烦不宁者方。

芍药　　枳实（熬）　　牡丹皮　　旋覆花

竹叶各三两

上方五味，以水七升，煮取三升，温分再服。

心中懊侬者，加豉一分，易竹叶为竹茹三两；言语善忘者，加杏仁三两。

硫黄　　白矾　　凝水石　　硝石

白垩土各三两

救误小泻心汤散

治用清下法后,邪气内陷,烦热痞满,腹痛下利者方(据《神农本草经集注》补)。

黄连　　黄芩各三两

上方二味,以水五升,煮取二升,温分再服。

丹砂　　代赭石各三两

救误大泻心汤散

救误用清下。其人阳气素实,外邪乘虚陷入,致心下痞满,食不下,利反不止,雷鸣腹痛者方。

黄连　　黄芩　　人参　　甘草(炙)

干姜各三两

上方五味,以水七升,煮取三升,温分再服。

呕甚者,加半夏一分,易干姜为生姜三两;下多腹痛者,加大枣十二枚,擘。

丹砂　　代赭石　　赤石脂　　石英

雄黄各三两

救误小泻脾汤散

治用冷寒法,致生痰澼,饮食不化,胸满短气,呕沫头痛者方(据《外台秘要》引《古今录验》补)。

附子三枚(炮)　生姜三两(切)

上方二味,以水五升,煮取二升,温分再服。

阳起石　　　伏龙肝各三两

救误大泻脾汤散

救误用冷寒。其人阴气素实，卫气不通，致腹中滞胀，反寒不已者方救误服过冷药，其人卫阳不行，致腹中满胀，气从内逆，时咽中呛，睡寒不已。

附子(炮)　　生姜　　麦门冬　　五味子

旋覆花各三两

上方五味，以水七升，煮取三升，温分再服。

如人行十里时，若痰吐不利者，易旋覆花为款冬花三两；喘者杏仁仁一分。

阳起石　　　伏龙肝　　　石绿　　　曾青

硝石各三两

救误小泻肺汤散

治用火法后，邪气结阏气分，面目浮肿，黄疸，鼻塞上气者方（据《神农本草经》《外台秘要》引《千金方》补）。

葶苈子(熬黑，捣如泥)　　大黄各三两

上二味，以水五升，煮取二升，温分再服。

芒硝　　禹粮石各三两

救误大泻肺汤散

救误用火法，其人血素燥，致令神识迷妄如痴，吐血衄血，胸中烦满，气短急，小便反数赤者方救误用火法，其人津液素少，血燥致生肺痿，胸中痞而气短者方。

葶苈子(熬黑，捣如泥)　　大黄　　生地黄　　竹叶

甘草(炙)各三两

上五味，以水七升，煮取三升，温分再服。

少腹急者，加栗子仁十一枚，茎中痛者，易甘草为白茅根三两。

芒硝　　禹粮石　　滑石　　白垩土

救误小泻肾汤散

治用汗法后，口渴，小便不利者方（据张大昌《处方正范》遗稿补）。

茯苓　　甘草各三两

上二味，以水五升，煮取二升，温分再服。

乳石　　石膏各三两

救误大泻肾汤散

救误用汗法。其人阳气素虚，致令阴气逆升，心中悸动不安，冒，汗出不止者方救误用汗法，其人血气素虚，冲气盛，致令其人心中悸动不安，汗出头眩，苦呕逆，不能饮食，或四肢逆冷，腹中痛者方。

茯苓　　甘草　　桂枝　　干姜

五味子各三两

上方五味，以水七升，煮取三升，温分再服。

腹中痛者，易五味子为芍药三两；奔豚者，加李仁三两。

乳石　　石膏　　琅玕　　雄黄

曾青各三两

此篇所列大泻汤散法，上二味是本君臣，即小方，下三味为其所生之补方，俱作三两。此所谓邪实则正虚之义，泻实则补之也。

救诸劳损病方

陶云：经方有救诸劳损病方，亦有五首，然综观其要义，盖不外虚候方加减而已。录出以备修真之辅，拯人之危也。其方意深妙，非俗浅所识。缘诸损候，脏气互乘，虚实杂错，药味寒热并行，补泻相参，先圣遗奥，出人意表。汉晋以还，诸名医辈，张机、卫汜、华元化、吴普、皇甫玄晏、支法师、葛稚川、范将军等，皆当代名贤，咸师式此《汤液经法》，愍救疾苦，造福含灵。其间增减，虽各擅其异，似乱旧经，而其旨趣，仍方圆之于规矩也。

治疗劳损之方，乃起死之秘药，谨当择用之。

小养生补肝汤散

治肝虚，筋痿，腹中坚澼，大便闭塞者方治虚劳，腹中坚澼，便闭不行方。

麦门冬三两　葶苈子六两（熬黑，捣如泥）　干姜三两　葱叶十四茎（切）

桃奴十四枚

上五味，先以水七升，煮取三升，去滓，倾入麻油一升，再上火，乘热急以桑枝五枚，各长尺许，不停手搅令相得，取汤四升许，温服一升，日三夜一服。

石绿三两　　芒硝六两　　雄黄三两

小调神补心汤散

治心虚，脉亟，神识荒惚，烦躁不宁者方治虚劳烦悸，疼痛彻背，惵惵气短，时吐衄点，心神迷妄者方。

生地三两(切)　　茯苓六两　　旋覆花三两　　藿三两

栗仁十一枚(捣碎)

上五味，以水六升，煮取三升，去滓，次内麦酒二升，煮取四升，温服一升，日三夜一服。

滑石三两　　乳石六两　　硝石三两

小建中补脾汤散

治脾虚，肉亟，羸瘦如柴，腹拘急痛，四肢无力者方。

桂心三两　　芍药六两　　甘草三两(炙)　　生姜二两

大枣十五枚(去核)

上五味，以水七升，煮取三升，去滓，内黄饴一升，更上火令烊已，温服一升，日三夜一服。

琅玕三两　　硫黄六两　　石英三两

小凝息补肺汤散

治肺虚，气亟，烦热汗出，鼻中干燥，时咳血出者方治胸中烦热，汗出气乏，不能报息者方。

牡丹皮三两　　黄连六两　　五味子三两　　韭三两(切)

李八枚(去核)

上五味，以白酨浆七升，煮取四升，温服一升，日三夜一服。

凝水石三两　　丹砂六两　　曾青三两

小固元补肾汤散

治肾虚，精瘟，遗精失溺，气乏无力，不可动转，或时有下血者方腹中时痛，下利不止者方。

人参三两　　附子二大枚（炮）　　竹叶三两　　薤白三两
苦杏七枚（去核擘）

上五味，以井泉水四升，合苦酒三升，煮取四升，温服一升，日三夜一服。

赤石脂三两　　阳起石六两　　白垩土三两

此篇所列诸劳损补法所治，皆虚中夹实，所谓正虚则生邪实也。五行以土为本，制以所官之主，承以所生之同，其道备矣。所官之泻主作六两，补之主及所生之同，俱作三两。此皆建中意，如建中可治挛急，所缓肝急也。

陶云：经云毒药攻邪，五菜为充，五果为助，五谷为养，五畜为益。尔乃大汤之设。今所录者，皆小汤耳。

若欲作大汤散者，补肝汤内加鸡肝，补心加豕心，补脾加牛脾，补肺加犬肺，补肾加羊肾各六两，即成也。

陶隐居云：依《神农本经》及《桐君采药录》，上中下三品之药，凡三百六十五味，以应周天之度，四时八节之气。商有圣相伊尹，撰《汤液经法》三卷，为方亦三百六十五首。上品上药，为服食补益方，百二十首；中品中药，为疗疾祛邪之方，亦百二十首；下品毒药，为杀虫辟邪痈疽等方，亦百二十五首。凡共三百六十五首也，实万代医家之规范，苍生护命之大宝也。今检录常情需用者六十一首，备山中预防灾疾之用耳。

《汤液》药本五味，味同者功有殊，亦本《采录》形色。味、形者，禀天地之气化成，皆以五行为类，又各含五行也（上四十字，藏经洞卷子传抄本空缺，为笔者据文义所补）。检用诸药之要者，可默契经方之旨焉。经云：在天成象，在地成形。天有五气，化生五味，五味之变，不可胜数。今者约列二十五种，以明五行互含之迹，变化之用。如下：

味辛皆属木，桂、琅玕为之主。生姜、伏龙肝为火，附子、阳起石为土，细辛、矾石为金，干姜、雄黄为水。

味咸皆属火，丹皮、凝水石为之主。大黄、禹粮石为土，葶苈子、芒硝为金，泽泻、磁石为水，旋覆花、硝石为木。

味甘皆属土，人参、赤石脂为之主。甘草、石膏为金，茯苓、乳石为水，薯蓣、云母为木，甘草炙、石英为火。

味酸皆属金，麦门冬、石绿为之主。枳实、白矾为水，芍药、硫黄为木，萸肉、皂矾为火，五味子、曾青为土。

味苦皆属水，地黄、滑石为之主。黄芩、代赭石为木，黄连、丹砂为火，术、黄土为土，竹叶、白垩土为金。

此二十五味，为诸药之精，多疗五脏六腑内损诸病，学者当深契焉。

又有药十三种，宜明其五行互含之事，以备心病方之用。如下：

通草为木中土，又为木中水；淡豆豉为木中火，又为水中木；升麻为土中金，又为土中火；栀子为水中木，又为水中火；戎盐为火中土；酢为金中水；瓜蒌为土中土，牡桂为土中火；干姜为木中水；薤白为水中土，又为水中金；白蔹浆为金中金，又为金中火；五味子为金中土，又为火中木；半夏为火中木，又为火中火。

经云：主于补泻者为君，数量同于君而非主故为臣，从于佐监者为佐使。

陶隐居曰：此图（图 23）乃《汤液经法》尽要之妙，学者能谙于此，医道毕矣。

下篇　详论［三统］

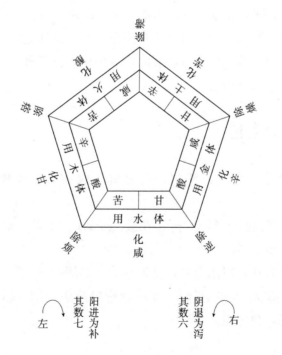

图 23　《汤液经法》要妙图

弘景曰：外感天行，经方之治，有二旦、四神大小等汤。昔南阳张机，依此诸方，撰为《伤寒论》一部，疗治明悉，后学奉之。山林僻居，仓卒难防，外感之疾，日数传变，生死往往在三五日间，岂可疏忽！若能深明此数方者，则庶无蹈险之虞也。今亦录而识之。

小阳旦汤

治天行发热，自汗出而恶风，鼻鸣干呕者方。

桂枝三两　　芍药三两　　生姜二两(切)　　甘草二两(炙)
大枣十二枚

上五味，以水七升，煮取三升，温服一升。服已，即啜热粥饭一器，以助药力。稍令汗出，不可大汗流漓，汗之则病不除也。若不汗出可随服之，取瘥止。日三服。若加饴一升，为正阳旦汤也。

小阴旦汤

治天行身热，汗出，头目痛，腹中痛，干呕，下利者方。

黄芩三两　　芍药三两　　生姜二两(切)　　甘草二两(炙)
大枣十二枚

上五味，以水七升，煮取三升，温服一升，日三服。服汤已，如人行三四里时，令病者啜白酨浆一器，以助药力。身热去，自愈也。

大阳旦汤

治凡病汗出不止，气息惙惙，身劳力怯，恶风凉，腹中拘急，不欲饮食，皆宜此方。若脉虚大者，为更切证也。

黄芪五两　　　人参　　　桂枝　　　生姜各三两
甘草二两(炙)　芍药六两　大枣十二枚　饴一升

上七味，以水一斗，煮取四升，去滓。内饴，更上火，令烊已。每服一升，日三夜一服。

大阴旦汤

治凡病头目眩晕，咽中干，喜干呕，食不下，心中烦满，胸胁支痛，往来寒热者方。

柴胡八两　　　人参　　　黄芩　　　生姜(切)各三两
甘草二两(炙)　芍药四两　大枣十二枚　半夏一升(洗)

上八味，以水一斗二升，煮取六升，去滓，重上火，缓缓煎之，取得三升，温服一升，日三服。

小青龙汤

治天行发热，恶寒，汗不出而喘，身疼痛，脉紧者方。

麻黄三两　杏仁半升(熬，打)　桂枝二两　甘草一两半(炙)

上方四味，以水七升，先煮麻黄，减二升，掠去上沫，次内诸药，煮取三升，去滓，温服八合。必令汗出彻身，不然，恐邪不尽散也。

大青龙汤

治天行病，表不解，心下有水气，干呕，发热而喘咳不已者方。

麻黄(去节)　　细辛　　　　芍药　　　　甘草(炙)
桂枝各三两　　五味子半升　半夏半升　干姜三两

上八味，以水一斗，先煮麻黄，减二升，掠去上沫。内诸药，煮取三升，去滓，温服一升，日三服。

小白虎汤

治天行热病，大汗出不止，口舌干燥，饮水数升不已，脉洪大者方。

石膏如鸡子大(绵裹，打)　　知母六两
甘草二两(炙)　　　　　　　粳米六合

上四味，先以水一斗，熬粳米，熟讫，去米，内诸药，煮取六升，温服二升，日三服。

大白虎汤

治天行热病，心中烦热，时自汗出，口舌干燥，渴欲饮水，时呷嗽不已，久不解者方。

石膏如鸡子大(一枚，打)　麦门冬半升　甘草二两(炙)
粳米六合　　　　　　　　半夏半升　　生姜二两(切)
竹叶三大握

上方七味，以水一斗二升，先煮粳米，熟讫，去米，内诸药，煮至六升，去滓，温服二升，日三服。

小朱鸟汤

治天行热病，心气不足，内生烦热，坐卧不安，时下利纯血，如鸡鸭肝者方。

鸡子黄二枚　　阿胶三锭　　黄连四两　　黄芩

芍药各二两

上五味，以水六升，先煮连、芩、芍三物，取三升，去滓，内胶，更上火，令烊尽，取下待小冷，下鸡子黄，搅令相得。温服七合，日三服。

大朱鸟汤

治天行热病，重下，恶毒痢，痢下纯血，日数十行，羸瘦如柴，腹中绞急，痛如刀刺者方。

鸡子黄二枚　　阿胶三锭　　黄连四两　　黄芩

芍药各二两　　人参三两　　干姜二两

上药七味，以水一斗，先煮连、芩、芍、参、姜，得四升讫，内醇苦酒二升，再煮至四升讫，去滓。次内胶于内，更上火，令烊，取下，待小冷，内鸡子黄，搅令相得，温服一升，日三夜一服。

小玄武汤

治天行病，肾气不足，内生虚寒，小便不利，腹中痛，四肢冷者方。

茯苓三两　　芍药三两　　术二两　　干姜三两

附子一枚(炮，去皮)

上五味，以水八升，煮取三升，去滓，温服七合，日三服。

大玄武汤

治肾气虚疲，少腹中冷，腰背沉重，四肢清冷，小便不利，大便鸭溏，日十余行，气惙力弱者方。

茯苓三两　　术二两　　　附子一枚(炮)　　芍药二两

干姜二两　　人参二两　　甘草二两(炙)

上七味，以水一斗，煮取四升，温服一升，日三夜一服。

弘景曰：阳旦者，升阳之方，以黄芪为主；阴旦者，扶阴之方，以柴胡为主；青龙者，宣发之方，以麻黄为主；白虎者，收重之方，以石膏为主；朱鸟者，清滋之方，以鸡子黄为主；玄武者，温渗之方，以附子为主。此六方者，为六合之正精，升降阴阳，交互金木，既济水火，乃神明之剂也。张机撰《伤寒论》，避道家之称，故其方皆非正名也，但以某药名之，以推主为识耳。

陶隐居云：中恶卒死者，皆脏气被壅，致令内外隔绝所致也。神仙有开五窍以救卒死中恶之方五首，录如下。

点眼以通肝气

治跌仆，臀腰挫闪，气血着滞，作痛一处，不可欠伸、动转者方。

矾石（烧赤，取冷，研为细粉）

每用少许，以酢蘸，点目大眦，痛在左则点右眦，痛在右点左眦，当大痒，若泪大出则愈。

着舌以通心气

治中恶，急心痛，手足逆冷者，顷刻可杀人。看其人唇舌青紫，指甲青冷者是。

硝石五钱匕　　雄黄一钱匕

共为极细末。启病者舌，着散一匕于舌下，少时即定。若有涎出，令病者随涎咽下，必愈。

启咽以通脾气

治过食难化之物，或异品有毒，宿积不消，毒势攻注，心腹痛如刀搅者方。

赤小豆　　瓜蒂各等分

共为散，每用咸豉半升，以水二升，煮取一升，去滓。内散一匕，顿服，少顷当大吐，则差。

启咽方：救误食诸毒，及生冷硬物，宿积不消，心中痛疼者方。

赤小豆　　瓜蒂各等分

为散讫，加盐豉少许，共捣为丸。以竹箸启齿，温水送入口中，得大吐即愈。

吹鼻以通肺气

治诸凡卒死，息闭不通者，皆可用此法活之。

皂角（刮去皮弦，用净肉，火上炙燥）如杏核大一块　细辛根等分

共为极细末。每用苇管吹鼻中少许，得嚏则活也。

灌耳以通肾气

救饮水过，小便闭塞，涓滴不通者方。

烧汤一斗，入戎盐一升，葱白十五茎，莫令葱太热。勺汤指试不太热，即灌耳中。令病者侧卧，下以盆着汤，承耳下熏之，少时小便通，立愈。

熨耳以通心气：治梦魇不窹者方。

烧热汤二升，入戎盐七合，令烊化已，切葱白十五茎，内汤内。视汤再沸，即将葱取出，捣如泥，以麻布包之，熨病者两耳，令葱气入耳，病者即窹也。

上五方，乃神仙救急之道。若六畜病者，可倍用之。

———

附　拟补心兼属土火金石
补泻方四首

小泻心散：铁落　石胆　石蜜各三两

大泻心散：铁落　石胆　石蜜　朴硝

　　　　　　戎盐　矾石各三两

小补心散：海蛤　理石　雄黄　姜石各三两

大补心散：海蛤　理石　雄黄　硇砂

　　　　　　姜石　曾青　卤碱各三两

附　从火论心草木金石
小补泻汤散四首

小泻心汤散：

栀子　　淡豆豉　　戎盐（玄参）各三两

朴硝　　石胆　　戎盐各三两

小补心汤散：

半夏（洗，去滑）　五味子（捣碎）　薤白各三两　白戳浆八升

卤碱　曾青　姜石　硇砂各三两

赵　跋

2022年11月7日，笔者收到衣之镖先生微信一则，相约为其新撰之书《〈辅行诀五脏用药法要〉简明三统论》为序一篇，并函询北京中医药大学钱超尘教授起居近况云云。我将了解的北京情况略做交流，并推辞为序仅试为跋。岂料此后未四五日便收到钱先生过世的噩耗，心绪难平。

1990年，笔者刚刚步入中医学术之门。课间曾在校园南门石桌旁向钱先生请教如何学习《医古文》，此后多少岁月又与先生共同核校《本草纲目》等书。2007年6月，陪同钱先生到河北省广宗县搜求《辅行诀五脏用药法要》（后简称《辅行诀》）传本。同年7月，钱先生来太原参加"纪念傅山先生诞辰400周年国际学术研讨会"，会议间歇先生还就《辅行诀》写作出版事宜的诸般细节做了必要的安排。上述情形虽历年所，仍历历在目。今日草成此文，既是对衣之镖先生《〈辅行诀五脏用药法要〉简明三统论》一书的介绍推荐，更是对十数年前由钱超尘先生牵头达成的京、晋、冀三方《辅行诀》合作的纪念。

衣之镖先生《〈辅行诀五脏用药法要〉简明三统论》一书是对《辅行诀》组方理论的进一步探索，此书除了重申《辅行诀》虚实体用的基本概念之外，特别强调了作者重新提炼总结的《辅行诀》"三统论"思想。

《辅行诀》辨证强调"正气存内，邪不可干""邪之所凑，其气必虚"，故而从虚着眼，没有实证，以用虚为虚，体虚为实。五脏是由五行扩展而来，而五行又分体用，体用有阴阳之义，是阴阳五行合一之论。五脏补泻方是以药的五味为主，外感天行方中主药依其气而定，气属阳、味属阴。在用药的性味选择上，《辅行诀》体现着阴阳五行合流模式。《辅行诀》阴阳二旦大汤，是全书理论的制高点，它是阴阳与五行相融合的产物，在阴阳学说中代表了阴阳两大类，以阴阳二旦为名；在五行学说中代表了"后天之本"脾胃，而在"脾胃"二字上冠以阴脏阳腑而类分之。上述观点，是本书反复强调的关键内容。

　　本书中提到的"三统论"，至少有两个层面：一个是社会学层面的三统论，一个是医药学层面的三统论。社会学层面的三统论本文不论，医学层面的三统论是衣之镖先生结合《辅行诀》本身学术特点提出来的全新命题，大概指的是：五脏杂病与外感天行的统一、外感天行伤寒与温病的统一、经方制剂与用药法则的统一。上述提法，乍看起来，不免令人产生目眩神移、难有着落的感觉。但上述观点的提出，却是在对《辅行诀》内在学理、成书背景和流传演变过程客观分析的基础上得来的。用衣大夫自己的话总结便是：《辅行诀》是《汤液经法》的缩影，它们均是阴阳五行合流大一统思想的产物。因此，统一思想、统一门派、统一用药法则，正是其生命活力的真实体现。

　　《辅行诀》一书指出五脏配五行，五行分体用，并规定：用不足为虚，治之以补；体不足为实，治之以泻。继则按虚实辨证，确定治疗方法，组成补泻方剂，使五脏正气来复，邪不可干。上述理论的形成和厘清，丰富、更新了五脏生理病理状态的描述方式和调控手段。一定程度上对人们耳熟能详的正亏为虚、邪盛为实的概念进行了改造。这种改造的前提是承认传统的正虚邪实在很多情况下存在你中有我、我中有你的复杂状态。可以进一步理解，《辅行诀》不否认邪气的存在，却更加强调五脏体用状态的考察和体认，体用的不足，都是正气不足。而虚实辨治，均着眼于矛盾的主要方面。衣之镖大夫指出："邪"为自然之气的淫盛或不及，或五脏之气的亢盛或低下所致的病理产物。虽有外感六淫和内伤淫邪之分，但其损伤人体气血津液精神的终极结果是相同的，都是"邪之所凑，其气必虚""正气内存，邪不可干"二语中"邪"之所指。

不管是外感还是内伤之疾，如果影响到内脏体用之和，从《辅行诀》中寻求对治之法可行。若不到此种程度，其他方法亦可灵活施用。正如文中收载衣大夫学生王永辉一文所指出的那样："除了经方以外，时方、偏方也活跃在我们的日常生活中，像银翘散、桑菊饮等等，解决了生活中的很多问题。指导我们辨证用药施治的中医理论也很丰富，五脏辨证、六经辨证、三焦辨证、营卫气血辨证等。这些理论及其实践，都取得过丰硕的成果。"

需要着重指出的是，本书在学术理论层面的另一个显著特点是对《辅行诀》外感天行病篇"陶云"文字中提出的"升降阴阳，交互金木，既济水火"理论，即所谓"三大气交"理论的深入剖析和重要推衍。

"三大气交"的具体文字虽然出现在《辅行诀》之中，但对其内涵的理论阐释尚未见有深刻之论说。在《〈辅行诀五脏用药法要〉简明三统论》一书中，衣之镖大夫对该理论的实在内涵和适用范围进行了开创性的研究工作。书中明确指出:"气交三大法则,所用是阴阳交合之道,与体用合化类同,故也常用于内伤杂病之虚实兼挟或以虚为主者。""三大气交"是阴阳五行体系下对立、相克因素的互动与转化,而不仅仅是五行之偏含或革变。刘完素在《素问玄机原病式·原序》中虽已提到"阴阳变化之道,所谓木极似金,金极似火,火极似水,水极似土,土极似木者也",然其所论乃己亢过极则反似胜己之化的情形,强调的是个"似"字,旨在避免错辨误认,而《辅行诀》体现的则是在阴阳推动之下的变化之道。难能可贵的是,在衣之镖大夫锲而不舍的努力之下,不仅《辅行诀》原书中"三大气交"的理论雏形逐渐清晰可解,而且更进一步将其实操方法落实到了处方药物性味的分析推定之上。上述研究过程与结论虽属一家之言,但其学问求真、执着钻研的态度令人敬佩,值得效法。相关文字可详观本书"金木交互青龙白虎汤"一节。

赵
跋

张大昌先生曾有评金元诸大家的一段医话存世,其文曰:"金元四大家以李东垣最精,河间多武断,洁古最老实,唯朱丹溪形而上之,空谈玄渺,但重滋阴,理学之深毒耳。"衣之镖先生是张大昌先生高足,不论是理论研究还是临床实践均得乃师之真传,所以相关研究强调脚踏实地,避免空蹈玄渺亦是其不懈的追求。通读全文,我们知晓《〈辅行诀五脏用药法要〉简明三统论》一书的行文是相对晓畅流利的,即使不以医学为主修专业者,若能静下心来,随文顺意阅读,也不会有太多障碍。

衣之镖大夫撰写此书依据的传统国学书著已经非常丰富了,举凡《尚书》《保训》《甘石星经》《五星占》《易经》《周易参同契》《周易参同契脉望》《说文解字》《左传》《吕氏春秋》《春秋繁露》《论语》《孟子》《道德经》《老子章句》

《老子西升经》《列子》《管子》《墨子》《鬼谷子》《鹖冠子》《孙子兵法》《史记》《汉书》《后汉书》《绛云楼书目》等等不一而足。不过笔者认为，先生提出《鹖冠子》作者毛遂说，证据尚嫌不足，祈请读者有所留意。毋庸讳言，鉴于《辅行诀》一书流传过程的复杂和隐曲，作者论说过程中存在部分揣设的情形、推测的论说；甚至受激于现实的不公、疫情的复杂，时存忧虑不平之表达和郁怒呐喊之心声，料想也是读者诸君能够加以体谅的吧。

此书在学理讨论的过程中，作者也顺带对历史上存疑日久的疑难命题给出了自己的答案，可谓知无不言、言无不尽。诸如文中提及"火齐即清火的中药，水齐当为温阳利水之剂"的结论，起码前半句似乎可以得到最新考证结论的侧面印证。罗琼、顾漫二先生结合新出土材料撰文指出："'火剂'与'必剂'当是同出而异名，均是以大黄为主的攻下之剂，因其药力迅猛、药效显著而得名。"① 双方的论证基础和阐释逻辑完全不同，但视"火齐"为"清火"或"攻下"之剂的结论，却是相对接近的。

历史上，强调经方之学源自《汤液经法》，又在临证中努力加以实践，甚而至于溯流讨源、欲穷究其实的学者，河北赵县医家王好古先生是其一也。近年来刘雨茁、王育林先生考证："王好古，字进之，金元之际赵州人……约生于13世纪初，卒于公元1308年以后……《汤液本草》初成于1298年，或经1306年、1308年两次修订，最终成于

① 罗琼，顾漫. 经方"火剂"新证——以天回汉墓出土医简为证 [J]. 中国中医基础医学杂志，2019，25（10）：1416-1419.

1308年。"① 这一结论尚需更多证据加以佐证。关于王好古生平，传统的说法如北京中医药大学李云教授《中医人名大辞典》记载："王好古（约1200~1264）字进之，号海藏。金元间赵州（今河北赵县）人。性识明敏，博通经史。举进士不弟，潜心医学。曾任赵州医学教授，兼提举内医学……王氏著述甚富，今存者有《阴症略例》一卷、《汤液本草》三卷、《医垒元戎》十二卷、《此事难知》二卷、《斑论萃英》一卷。此外，各目录书著录王好古所撰之书尚有《医家大法》三卷、《仲景详辨》《活人节要歌括》《痘疹论》《光明论》《标本论》《伊尹汤液仲景广为大法》四卷、《钱氏补遗》《本草实录》《十二经要图解》等十余种，今未见。"② 其中《伊尹汤液仲景广为大法》一书未并佚失。书前"甲午夏六月古赵王好古"的题辞略曰："惟伊尹《汤液》人莫知之也，何哉？以其仲景命世之才，独能广而行之，于当时人唯知有仲景而不知有伊尹也。然所广之书三卷（一作'十卷'），世又未闻，是以历年绵远而此亦莫知之也。但见《伤寒论》及本草所载、杂见诸方，凡称仲景皆是。知仲景而又能归其元书尝言之者，启玄子、文潞公、许学士、朱奉议、洁古老人、东垣李明之先生十数人而已。或能知者止能用药而忘其言，不知者不能用药而无所言，则无怪其后世之不知也。由是寻方检论者多，而从源注本者少。"700多年后，同样是河北医家的衣之镖先生，正以其精勤不倦、执着不懈的努力，一点点改变着海藏所云"寻方检论者多，从源注本者少"的局面。笔者知道，基层大夫的科研环境普遍是

① 刘雨拙，王育林. 王好古师从张元素及其生卒著述年代辨［J］. 北京中医药大学学报，2021，44（1）：34-38.
② 李云编著. 中医人名大辞典［M］. 北京：中国中医药出版社，2016：68.

相对俭朴的，直到"全国基层名老中医药专家衣之镖传承工作室"建立，其工作环境、人手配备等方面方才得到有效改观。笔者希望此书顺利出版，也祝愿衣之镖团队取得更大的成就！

文末，笔者仅从文献角度提示：近年出现的所谓三申道人手札《玄隐遗秘·九常记·天常·己丁》篇中若干章句，有一段与《辅行诀》"诸药五味五行互含文"的外在格式略相雷同者。《辅行诀》中的这段文字是：

"味辛皆属木，桂为之主，椒为火，姜为土，细辛为金，□□为水。味咸皆属火，旋覆花为之主，大黄为木，泽泻为土，厚朴为金，硝石为水。味甘皆属土，人参为之主，甘草为木，大枣为火，麦冬为金，茯苓为水。味酸皆属金，五味为之主，枳实为木，豉为火，芍药为土，薯蓣为水。味苦皆属水，地黄为之主，黄芩为木，黄连为火，白术为土，竹叶为金。"①

《玄隐遗秘·九常记·天常》篇的这段文字是：

"火中火，苦涩辛温，艾也。火中水，苦辛而凉，莶②也。火中土，苦辛大热，煎也；苦平，女贞也。火中木，淡苦温热，桂之枝也。火中金，苦

---

① 马继兴主编，王雪苔特邀编写. 敦煌古医籍考释［M］. 南昌：江西省科学技术出版社，1988：129-130.
② 莶：黄芩。

辛热，磺①（雄黄）也；苦辛凉，通木②也。火性
炎上，遇物则类。

火中火，苦寒，芩（黄连）、芒（解音象形，从
草从匕，豆根）也。火中水，苦咸而涩，楮（黄
柏）也。火中土，微苦而辛温，荼（丹参）也。火
中木，微苦而酸，槭（枣人）也；苦酸甘寒，瓜蒌
根也。火中金，苦辛温，苗③（虎掌）也；寒利，
荞（大戟④）也；辛苦大燥，砌也。火性苦烈，类
之则降。

水中水，苦而咸寒，消、盐也；咸凉，蛭（马
刀）也。火者苦辛而燥，卤也。土者苦淡甘平涩，
蔫⑤也。木者咸微酸濡，藚（续断）也。金者辛甘
而淡利，泻（马泻⑥）也。

水中水，大辛而燥，斥（硷音）也。火者咸辛
而酸泻，土硝⑦也。土者辛苦寒利，大黄⑧也。木

---

① 磺：《玄隐遗秘·黄帝内经下篇·太黄》以"雄"指雄黄，"磺"指硫磺。
② 通木：即"通脱木"之省。
③ 苗：苗系羊蹄，而非虎掌。羊蹄又名蓳、蓄、蓨、蓫、秃菜、癣药、鬼目、
　东方宿、连虫陆、野萝卜、野菠菱等。然羊蹄性寒，本处所需之药性温确
　当是虎掌一味。本书指虎掌为羊蹄，概作者一时误记。
④ 大戟：《玄隐遗秘·黄帝内经下篇·太黄》大戟用"芷"字指代，不详其
　故。
⑤ 蔫：泽泻。
⑥ 马泻：药名中未见马泻。《本草纲目·车前》记载"〔时珍曰〕按《尔雅》
　云：芣苢，马舄。马舄，车前。"可供参考。《玄隐遗秘·黄帝内经下
　篇·太黄》马舄、车前用"苣"字指代，缘车前有芣苢之别称。
⑦ 土硝：《本草纲目·朴消》记载："〔时珍曰〕消有三品：生西蜀者，俗呼川
　消，最胜；生河东者，俗呼盐消，次之；生河北、青、齐者，俗呼土消。"
　可资参考。
⑧ 大黄：《玄隐遗秘·黄帝内经下篇·太黄》大黄用"芡"字指代。

475

赵
跋

者淡微酸苦而温疎，苹①也。金者苦微辛而柔涩，朴②也。旋华之性，半阴半阳。浮华曰石，半金半水。此水之大味也。

土中土，甘甜微辛温，苷③、芪④、空青也。火者辛苦甘热，木薓⑤也。水者甘微咸凉，虋⑥也；甘咸而平，蒲⑦也。木者甘淡微酸，曾青、苓也。金者甘微辛温，葠（党参）、桔（桔梗）也；甘辛而平，黄⑧、苑⑨、萎⑩、石脂、鳞石⑪、石英、余粮、菖也。

土中土，甘甜微温，枣也。火甘辛微苦热，桂也；甘苦寒，蔄（贝母）也。甘苦平，苿⑫（田

① 苹：牛膝。《玄隐遗秘·黄帝内经下篇·太黄》牛膝用“牛”“泮”字指代。
② 朴：朴橵、槲实。此药有涩味，厚朴无涩味。
③ 苷：甘草。
④ 芪：《说文解字》曰：“（芪）芪母也。从草氏声。”段玉裁曰：“一名蝭母，一名知母，一名蚳母。皆同部同音。”《玄隐遗秘·黄帝内经下篇·太黄》知母用“蕁”指代。
⑤ 木薓：丹阳，唐赛春《广西茄科药用植物资源调查》（《广州中医药大学学报》2012 年 29 卷第 1 期）一文报道：“龙珠 *Tubocapsicum anomalum* (Franch. *et* Sav.) Makino 别名木参（桂平）。”然本品全草苦寒，主治水肿，疔疮，疮疡肿毒，淋证等，非本处辛苦甘热之所属。仅供参考。一说“木薓”系“术薓”之讹，可指苍术、人参二药。
⑥ 虋：门冬。《玄隐遗秘·黄帝内经下篇·太黄》“虋”注门粟，指赤粱粟。虽有所本，然非药中常用。不取。
⑦ 蒲：蒲黄、香蒲。《玄隐遗秘·黄帝内经下篇·太黄》蒲黄用“蔑”指代。
⑧ 黄：黄耆、黄芪。
⑨ 苑：紫菀（青菀）或女菀（白菀）。《玄隐遗秘·黄帝内经下篇·太黄》“苑”注麦冬，“菀”指紫菀。
⑩ 萎：葳蕤、女萎、玉竹。《玄隐遗秘·黄帝内经下篇·太黄》玉竹用“葩”指代。
⑪ 鳞石：磷石、云母。
⑫ 苿：依本书药物命名规律，所谓“苿”当指申麻（升麻）而非田漆。此处的田漆（三七）可能本用“苗”字表示，辗转抄录，形近致讹。《玄隐遗秘·黄帝内经下篇·太黄》以“苗”字指半夏，缘半夏有守田之别称。

漆）也。水甘苦微咸寒，竹沥也。木甘淡微酸，葛
也。金甘微酸寒，茅根、椹也。

木中木，苦辛酸温敛，蔦（音乌，寄生）也。
火酸微辛大热，硫也。水者酸微苦寒，楝实、礜
（矾音）石、蓝根、苔（垣衣）也；酸微咸平，
茱①也。土者酸微甘淡凉，药（芍药）也；酸甘生
冷炙温，樲实（山楂）也。金者酸辛凉，酢朴②
也；辛微酸温，椵③（五加）也；苦淡微辛凉，
茈④（柴胡）也。

木中木，酸平涩，蟾⑤（五倍）也。土者酸甘
温，无翼矢⑥也；甘酸热而涩，蕷（薯蕷）也。金
者酸涩微苦咸辛温，荎（五味子）也。火者酸辛而
凉，楙（音矛，木瓜）也。水者酸微辛而苦而寒，
石胆⑦也。

金中金，辛淡微苦温散，蔴也。火者辛苦温，
蓟、豕根⑧也。水者辛酸寒，蓂也。土者辛微苦
平，菀也。木者辛烈微咸，苣⑨（故脂）也。

---

① 茱：山茱萸。《玄隐遗秘·黄帝内经下篇·太黄》茱萸用"萸（黄）"指代。
② 酢朴：或指醋醭。明代宋诩《竹屿山房杂部·养生部一·醋制·长生醋》
　　卷一："取原汤冷注之，比米高一尺。置僻处，越布幂器口，至十日见白
　　醭（音朴）消。醋已成熟，每取一升，还酒一升，用之不能尽。"
③ 椵：桂也。然桂性大热，此处需性温之药，仍当以"五加"稳妥。
④ 茈：《玄隐遗秘·黄帝内经下篇·太黄》中"茈"有柴胡、独活二说。
⑤ 蟾：《开宝本草》所载："（五倍子）其子色青，大者如拳，内多虫，一名百
　　虫仓。"是本药得名理据。
⑥ 无翼矢：不详何药。本草有"伏翼屎"，即夜明砂、蝙蝠屎。
⑦ 石胆：胆矾。
⑧ 豕根：不详何药。本草有"豕椒"，又名蔓椒、彘椒、豨椒。
⑨ 苣：白芷。然依本书药物命名规律，因苣、脂音近，故径用"苣"指"故
　　脂"。《玄隐遗秘·黄帝内经下篇·太黄》补骨脂用"莜"指代。

金中金，辛微苦温，蘽①（蜀羊泉）也。火者辛微苦温，芭（巴戟天）也。水者辛微苦寒，菤②（卷柏）也；辛寒有毒，苪③（藜芦）也。土者微酸甘平，苉④（鬼督邮）也；辛微甘寒，郸芐（牡丹皮⑤）也。木者辛微甘温，□也。"⑥

此亦本草五行五味互含之示例，然其具体药物分属方案与《辅行诀》不同，概别有传承。《玄隐遗秘·九常记·天常》篇五味五行互含文，依火水土木金排列的每小段文字之下，均包括了相互平行的两套方案。除了"木中木"的第二套方案之外，其余九种方案均体现了"火水土木金"克我相承、五行反制的五行次特征，此亦与《辅行诀》以五行相生之序排列五行五味互含诸药有所不同。且每一具体小类之下可以包含不止一味味属相合的中药。其"土中金"第一套方案有蕧、桔、黄、苑、萎、石脂、鳞石、石英、余粮、菖等10种药物之多。

---

① 蘽：羊踯躅。本书小注"蜀羊泉"味苦微寒，不符合金中金的性味要求。

② 菤：菤耳、苍耳。本书指菤为卷柏，概别一说耳。

③ 苪：葱苪的省称。

④ 苉：《说文解字》曰："（苉）苉蒳，昌蒲也。从艸，咅声。益州云。"段玉裁曰："《本草经》菖蒲一名昌阳。按或单呼曰昌，或曰尧韭，或曰荃，或曰荪。苉蒳之名今未见所出。"《玉篇》作葂草，出池水边。李时珍"三物同名"中指出独摇草、徐长卿、赤箭并名鬼督邮。篇内"土中金"已有"菖"，因此指苉为鬼督邮者，概别一说耳。《玄隐遗秘·黄帝内经下篇·太黄》之"苉"亦菖蒲、鬼督邮两说并存，疑彼处"苉"系"茆"之讹。

⑤ 牡丹皮：《玄隐遗秘·黄帝内经下篇·太黄》牡丹皮用"藕"字指代，不详其故。

⑥ 原题商·容成公著，憺一录. 玄隐遗秘［M］. 北京：中医古籍出版社，2018：138-139.

补笔一则：笔者在参阅《玄隐遗秘》时意识到书中所言燔艾、灸焫之法，或与老官山医书之灸理、灸法相关，然精力不足，难以成文了。

赵怀舟

山西省中医药研究院

中医基础理论研究所

2022 年 11 月 27 日

赵
跋

自 跋

（诗 10 首）

其一

其二

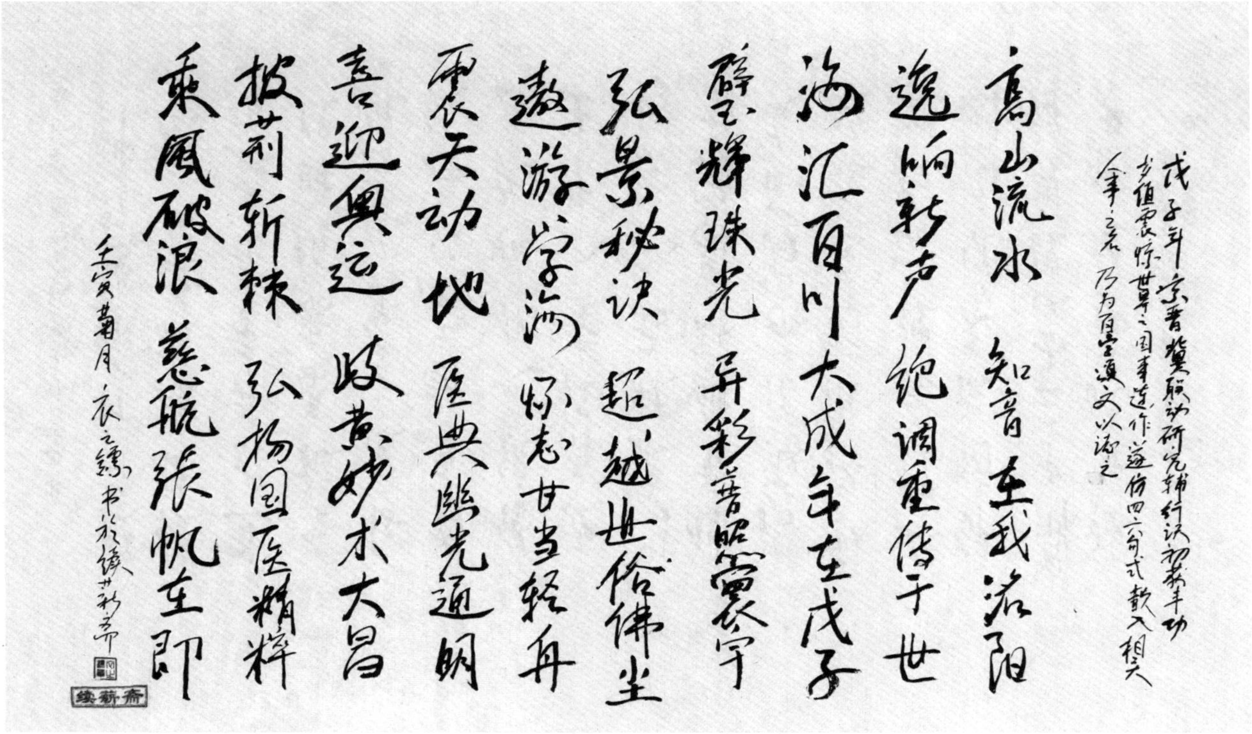
高山流水 知音在洛阳
逸响新声 绝调重传于世
海汇百川 大成年在戊子
辟辉珠光 异彩普照寰宇
弘景秘诀 超越世俗佛尘
遨游学海 怀志甘当轻舟
震天动地 匡典幽光通明
喜迎兴运 岐黄妙术大昌
披荆斩棘 弘扬国医精粹
乘风破浪 慈航张帆在即

其三

其四

其五

其六

其七

其八

其九

其十

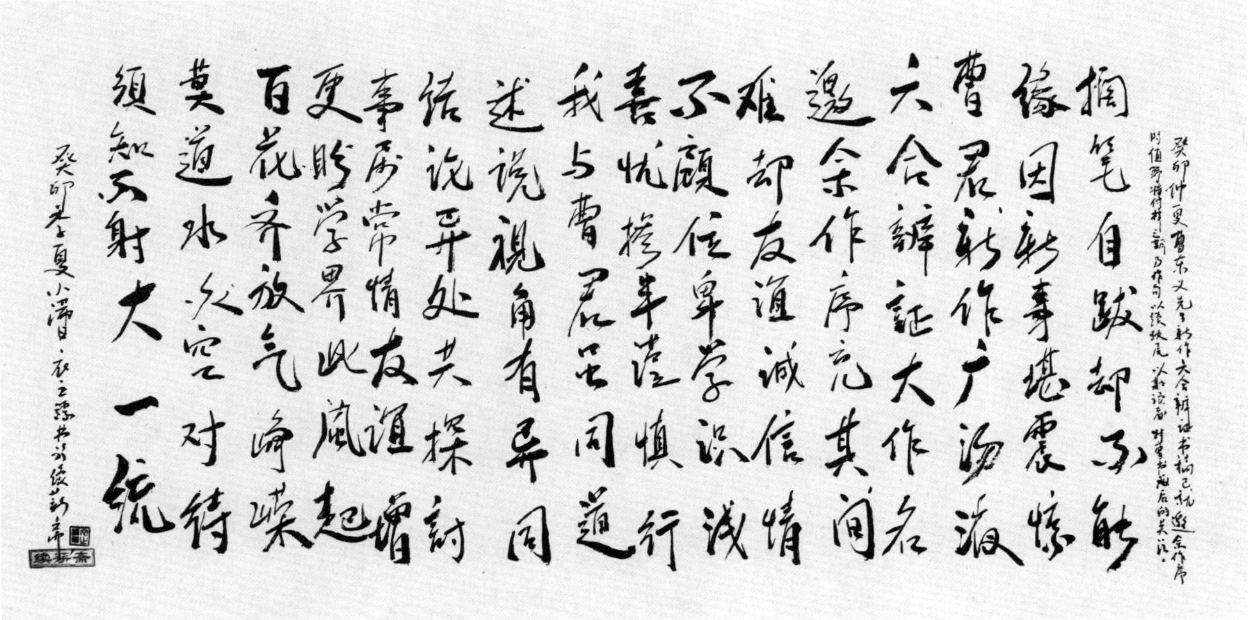
搁笔自跋却不能
缘因新著堪震惊
曹君新作广汤液
六合辨証大作名
邀余作序元其间
难却友谊诚信情
不顾信卑学识浅
喜忧掺半谨慎行
我与曹君非同道
述说视角有异同
结识异处共探讨
事属常情友谊增
更盼学界此风起
百花齐放气峥嵘
莫道水火空对待
须知不射大一统